Margot Schmitz · Rainer Dorow

# 1x1 der Psycho-pharmaka

Grundlagen, Standardtherapien und neue Konzepte

2., erweiterte Auflage

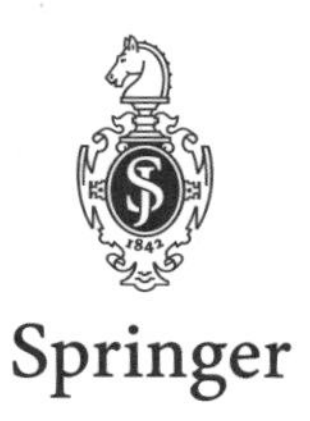

Springer

Dr. Margot Schmitz
Seisgasse 9/13

A-1040 Wien

Dr. Rainer Dorow
Steinadlerpfad 15 b

13505 Berlin 27

ISBN 3-540-58729-2 Springer-Verlag Berlin Heidelberg New York

Die Deutsche Bibliothek – CIP-Einheitsaufnahme
1 × 1 **der Psychopharmaka:** Grundlagen, Standardtherapien und neue Konzepte / Margot Schmitz; Rainer Dorow; – 2., erw. Aufl. – Berlin; Heidelberg; New York; Barcelona; Budapest; Hong Kong; London; Mailand; Paris; Santa Clara; Singapur; Tokio: Springer, 1996
ISBN 3-540-58729-2
NE: Schmitz, Margot; Dorow, Rainer: Einmaleins der Psychopharmaka;



Satz: Fa. RTS, Wiesenbach
25/3135-5 4 3 2 1 0 – Gedruckt auf säurefreiem Papier

# Vorwort

Dieses Buch hat in der ersten Auflage Ärzte, Studenten und Laien, ebenso wie Patienten erreicht, die sich für Psychopharmaka interessieren.

Ziel des Buches ist es, deutlich zu machen, daß Psychopharmaka weder überschätzt werden als „charakterverändernde Teufelspillen“ noch als wundertätige Drogen, die psychisches Leid abschaffen können. Die Entscheidungsmöglichkeiten darüber, was ein Medikament kann oder nicht kann, sollen möglichst deutlich werden, und bei Nebenwirkungen oder Unwirksamkeit soll auf Alternativen hingewiesen werden.

Die Beispiele sind nochmals überarbeitet und ergänzt, um weitere Aspekte zu beleuchten.

Das Neuroleptika-Kapitel sowie das Nootropika-Kapitel sind überarbeitet sowie dem Stil des ersten Teils angepaßt. Hier soll auch die Limitierung der Möglichkeiten von Psychopharmaka unterstrichen werden. Doch ich hoffe schon jetzt, daß ich das Buch bald wieder überarbeiten kann, wenn endlich Besseres, Akzeptierteres, Nebenwirkungsärmeres auf den Markt kommt. Es ist viel in der „Pipeline“, und die klinischen Tests sind hoffentlich so erfolgreich, daß weder Nebenwirkungen noch andere Hindernisse einen großen, notwendigen Fortschritt verhindern.

Ich danke Herrn Dorow sehr für die Nachtschichten, die er trotz seiner knapp bemessenenen Zeit zur Verfügung gestellt hat, um wieder einen neuen Beitrag zu gestalten und Wichtiges zu ergänzen.

Wien, 14. 9. 95 M. Schmitz

# Danksagung

Die Autoren danken Frau Dr. M. Colditz für die Unterstützung bei der Erstellung der tabellarischen Übersichten für das Kapitel 5 und Frau H. Haghgou für Korrekturarbeiten sowie das Erstellen der Tabellen im Anhang und des Sachwortverzeichnisses.

# Hinweis zur Benutzung

Wie im Vorwort ausgeführt, wollen wir mit diesem „1 × 1" übliche Psychopharmakatherapien im Alltag des Psychiaters darstellen.

Die in diesem Buch enthaltenen Dosierungsangaben wurden mit aller Sorgfalt überprüft. Sie richten sich nach fachspezifischen Gesichtspunkten und werden nur im Zusammenhang mit den in diesem Buch beschriebenen Krankheitsbildern empfohlen (Schweregradunterschiede, Symptomschwerpunkte etc.). Sie können sich von den Angaben der Beipackzettel und der Arzneimittelverzeichnisse Austria-Codex (1994/1995), Arzneimittel-Kompendium der Schweiz (1995) und Rote Liste (1995) unterscheiden. Dem Leser wird empfohlen, sich vor einer Medikation in jedem Fall über Indikationen, Kontraindikationen, Nebenwirkungen und Dosierung anhand des Beipackzettels oder anderer Unterlagen des Herstellers zu unterrichten.

Im Text sind ausschließlich die Freinamen/Generic names aufgeführt. Auf den Seiten 189–194 findet der Leser eine Auflistung ausgewählter Beispiele von Handelspräparaten, wie sie in den deutschsprachigen Ländern zugelassen sind. Sie sind zu finden in:

1. Arzneimittel-Kompendium der Schweiz 1995
   [J. Morant, H. Ruppaner (Hrsg.) Documed AG, Basel 1994]
2. Austria-Codex 1994/1995, Fachinformation
   [O. Zekert et al. (Hrsg.) Österreichische Apotheker-Verlagsges. mbH, Wien, 1994]
3. Rote Liste 1995
   [Bundesverband der Pharmazeutischen Industrie e.V., Frankfurt (Hrsg.) Editio Cantor, Aulendorf, 1995]

# Inhaltsverzeichnis

# 1 Psychopharmaka – ja oder nein?

M. Schmitz

Die Polarisierung dieser Frage richtet in der Psychiatrie noch immer viel Unheil an. Es ist meist auch eine Polarisierung „kleine“ Psychiatrie gegen „große“ Psychiatrie.

Die kleine Psychiatrie ist das Feld der Psychotherapeuten, Sozialarbeiter, Psychologen, Lebensberater, Tanztherapeuten, Bioenergetiker, Selbsthilfegruppen, Gruppentherapeuten, um nur einige zu nennen. Die Übergänge Therapie, Beratung, Ratschläge, freundschaftliches Zusammensein und Hilfestellungen gegen Einsamkeit sind fließend. Umso radikaler versuchen einzelne Gruppen, sich voneinander abzugrenzen, und alle haben einen gemeinsamen Feind: den medikamentenverschreibenden Schulmediziner und die große Psychiatrie. Es ist leicht, ein „Heiler“ sein zu wollen, die Anfälligkeit der Menschen auf Natur, ohne Chemie, Woodoo-Zauber, Kosmetik, Streicheln zu benützen, Irrationales zu versprechen und Handauflegen zu praktizieren.

Patienten wollen Klienten sein. Das lateinische Wort „cliens“ heißt: abhängig sein, der Abhängige. In der zweiten Bedeutung heißt es: der Anhänger, der im Gefolge. Genau das sollen beide nicht sein. „Patient“ ist viel zutreffender. „Patiens“ heißt im Lateinischen: einer, der leidet. Vielleicht sollte man unbewußte Verschiebungen von Interessen durchdenken. Als Arzt entschließe ich mich für den Begriff Patient, weil es der unabhängige Begriff ist und dem Arzt deutlich macht, wie ernst die Situation ist, wenn ein Patient um Hilfe kommt.

Patienten, die gern etwas für sich tun wollen, werden in der kleinen Psychiatrie-Gruppe Hilfe suchen und auch finden, allerdings mit der Gefahr, daß gegen Medikamente, die für viele notwendig sind, Stimmung gemacht wird.

Der Irrtum, kleine Psychiatrie bedeutet wenig krank, große Psychiatrie bedeutet schwer krank, richtet ebenfalls viel Unheil an. Die Unterscheidung ist nur historisch zu verstehen, aus einer Zeit, als noch keine Heilbehelfe, weder psychotherapeutische noch psychopharmakologische existierten. Sie hat keinerlei Aussagekraft über den Schweregrad der Erkrankung.

Die Patienten haben den Eindruck, sie bemühten sich nicht genug, seien Versager in der Gruppe oder könnten sich nicht genügend zusammenreißen, um eine Therapie durchzuhalten, und nur Willensschwäche erklärt ihren schlechten Zustand. Sie hören gerne auf den Hinweis „Nimm die Medikamente nicht“, um danach erschreckt festzustellen, daß sie wieder die Hilfe des Spitals oder des Psychiaters benötigten.

Psychiater wiederum häufen Beispiele auf Beispiele, was Psychotherapeuten anstellen, was Gruppen an Krankheitssymptomen auslösen, und sind mitunter sehr medikamentengläubig. Psychiater glauben, daß ihre Patienten alle Medikamente schlucken, die sie verordnet bekommen, und sie mit jedem Rezept dankbar in Empfang nehmen. Die meisten Patienten brechen die Therapie am Anfang ab, weil sie nicht verstanden haben, warum sie die Medikamente nehmen sollen. Viele brechen die Therapie bei Medizinern ab, weil ihnen kommentarlos Psychopharmaka verschrieben wurden mit dem lächelnden Hinweis der Arzthelferin: „Das hilft ihnen". Die Patienten fühlen sich nicht ernst genommen und in ihrer Würde getroffen. Genau dasselbe passiert den Psychotherapeuten. Psychotherapie ist anstrengend, tut weh, hat Nebenwirkungen und ist ein Arbeitsbündnis zwischen Therapeut und Patient. Es kann beiden zu anstrengend werden. Auch diese Therapie ist nicht ungefährlich, aber bei richtiger Anwendung sehr wirksam.

Medikamente sind eine Ergänzung verschiedenster therapeutischer Bemühungen. Sie können bei schweren Erkrankungen am Anfang im Vordergrund stehen; im Laufe der Behandlung werden sie immer mehr in den Hintergrund verschoben, weil dann Compliance, Prognose, hilfreiche Zusatzmaßnahmen, Krankheitsauslöser, Informationen über psychotherapeutsiche Maßnahmen, Informationen über neue Medikamente und die Auseinandersetzung mit Krankheitssymptomen in den Vordergrund rücken. Es kann in jeder Lebenskrise passieren, daß Medikamente sinnvoll sind. Keinesfalls ist es richtig, daß sie eine Auseinandersetzung mit der Krankheit verhindern. Es ist notwendig, einen Patienten soweit medikamentös zu unterstützen, daß er in seiner Psychotherapie oder einer Lebensberatung mitarbeiten kann und in der Lage ist, von einer Sitzung zur nächsten zu überleben. Er muß auch in der Lage sein, sozial zu überleben, d. h. seiner Arbeit nachzugehen und seine alltäglichen Erledigungen zu bewältigen. Eine Psychotherapie ist nicht schlecht, wenn der Patient punktuell Medikamente braucht. Eine Psychotherapie ist dann schlecht und für den Patienten schädigend, wenn der Patient mit der Vorstellung beginnt, Psychotherapie verhindere Krisen, und er vom Therapeuten gesagt bekommt, er betreibe die Therapie nicht ernsthaft genug oder mache es sich zu leicht, wenn er Medikamente zu Hilfe nehme. Psychotherapie sollte die Möglichkeit eines Medikamentes einschließen; sie sollte das Management der Erkrankung im Auge haben, die Autonomie des Patienten und dabei die angemessenen Hilfsmittel bekanntmachen und eine Beratung mit einem Psychiater als mögliches Vorgehen besprechen. Der Psychiater wiederum soll die medikamentöse Therapie möglichst transparent machen und durch genaue Aufklärung der Patienten ebenfalls Autonomie und Verantwortung des Betroffenen fördern.

In der Behandlung psychisch Kranker ist kein Platz für orthodoxe Dogmatiker. Die Psychiatrie soll weniger ihren Schulen und ihren Hypothesen folgen, sondern „finden, was wirkt". Alternative Therapien und Schultherapien tun gut daran zusammenzuarbeiten; das Feld ist schwierig genug.

# 2 Zielsymptome

M. Schmitz

Zunächst sollte in jedem medizinischen, also menschlichen Gespräch auch im Hintergrund des Hörens, also außerhalb des Inhaltes, die Verständigungsebene wahrgenommen werden, die adressiert wird.

Ärzte werden in Situationen aufgesucht, in denen der Leib, die persönliche oder soziale Identität bedroht wird. An solchen Schnittstellen werden Gespräche mit Patienten extrem tief erlebt, erlitten und empfunden.

Früher in der „primitiven" Medizin wurden handwerkliche oder Laienmediziner dazu bestimmt, „naturwissenschaftlich-medizinische oder rationale Heilmaßnahmen" durchzuführen. Waren metaphysische Dinge im Spiel, wie die Endlichkeit, die Tödlichkeit einer Erkrankung oder der Integritätsbedrohung durch eine geistige Erkrankung, wurden Priester, Medizinmänner oder Heiler gerufen, um diese Begegnung mit dem Individuum, dem universellen Menschen, zu gestalten.

Die heutige Medizin ist eine Laienmedizin, ohne daß dies bemerkt werden darf; vielmehr soll ein „Halbgott in weiß" am Werk sein; der Arzt soll in der Lage sein, auch durch sein Charisma, seine metaphysische Heilkunst zu wirken. Dort muß weg vom Inhalt, weg vom Handwerk ein Hören der Zwischentöne, der Ängste, der unausgesprochenen Nöte einsetzen.

Die zentralen Fragen bei jeder Unterhaltung mit dem Patienten sind: was wird gesagt; was wird gehört; was wird nicht gesagt, was gehört werden soll; was kann nicht gesagt werden, weil es keinesfalls gehört werden soll und welche Verstehhilfen gibt es, auch für Handwerker, die ohnehin damit alle Hände voll zu tun haben?

Das Gesprächsklima, die Metaebene, die unmittelbare Zugangsweise zu einem Menschen, das Sehen, die Blicke, die Bewegungen sind wesentlich für das Erkennen eines Menschen und seiner Krankheit. Die Lebensbühne, die Rolle, die der Kranke spielt, der Stellenwert und Ausdruckswert der Krankheit sollten mitgedacht, gesehen und beleuchtet werden. Oder anders ausgedrückt, früher hatten auch Schamanen ihre klaren Rituale und Gesetze, und die Psychotherapie hat nichts mit Göttlichkeit zu tun, sondern mit ernsthaften ganzheitlichen Überlegungen, bei denen man geneigt wäre zu sagen: das ist doch lächerlich, was ist daran Medizin. Medizin daran ist, daß das Handwerk beherrscht werden muß, also alle handwerklichen Schritte – Wissen über Medikamente, über Nebenwirkungen, aber auch Kommunikationsmedizin oder „Psychotherapie": wie funktioniert Gespräch, Grundlagen der Kommunikationsführung, soziale Stressoren, Einfluß von Alter, soziale Identität und Adaptations- und Reifungshürden sowie Störfaktoren.

Letzteres wird eher in anderen Fächern wie Etnologie, Soziologie, Publizistik und Marketing, Public Relations behandelt und selten als Ausbildungsprogramm an der medizinischen Fakultät.

Leider hat die moderne Medizin mit der primitiven Medizin noch die Geheimniskrämerei in Punkto „Heiler, Schamane" oder Psychotherapeut gemeinsam. Vielleicht auch deshalb, weil es Berührungsängste gibt vor organischen und unsichtbaren, oder erst losgelöst vom Inhaltlichen, im Hintergrund erkennbaren und nichtorganischen „o.B. (= ohne Befund)-Leiden".

Diese Berührungsängste werden wohl auch von seiten der Psychotherapeuten verstärkt, weil eine Zweiklassenmedizin auch fein säuberlich zwischen anständigen, d.h. organischen, und unanständigen, anrüchigen, d.h. unorganischen, Krankheiten trennt.

Insofern war die primitive Medizin bei weitem fortschrittlicher. Die moderne Medizin ist ein bedeutender Rückschritt, wenn es um die Hilfestellung bei psychischen Krankheiten geht, und sie muß sich daher auch den Vorwurf der „Unmenschlichkeit", der „Apparatemedizin" und der Normierung in den weißen Betten ohne Individualität gefallen lassen.

Glaubensbekenntnisse psychotherapeutischer Schulen trennen noch die, die einander stützen und helfen sollten. Es gilt, Organmediziner weg von ihrem Handwerkerstandpunkt und hin zum Gesamtmedizinkonzept zu führen. Dabei ist jedoch klar, daß es nicht entscheidend ist, welche Methoden psychischen Erkrankungen gegenüber anwandt werden. Keine Methode kann den Anspruch erheben, die beste zu sein, sondern im Zusammenwirken ergibt sich ein additiver Effekt.

Es gibt Psychotherapeuten, die gegeneinander arbeiten und solche, die dies nicht tun. Das Vereinswesen ist Ausbildungsgrundlage, außeruniversitäre Vereine erheben Anspruch auf Ausbildungstitel, und dubiose Vereinsrichtlinien entscheiden über die Zugehörigkeit zu einer therapeutischen Schule. Traut man der Universität eine Expertise nicht zu oder gibt es keine, die für eine Universität methodisch überprüfbar und nachvollziehbar wäre? Ein Therapeut muß eine bestimmte Schule selbst durchgemacht haben als Patient, sonst versteht er nicht, worum es geht. Viele Adaptationsprozesse, Integration in eine Schule, Integration in eine soziale Struktur, Integration in einen Lebensabschnitt, sollten jedoch erlebt, erlitten oder eben gelehrt und nachvollzogen werden, um einigermaßen Rollen, Fehlschläge in Rollen und Scheitern zu verstehen. Allerdings sollte der heutige Wissensstand zu der Einsicht führen, daß ein Entweder-Oder die Ganzheit des Menschen vergißt, und daß ein „L'art-pour-l'art-Standpunkt" genauso primitiv ist wie ein Organ getrennt vom anderen zu sehen.

Daher sollten „Psychosekten" möglichst davon Abstand nehmen, in richtig und falsch einzuteilen, sondern Zuständigkeit zeigen für menschliche Kommunikation und die Grundsätze menschlicher Kommunikationen verwenden, ohne Handwerk und Handwerkszeug zu vergessen.

Hören kann gelernt werden, wenn der Inhalt in den Hintergrund verbannt und statt dessen die Metaebene – *Also das Eigentliche, das Wesentliche* – beachtet wird.

Die wesentlichen Parameter wie Bewußtsein, Denken, Emotionen, Biorhythmen dienen zur Orientierung und Kommunikation und sollten bei jedem Gespräch beachtet und analysiert werden. Dann entsteht ein Bild, eine Gesetzmäßigkeit, die weiterhilft, um zu helfen: z.B. erzeugt Angst bestimmte Verhaltensweisen. Diese kann man beschreiben, erleben, verändern mit bestimmten therapeutischen Eingriffen wie z.B. einem Gespräch, Entspannungstechniken, Physikotherapie, sozialen Veränderungen wie Auszug von Zuhause, Veränderung des Arbeitsplatzes, des Glaubensbekenntnisses, Verordnen von Sport, Medikamenten. Eine gesetzmäßige Veränderbarkeit kann man bei genauer Beobachtung beschreiben und anwenden. Dies ist ein bestimmtes Verhalten; bestimmte Reaktionen sind Hinweise auf Krankheiten und erlauben Rückschlüsse auf Medikamentenwirkungen.

Am Beispiel der tiefen Entspannung wird sichtbar, daß der Blutstrom in einzelnen Kerngebieten zunimmt, die Aufmerksamkeit für einzelne Dinge erhöht wird und daher Entspannung für einzelne Hirnareale ein Ansteigen an Stoffwechselvorgängen bedeutet sowie intensive biochemische Veränderungen.

Um nun einen Verknüpfungspunkt zwischen Inhalt oder „Handwerk" und Art und Form des Gesprächs (das, womit früher die „Heiler" befaßt wurden) in adäquater naturwissenschaftlicher Form zu finden, seien die Hintergrundstönungen eines Gesprächs, einer Begegnung durchgegangen, die eine Orientierungshilfe bieten, wenn der Inhalt nicht weiterhilft.

## Bewußtsein

Wenn eine Bewußtseinstrübung im Sinne einer Somnolenz oder eines Sopors vorliegt, dann ist am ehesten eine organische Beeinträchtigung zu vermuten und umgehend eine genaue organische Untersuchung angezeigt.

Wichtig ist dabei der Einfluß von psychotrop wirksamen Substanzen, die eine Bewußtseinstrübung erzeugen können, allen voran der Alkohol, gefolgt von mißbräuchlich verwendeten Substanzen, wie z.B. Benzodiazepinen oder Drogen, oder aber Unterverträglichkeitsreaktionen speziell von Psychopharmaka bei alten Menschen auch im therapeutischen Dosisbereich.

Sind alle diese Ursachen auszuschließen, dann ist auch an eine psychisch bedingte Bewußtseinstrübung zu denken, die ihre Ursache in einer Psychose, einem hysterischen oder einem epileptischen Dämmerzustand hat.

## Denken

Das wichtigste Unterscheidungsmerkmal, um Denkstörungen zu erkennen, ist die Geschwindigkeit, in der sich das Denken abspielt. Ob die Gedanken zu rasch oder zu langsam in das Bewußtsein treten und geäußert werden, ist entscheidend für die Beurteilung dieser Störung. Wenn sehr rasch assoziiert wird, ein atemberaubendes Tempo, ein Staccato von Äußerungen vorliegt, dann ist eine Antriebssteigerung zu vermuten. Ist der Patient gleichzeitig gestenreich, in seiner Motorik gesteigert, dann spricht man von gesteigerter Psychomotorik.

Wenn eine Geschwindigkeitssteigerung des Denkens vorliegt, sollte von inhaltlichen Äußerungen ganz abgesehen werden, weil diese in der Wichtigkeit, eine Diagnose zu stellen, zurücktreten. Als erste Möglichkeit ist an eine Manie oder eine Noxe (Amphetamine) zu denken.

Wenn ein vermindertes, verlangsamtes Tempo ein zähes Fortkommen des Gesprächs bewirkt, dann ist eine Hemmung depressiver oder seniler (präseniler) Natur oder eine Noxe (Alkohol, Medikamente, organische Erkrankungen) zu vermuten.

Nur wenn bei normalem Tempo eine Denkstörung vorliegt, kann man von einer formalen Denkstörung sprechen und diese auch entsprechend diagnostisch bewerten. Formale Denkstörungen sind Faseln, Entgleisungen, Sperrungen und Neologismen, die auf eine Schizophrenie hinweisen.

### Gedächtnis

Dabei muß v.a. unterschieden werden, ob mit dem Patienten nur Aktuelles, also das Neugedächtnis, Probleme macht, oder ob auch Fragen aus der Vergangenheit, bei der Anamneseerhebung zum Beispiel, Schwierigkeiten verursachen.

Das Abstraktionsvermögen ist eine Frage der Intelligenz, und daher ist es wichtig, Schulbildung, Wortschatz und Alter in die aktuelle Situation einzubeziehen, um Gedächtnisauffälligkeiten richtig beurteilen zu können. Demente Patienten versuchen die Defizite zu verstecken, während „pseudodemente", depressive Patienten sie beklagen.

Differentialdiagnostisch ist an eine hirnorganische Störung (Intoxikation, Schädel/Hirntrauma, Demenz, Schwachsinn) oder an eine depressive Erkrankung zu denken.

### Affekte

Die Beurteilung der Affekte ist die subjektivste aller psychopathologischen Hintergrundshilfen, weil die Affekte immer im Vergleich, in der Interaktion von Menschen, stattfinden.

Eine gelöste, ruhige Atmosphäre, eine intensiv hörende, eine interessierte Atmosphäre fördert mehr zu Tage als eine inhaltsbezogene, knappe Kurzbegegnung ohne Verweilen.

Zunächst sollte man die eigene Affektlage beurteilen, ehe man vergleicht. Dabei muß man davon ausgehen, daß Angst und Gereiztheit eher schlecht wahrgenommen werden, weil diese Gefühle eher unerwünscht sind und so dem Interviewer leicht entgehen.

### Angst, Aggression, Abwehr

Um Angst beurteilen zu können, müssen körperliche Symptome herangezogen werden (Herzklopfen, Schwitzen, Nervosität, muskuläre Verspannungen, Müdigkeit, Unruhe etc.) sowie der Ausdruck des Patienten (Mimik, die Art der Beschwerdenschilderung etc.).

Die Gereiztheit bemerkt der Untersucher meist durch Übergreifen der Symptome auf sich selbst. Ist ein gereizter Ton im Spiel, eine Dysphorie zu bemerken, sollte man sich jeweils fragen, von wem dieser Affekt ausgeht.

Besonders schwer zu beurteilen sind Affekte, die in einem selbst eine eigentümliche Befindlichkeit hervorrufen, ein Gefühl der Müdigkeit, der Unverständlichkeit, der Hilflosigkeit. Sie können häufig darauf zurückzuführen sein, daß der Patient eine Befragung und Beurteilung ablehnt und Widerstand und Abwehr die eigene Annährungsfähigkeit unmöglich macht.

Allerdings kann auch eine inadäquate Affizierbarkeit (gefühlsmäßige Ansprechbarkeit) vorliegen, so daß Patienten nur im positiven Bereich (freundlich/fröhlich) oder nur im negativen Bereich (unfreundlich/traurig) affizierbar sind und daher vermutet werden muß, daß ihre Stimmungslage in diesen Bereich hin verschoben ist.

Eine oft sehr schwierige Beurteilung ist die geringe affektive Resonanz, bei der zu unterscheiden ist, ob eine affektive Hemmung, die vergesellschaftet ist mit einer depressiven Verstimmung, oder eine Affektflachheit vorliegt. Am ehesten kann die flache Affektivität noch bemerkt werden, wenn eine innere Anspannung vorliegt, ein Zustand erhöhter Aufmerksamkeit und Erregungsbereitschaft, ohne daß der Grund dafür verständlich wird und die Affekte künstlich und unpassend scheinen.

## Stimmung

Die eigene Stimmung kann leicht auf den Patienten übertragen werden, oder aufgrund der Situation sich besser darstellen als sie tatsächlich ist, wenn z.B. der Arztbesuch Hoffnung darstellt oder eine Tagesschwankung vorliegt (siehe Biorhythmen), oder aber man bemerkt, ebensowenig wie der Patient, eine leicht ins euphorisch gehende Verstimmtheit nicht, weil der Patient voller Esprit und ansteckender Fröhlichkeit ist und die Inadäquatheit und Einseitigkeit der Affekte in einem kurzen Gespräch nicht auffallen.

Eine depressive Stimmungslage ist v.a. durch „Losigkeitssymptome" gekennzeichnet, nicht durch Trauer. Es liegt eine Lustlosigkeit, Interesselosigkeit, Sinnlosigkeit, Freudlosigkeit, Entscheidungslosigkeit, Ziel- und Planlosigkeit vor, die einen unerträglichen existentiellen Schmerz bis zur Sinnfrage, bis zur Todesgefahr auslöst. Die dysphorische Stimmungslage wird genauso wie die euphorische meist selbst kaum bemerkt und auch nicht beklagt. Am ehesten läßt sie sich dadurch beschreiben, daß die Patienten ihren Zustand als zu eng in der Haut, als Tiger im Käfig beschreiben und ihre Energie und Ausdrucksfähigkeit als zu gering empfinden.

Diese Komponente wird häufig auch gleichzeitig in euphorischen Stimmungslagen deutlich, daher ist dies oft der einzige Grund, warum sich Patienten behandeln lassen. Reine euphorische Stimmungslagen sind eher selten und nicht erfragbar, sondern beobachtbar an Symptomen wie Kritiklosigkeit, Enthemmung, Distanzlosigkeit etc.

Diagnostisch weist eine veränderte Stimmungslage in die Richtung eines manischen oder depressiven Bildes, allerdings kann auch Alkohol-, Medikamenten- oder Drogenmißbrauch diese Stimmungsveränderungen auslösen. Viel seltener könnte auch ein frontaler Hirntumor die Ursache sein.

## Biorhythmen

**Schlaf.** Einer der wesentlichen Biorhythmen für den Menschen ist sein Schlaf: nach epidemiologischen Untersuchungen klagt etwa 1/3 der erwachsenen Bevölkerung über Ein- und Durchschlafstörungen, bei ca. 15% besteht eine behandlungsbedürftige Insomnie.

Die Diagnostik sollte eine allgemein körperliche und neurologisch psychiatrische Untersuchung umfassen sowie bei chronischen Insomnien (länger als 1 Monat) eine Nachtschlafpolysomnographie.

Die häufigsten Ursachen für Schlaflosigkeit sind:
1. psychische Erkrankungen 35%,
2. psychophysiologische Insomnie 15%,
3. Alkohol- und/oder Drogenabhängigkeit 12%.

Die 2. Komponente betrifft den Appetit: Appetitlosigkeit und Gewichtsverlust sind häufig insbesondere bei Erkrankungen aus dem manisch-depressiven Formenkreis. Allerdings kann auch eine Gewichtszunahme und Freßlust ein Hinweis sein.

Libidoveränderungen sind ebenfalls häufig in diesem Erkrankungsgebiet.

**Vegetative Beschwerden** unterliegen häufig Biorhythmen. Schweißausbrüche, Mundtrockenheit, Zittrigkeit, muskuläre Verspannung sind ein Leitsymptom der Angsterkrankungen, allerdings auch sehr häufig bei depressiven Verstimmungszuständen. Bauchbeschwerden, Beklemmungsgefühle, Kopfschmerzen, Mißempfindungen in allen Organen sind ebenfalls häufig.

Vegetative Beschwerden, die mit Worten beschrieben werden wie „Veränderungen", „der Körper fühlt sich anders an", „verzerrt", „gläsern", „als ob ein Sender eingebaut wäre", „etwas wird herausgerissen", „im Rückgrat ist eine Schlange", „die Organe werden gezerrt und gezogen", „nicht mehr der eigene Körper", gehören eher zu den Bildern der schizophrenen Psychosen, und weiterführende Fragen sollten auf Denkstörungen abzielen, bzw. sollte auf Denkpausen, Gedankengleiten und andere formale Denkstörungen geachtet werden.

**Tagesschwankungen.** Für Verstimmungszustände typisch ist das Phänomen der Tagesschwankung. Dabei ist das Vollbild der Erkrankung am Beginn des Tages vorhanden und verschwindet im Laufe des Tages, oder viel seltener wird es am Abend voll ausgebildet und ist am Morgen kaum vorhanden.

Diese Tagesschwankungen sind für manische, dysphorische und depressive Krankheitsbilder typisch.

### Produktive Symptome

Zu diesen Symptomen werden Erinnerungsfälschungen, Illusionen, Anmutungen, Halluzinationen und dergleichen mehr gerechnet, allerdings kann aus diesen Phänomenen nur dann eine Diagnose erarbeitet werden, wenn andere Bereiche wie Stimmung, Denken, Affekte, Antrieb und Biorhythmen unauffällig sind.

Produktive Symptome können sich bis zu einem Wahn formen, wenn eine subjektive Gewißheit und Unkorrigierbarkeit besteht. Zufall und der Irrtum werden vom Kranken ausgeschlossen.

**Negative Symptome**

Dieser Begriff umfaßt die fehlende Emotionalität, die fehlende Beteiligung am Geschehen, die Streßunfähigkeit und Interesselosigkeit und Dumpfheit. Diese Symptome sind oft schwer faßbar und oft nur über lange Beobachtungszeiträume objektivierbar. Am ehesten ist mit Hilfe der Beschwerdenschilderung und des Vergleichs zu früher ein solches Symptom diagnostizierbar.

# 3 Häufige Syndrome

M. SCHMITZ

## 3.1 Einleitung

Während in der Medizin die Ursache und Entstehungsweise (Pathogenese) vieler Symptome mehrdeutig ist (z.B. Fieber), sind in der Psychiatrie darüber hinaus auch die meisten Syndrome pathogenetisch mehrdeutig. Zum Beispiel kann ein depressives Geschehen körperlich (Diabetes), endogen (substratbedingt, z.B. die endogene Depression) oder umweltbedingt (seelische Krise) begründbar sein. Dazu kommt, daß die Ursache und Entstehungsweise einiger wichtiger psychiatrischer Erkrankungen noch unklar ist. Das Zusammenspiel von Ursache, Auslöser und aufrechterhaltenden Faktoren psychischer Störungen hat aber wesentliche Bedeutung für die Diagnose und eine umfassende Therapie.

Um zu einer Systematik zu kommen, die diese 3 Faktoren ausreichend berücksichtigt, prüft man in der psychiatrischen Praxis als ersten Schritt im diagnostischen Prozeß die sog. Achsensyndrome. Diese sind Indikatorsyndrome für primär biologisch bedingte psychische Störungen und grenzen damit die erlebnisreaktiven (primär umweltbedingten) Störungen ab. Die Achsensyndrome dienen also sowohl zur positiven Diagnose biologisch bedingter (oder angenommener) psychischer Störungen als auch zur Ausschlußdiagnose erlebnisreaktiver Störungen. Mit diesem Verfahren soll allerdings keine Dichotomisierung (biologisch vs. umweltbedingt) erreicht werden, sondern eine Hilfe bei der Gewichtung verschiedener pathoplastischer Faktoren. Bedeutet es doch auch in der Praxis, daß ein Patient mit einer primär substratbedingten psychischen Störung sehr wohl auch von Psychotherapie wird profitieren können, während umgekehrt auch bei manchen erlebnisreaktiven Störungen biologische Therapien sinnvoll angewendet werden können.

Neben den 3 Achsensyndromen gibt es noch eine Reihe anderer klinisch gebräuchlicher Syndrome, bei denen immer die Unterscheidung zu beachten ist, ob sie einem der Achsensyndrome zuordenbar sind (vorwiegend substratbedingt) oder nicht (vorwiegend erlebnisreaktiv).

Werden zu diesen Syndromen weitere Befunde erhoben (somatische Symptome, Verlauf, Erbbild, lebensgeschichtliche Daten etc.), so lassen sich damit Krankheitseinheiten definieren (psychiatrische Nosologie). Der Systematik dieser Nosologie liegt das „triadische System" zugrunde, das sich aus körperlich begründbaren Psychosen, endogenen Psychosen und abnormen Spielarten seelischen Wesens zusammensetzt.

Diese Systematik ist selbstverständlich nur eine vereinfachte Einteilung seelischer Störungen, wird aber der Mehrdimensionalität in Entstehung und Verlauf von Erkrankungen gerecht. Man wird in der Literatur noch einige wenige andere Systematiken finden, wir meinen jedoch, daß die folgende von Berner (1982) vorgeschlagene Einteilung eine erste Orientierungshilfe darstellt.

## 3.2 Achsensyndrome

### 3.2.1 Organisches Achsensyndrom (Hirnleistungsschwäche)

Patienten mit diesem Syndrom sind unfähig, einen komplexen Gedankengang zügig zu Ende zu führen. Sie verlieren sich in wortreichen Details, zahlreichen Wiederholungen und können keine Kurzform der Darstellung finden. Rigid halten sie an einer Darstellung fest, können nicht zusammenfassen, vergessen den Beginn und das Warum der Fragestellung, und eine Unterbrechung führt zum gänzlichen Verlust des Gesprächsfadens. Das Erzähltempo kann nicht beschleunigt und das Wesentliche nicht hervorgehoben werden. Begriffe, klare Vorstellungen, Abstraktionsvermögen und Phantasie verschwimmen und verblassen. Intelligenz und Gedächtnis sind gravierend beeinträchtigt. Das Denken ist eingeengt. Um ein organisches Achsensyndrom diagnostizieren zu können, empfehlen wir folgende Fragen:

Der Untersuchte sollte dahingehend beurteilt werden, ob er bei klarem Bewußtsein ist, benommen ist, somnolent, oder aber schwerere Bewußtseinstrübungen wie Sopor, Präkoma oder Koma aufweist. Dann wird verbal nach Orientierung gefragt: welches Datum haben wir heute, welchen Wochentag, welchen Monat, welches Jahr. Wo befinden Sie sich hier, was ist das für ein Haus, in dem Sie sich befinden? Warum sind Sie hier, was machen Sie hier? Wie heißen Sie, wann sind Sie geboren, wo wohnen Sie?

Um das Altgedächtnis zu prüfen, befragt man den Patienten nach lang zurückliegenden Ereignissen oder Begegnungen, z.B. aus der Zeit der Kindheit, Jugend, Schulausbildung, Eheschließung etc. Um die Merkfähigkeit zu prüfen, kann man eine Zahl vorgeben, z.B. eine 6stellige, die der Patient nach einer gewissen Zeit wiederholen soll, etwa nach 5 min. Um Intelligenz zu prüfen. kann man eine Aufgabe stellen, z.B. daß der Patient 7 von 100 abziehen soll, 7 von dem Ergebnis usw.: 100 – 7, 93 – 7, 86 – 7 usw. Das Abstraktionsvermögen wird am besten erfaßt, wenn man Oberbegriffe zu verschiedenen Dingen nennen läßt, z.B. den Oberbegriff von Apfel, Birne und Banane. Dann können noch Unterscheidungsfragen gestellt werden, z.B. Unterschied zwischen Kind und Zwerg, Fluß und Teich etc. Weiterhin kann Allgemeinwissen ein Anhaltspunkt sein, z.B.: wozu braucht der Mensch seine Lunge, oder politische Ereignisse wie: was fällt Ihnen zum Glykolskandal ein etc.

## 3.2.2 Endogenomorph-zyklothymes Achsensyndrom

### 3.2.2.1 Endogenomorph-depressives Achsensyndrom

Das Befinden („die Befindlichkeit") dieser Patienten ist zeitlich abgegrenzt herabgesetzt. Sie erscheinen freudlos, lustlos, hoffnungslos, gefühllos und mutlos, voller Schuldgefühle und vegetativer Beschwerden.

Die „Losigkeit" des Gefühls wird als ein Zustand der Lähmung und psychischen Ohnmacht erlebt und zeigt die Störung der Affekte und Affizierbarkeit. Lediglich negative Gefühlstönungen werden evtl. wahrgenommen. Die psychische Kraft, der Elan ist erschöpft, es ist gleichsam der Lebensmotor gestört und die Störung des Antriebs erkennbar. Entweder ist der Antrieb herabgesetzt oder lediglich als quälende Unruhe (Agitiertheit) bemerkbar. Tagesschwankungen (Biorhythmusstörungen) sind vorhanden und werden zumeist als absolut unerträglicher Zustand am Morgen geschildert, der sich im Laufe des Tages verbessert. Die Patienten klagen über Durchschlafstörungen, über vorzeitiges Erwachen, oder auch über Schlafverlängerung. Folgende Fragen erweisen sich meist als hilfreich: waren Sie in der letzten Zeit traurig, niedergeschlagen, hat Sie in der letzten Zeit irgendetwas aus dieser Traurigkeit herausreißen können? Haben Sie sich über irgendetwas freuen können? Haben Sie in letzter Zeit weniger als sonst unternommen? Konnten Sie sich schwerer zu Alltagstätigkeiten aufraffen; wie ging Ihnen die Arbeit (der Haushalt) von der Hand? Fühlen Sie sich regelmäßig zu bestimmten Tageszeiten besonders schlecht? Wann fühlen Sie sich besonders schlecht? Wie war Ihr Schlaf (bevor Sie Medikamente einnahmen)? Konnten Sie leicht einschlafen? Wachten Sie in der Nacht öfter auf, wachten Sie morgens früher als gewöhnlich auf?

### 3.2.2.2 Endogenomorph-manisches Achsensyndrom

Hier liegt eine ebenfalls plötzlich aufgetretene ausgeprägte Veränderung der Befindlichkeit, des affektiven Ansprechens oder des Antriebs vor. Die Patienten fühlen sich euphorisch oder voller Größenideen und phantasieren von Reichtümern, unbeschränkten Möglichkeiten, fühlen sich bester Laune und voller unerschöpflicher Kräfte. Sie sprechen affektiv (gefühlsmäßig) nur im positiven Skalenbereich an. Es zeigt sich eine deutliche Antriebssteigerung. Das Denken wird weitschweifig, und lockere Assoziationen können in den Vordergrund treten. Biorhythmusveränderungen sind ebenfalls vorhanden, nämlich wieder deutliche Tagesschwankungen und typischerweise eine Schlafverkürzung. Am ehesten sind (trotz der herabgesetzten Kritikfähigkeit) folgende Fragen zielführend: waren Sie in der letzten Zeit in einer übersteigerten Hochstimmung? War diese so ausgeprägt, daß Ihre Umgebung meint, mit Ihnen sei etwas nicht in Ordnung? Haben Sie sich in letzter Zeit besonders energiegeladen und voller neuer Ideen gefühlt? Haben Sie in der letzten Zeit mehr als sonst unternommen? Haben Sie mehr gesprochen? Sind die Gedanken schneller als sonst abgelaufen? Was hat Ihre Umgebung an Veränderungen bei Ihnen bemerkt? Waren Sie entscheidungsfreudiger;

haben Sie sich in finanzieller Hinsicht sehr verausgabt? War Ihre Stimmung bzw. Ihre Aktivität regelmäßig zu bestimmten Tageszeiten besonders gut bzw. gesteigert? Wie viele Stunden Schlaf brauchten Sie in der letzten Zeit?

#### 3.2.2.3 Achsensyndrom endogenomorpher Mischbilder (unsteter Mischzustände)

Es handelt sich hier um das zeitlich abgesetzte Auftreten eines ausgeprägten schnellen Wechsels der Befindlichkeit, des affektiven Ansprechens oder des Antriebs. Zumindest eines der Symptome 1–3 ist notwendig, um dieses Achsensyndrom zu diagnostizieren.

1. Rasches Schwanken zwischen unterschiedlichen Befindlichkeiten (depressiv und/oder ängstlich, euphorisch/expansiv, gereizt).
2. Wechselndes rasches und überschießendes affektives Ansprechen in mehreren Skalenbereichen (negativ, ängstlich, positiv, gereizt).
3. Rascher Wechsel von Hemmung, Agitiertheit, Antriebssteigerung und evtl. Aggressivität.

Zusätzlich ist zur Definition ein zeitlich abgegrenztes Auftreten von Biorhythmusveränderungen notwendig:

a) Tagesschwankungen der vorhandenen Symptome;
b) Schlafstörungen im Sinne einer Durchschlafstörung und eines vorzeitigen Erwachens.

Das Denken kann von Affekten gesteuert sein und nicht der Grundgestimmtheit entsprechen, dann spricht man von katathymem Denken.

### 3.2.3 Endogenomorph-schizophrenes Achsensyndrom

Charakteristisch scheinen nur die schizophrenen Denkstörungen zu sein, die vom Beobachter in einigermaßen eindeutiger Form festgestellt werden können. Das trifft für Sperrungen und Faseln zu. Die Patienten erscheinen in ihrem Denkgebäude chaotisch, sie brechen plötzlich den Gedankenstrom ab, es kommt zu einer Lückenbildung. Nach einer Pause wird entweder der vorhergehende Gedanke oder ein neuer aufgenommen. Diese Art der Denkstörung nennt man Sperrung. Ein anderes Denkcharakteristikum dieser Patienten ist das allmähliche Abgleiten oder das plötzliche Abspringen vom Hauptgedanken, ohne daß es zu Lücken kommt. Eine andere Art „chaotischen" Denkens stellt sich in einem Durcheinanderwürfeln der Elemente verschiedener Gedanken dar, die für die Patienten zu einer gemeinsamen Idee gehören können, bei flüssiger und taktisch im wesentlichen korrekter Sprache. Die Patienten bilden auch z.T. neue Wörter, die vom Zuhörer nicht spontan erklärt werden können. Wenn eine dieser formalen Denkstörungen vorliegt, dann spricht man von schizophrener Denkstörung. Es ist darauf zu achten, daß keine deutliche Denkbeschleunigung oder Denkverlangsamung bzw. kein ausgeprägtes Angstsyndrom gleichzeitig vorhanden sein darf, weil die Art der Denkstörung dann nicht beurteilbar ist. Neben diesen Denkstörungssymptomen gehört auch noch zwingend eine sog. Affektverflachung zum schizophrenen Achsensyndrom: darunter versteht man, daß der Patient keine oder wenige Affekte zeigt, also eine sog. Affektarmut aufweist sowie eine emotionale Indifferenz und Apathie. Die Affekte zeigen keine Leuchtkraft und erscheinen insgesamt reduziert. Im wesentlichen handelt es sich dabei um eine Verminderung der affektiven Ansprechbarkeit. Dies erlebt der Therapeut als „Wand" zwischen sich und dem Patienten, als Nichtnahekommenkönnen und Uninteressiertheit des Patienten.

Eine schizophrene Denkstörung kann man weniger durch gezielte Fragen als durch laufende Beobachtung bemerken, wenn auch Patienten bisweilen berichten, daß ein Gedanke plötzlich abreißt, daß ein Gedanke wegbleibt oder er sich daran nicht mehr erinnert. Diagnostisch verwertbare Sperrungen, Faseln oder Neologismen müssen im Verlauf eines Gesprächs beobachtet werden, und diese Denkstörung sollte deutlich vorhanden sein.

## 3.3 Die wichtigsten Syndrome, die klinisch gebräuchlich und häufig sind

### 3.3.1 Organisches Psychosyndrom

Wer z.B. etwas ausgiebiger Bier oder Wein zu sich nimmt, kann bei sich selbst beobachten, wie die einzelnen seelisch-geistigen Tätigkeiten mit der Zunahme der aufgenommenen Alkoholmenge allmählich immer mehr eingeschränkt werden. So verlangsamt sich etwa die Geschwindigkeit des Erlebens und des Denkens. Die Gedächtnistätigkeit läßt nach, das Denkvermögen wird geringer, und die sinnlichen Wahrnehmungsfunktionen erweisen sich als ungenauer, wie auch das Gefühlsleben an feineren Abstufungen verliert.

Im Frühstadium eines organischen Psychosyndroms ist die Merkfähigkeit beeinträchtigt. Erinnerungen sind schlechter abrufbar. Die Fähigkeit, sich auf neue Anforderungen einzustellen und unbekannte Probleme und Situationen zu bewältigen, nimmt ab. Trennscharfe Begriffe werden nicht mehr verwendet, sondern allgemeine nichtssagende Formulierungen und Floskeln. Gedanklich und sprachlich bleibt der Patient am Gleichen hängen, und endlos wird das Gleiche wiederholt. Die Orientierung mißlingt, Bezugssysteme fehlen. Umständlich und weitschweifig, starr und pedantisch verlangsamt sich das psychische Tempo. Zunehmend verlieren die Patienten das Interesse an der Außenwelt.

Affektive Erregungen werden rascher und durch geringere Anlässe ausgelöst (Affektlabilität), erschöpfen sich aber auch schneller, als es dem früheren Verhalten des Patienten entspricht. Abwandlungen des sozialen Verhaltens zeigen sich oft in Distanzlosigkeit, Kontaktbeharrung und Hypersozialität.

Mit fortschreitender Schädigung entsteht schließlich die Demenz.

### 3.3.2 Demenz

Die Ursachen sind vielfältig und bedürfen genauerer Abklärung. Am häufigsten sind vaskuläre, toxische (Alkohol, Medikamente) und traumatische Ursachen. Als Demenz sollte man nur ein irreversibles organisches Psychosyndrom bezeichnen.

Die Demenz ist kein einheitliches Syndrom. Abgesehen von schwersten Endzuständen lassen sich so gut wie immer Leistungsdefekte in früheren *Krankheitsphasen* lokalisieren. So ist für die Alzheimer-Krankheit, die auf einem diffusen Hirnschwund basiert, eine früh einsetzende Merkschwäche kennzeichnend, die sich häufig bereits im 5. oder schon im 4. Lebensjahrzehnt bemerkbar macht. Für eine zerebralsklerotische Genese der Demenz sprechen das Auftreten vaskulärer Symptome (Schwindel, Kopfschmerzen, Ohrensausen, Parästhesien, Gleichgewichts- und Hörstörungen).

Demenz steht für den Verlust der intellektuellen Fähigkeiten eines Menschen, die seine beruflichen und sozialen Fähigkeiten stark einschränken. Neben Veränderungen des Verhaltens und der Persönlichkeit sind v.a. Gedächtnis, abstraktes Denken und Urteilsfähigkeit beeinträchtigt. Im Vergleich zur Vergeßlichkeit des normalen alternden Menschen sind die Gedächtnisstörungen vielfältiger, stärker ausgeprägt und nehmen einen progressiven Verlauf. Die Alzheimer-Krankheit ist die häufigste progressive Demenz des alternden Menschen. Andere Ursachen sind Gefäßkrankheiten (Multiinfarktdemenz), Infektionen des zentralen Nervensystems (z.B. Creutzfeldt-Krankheit), toxische und degenerative Erkrankungen wie Huntington-Chorea, Parkinson-Krankheit und multiple Sklerose.

Über die Ursachen der Demenz ist wenig bekannt. Noch am besten untersucht ist die Alzheimer-Erkrankung. Epidemiologische Studien ergaben für sie nur 2 Risikofaktoren: fortgeschrittenes Alter und Erkrankungsfälle in der Verwandtschaft. Diese Befunde sprechen für eine Wechselwirkung zwischen Altern und genetischer Anfälligkeit, die zu dem Ausbruch der Erkrankung führen könnten. Für die genetische Disposition sprechen Familienuntersuchungen, die zeigten, daß über 3 und mehr Generationen die Hälfte der Personen mit fortschreitendem Alter eine Alzheimer-Erkrankung entwickelten. Da dieser familiäre Typ aber relativ selten auftritt, können genetische Faktoren allein nicht die Erkrankung bewirken.

Andere ätiologische Faktoren wie virale, immunologische (Amyloidbildung) oder toxische (z.B. Aluminium) Ursachen haben bisher keine überzeugende Erklärung für die Entstehung der Alzheimer-Erkrankung gebracht.

Die Demenz wird klinisch diagnostiziert. Zu Lebzeiten der Patienten kann z.B. eine Alzheimer-Erkrankung durch rigorose Ein- und Ausschlußkriterien mit bis zu 90prozentiger Sicherheit erkannt werden., d.h. daß diese Patienten bei histologischen Untersuchungen nach Autopsie die typischen Zeichen der Alzheimer-Erkrankung zeigten. Zu dem weiteren diagnostischen Armentarium gehört die neurologische Untersuchung, EEG- und CT-Untersuchungen. Die Diagnose der degenerativen Demenz beruht auf dem klinischen Verlauf, der Familienanamnese und v.a. auf Ausschlußverfahren anderer Ätiologien wie z.B. Infektionen oder Tumoren. Biologische Marker wie Bestimmungen von Neurotransmittern, Neuropeptiden oder Enzymen im Liquor bleiben für diagnostische Zwecke kaum aussagefähig.

Neuropathologisch kann makroskopisch bei Patienten mit Alzheimer-Erkrankung eine diffuse Hirnatrophie und eine Abnahme des Hirngewichts beobachtet werden. Da jedoch auch bei normalem Altern das Hirngewicht abnimmt und atropische Zeichen sichtbar werden, sind diese Änderungen wenig spezifisch. Größe der Ventrikel, Gehirngewicht oder Dicke des Kortex sind keine krankheitsspezifischen Zeichen für Alzheimer-Krankheit oder andere Demenzen.

Alois Alzheimer hat schon 1907 die typischen mikroskopischen Zeichen der nach ihm benannten Erkrankung: die Veränderung der Fibrillen und Bildung von neuritischen Plaques beschrieben. Daneben wird v.a. im Nucleus basalis und im Locus coeruleus eine deutliche Abnahme von Neuronen beobachtet. Ein Verlust von bis zu 90% der Neurone des Nucleus basalis wurden bei Patienten mit fortgeschrittener Alzheimer-Erkrankung beobachtet. Da diese Zellen die cholinerge Transmission des Neokortex bestimmen, wird für ihren Verlust bei der Alzheimer-Erkrankung ein ursächlicher Zusammenhang angenommen. Die Neurofibrillen sind im ganzen Neokortex verbreitet, werden aber besonders reichhaltig im Hippokampus und den Mandelkernen gefunden. Auch die neuritischen Plaques sind im Kortex weitverbreitet. Sie enthalten ein spezielles Amyloid. Ob der Amyloidbildung eine pathogenetische Rolle beim Morbus Alzheimer zukommt, ist noch nicht geklärt. Patienten mit Huntington-Chorea-Erkrankung zeigen die typischen mikroskopischen Veränderungen der Alzheimer-Erkrankung nicht. Bei der Pick-Erkrankung sind makroskopisch die starke lokale Atrophie des frontotemporalen Kortex (lobare Atrophie) und bei der histologischen Untersuchung die Pick-Körperchen auffällig.

Kleine Läsionen im Kortex und den Basalganglien kennzeichnen das Bild der Multiinfarktdemenz. Besondere histologische Zeichen werden nicht beobachtet.

Ein Aufschluß über die Ursachen der Entstehung von Demenzen erhoffte man sich – in Analogie zu der Parkinson-Erkrankung – durch Untersuchungen biochemischer Botenstoffe im Gehirn. Bei vielen degenerativen Demenzen zeigte sich interessanterweise ein Defizit in der cholinergen Transmission. Sowohl das Synthese- (Cholinazetyltranferase) als auch das Abbauenzym (Azetylcholinesterase) sind stark reduziert. Dieses Defizit stellt den konstantesten Befund bei der Alzheimer-Erkrankung dar. Einige andere Neurotransmitter wie das Noradrenalin und das Somastostatin sind ebenfalls reduziert. Des weiteren wird in bestimmten Arealen des Gehirns eine Verminderung der serotoninergen Neurotransmission beschrieben.

Die Rezeptoren sind Teil der postsynaptischen Neurotransmission, sie werden durch das Krankheitsgeschehen unterschiedlich beeinflußt. So wurde für einzelne Rezeptorentypen der cholinergen- wie auch somatostatinbedingten Transmission eine Abnahme der Dichte beschrieben, die sich jedoch nicht in allen Untersuchungen bestätigen ließ. Interessanterweise ist die Dichte der Serotoninrezeptoren v.a. im Kortex von Alzheimer-Patienten reduziert. Ein kausaler Zusammenhang zu klinischen Zeichen der Demenz konnte jedoch nicht hergestellt werden.

Obwohl die Störungen der cholinergen Transmission biochemisch und anatomisch ausführlich untersucht wurden, fehlt bisher ein eindeutiges klinisches Korrelat.

#### 3.3.2.1 Pharmakologische Ansätze zur Behandlung der Demenz (S. auch Kap. 7.1 und 7.2)

In Anbetracht des Behandlungserfolges der Parkinson-Erkrankung mit L-Dopa und damit der Idee, den fehlenden Neurotransmitter zu ersetzen, waren die bisherigen Versuche, Azetylcholin direkt oder indirekt bei Patienten mit Morbus Alzheimer oder anderen Demenzen zu ersetzen, von mäßigem Erfolg. Verschiedene Vorstufen (Lecithin), Cholinesterasehemmstoffe oder cholinerge Wirkstoffe wurden ohne großen überzeugenden Erfolg bei Alzheimer-Patienten untersucht. Obwohl diese Substanzen kurzfristig in Einzelfällen kognitive Funktionen positiv beeinflussen können, scheinen anhaltende Erfolge bei der Behandlung von Demenzen z.Z. nicht möglich. Interessanterweise konnte mit Kalziumkanalblockern ein Behandlungserfolg bei dementen Patienten gezeigt werden. Ob diese Therapie auch langanhaltende Besserungen gewährleistet, bedarf weiterer klinischer Untersuchungen. Andere medikamentöse Therapien, die etwa die noradrenerge dopaminerge und serotoninerge Neurotransmission begünstigten (z.B. Ergotderivate), sind von eingeschränktem Nutzen.

### 3.3.3 Delirien

Die Kranken sind nicht orientiert, weder zeitlich noch örtlich, halluzinieren vorwiegend optisch, sind unruhig und motorisch gesteigert, und häufig wird „trivial" (z.B. Alkoholdelirien) halluziniert.

### 3.3.4 Befindlichkeitsstörungen/Depressionszustände

Das Erleben wird nicht mehr als lustvoll empfunden, es stellt sich eine Lustlosigkeit und Interesselosigkeit ein. Eine innere Starre und Unerträglichkeit des Zustands wird von den Patienten beschrieben. Trauer kann nicht empfunden werden.

Davon abgegrenzt müssen Unlusttönungen des Erlebens sein, wobei es sich – zumindest teilweise – um eine Modulation von Angst handelt. Dieser Stimmungsqualität ist eher einer ängstlichen Erlebnisfärbung zuzuordnen.

#### 3.3.4.1 Manische Zustände

Dies sind Zustände heiterer Gestimmtheit und subjektiven Wohlbehagens, die auch als Euphorie bezeichnet werden und von gesteigerter geistiger Regsamkeit und Unternehmungslust begleitet werden.

### 3.3.4.2 Dysphorische Zustände

Damit bezeichnet man eine reizbare Mißgestimmtheit, die sich am besten als Zustand charakterisieren läßt, in dem man bereits „von der Fliege an der Wand" geärgert wird.

### 3.3.4.3 Mischzustände und Mischbilder

Für das gleichzeitige Vorkommen manischer und depressiver Einzelsymptome hat man den Begriff Mischzustand geprägt. Es handelt sich um simultan-kontradiktorische Befindlichkeit-Antrieb-Kombination (gehemmte Manie, Ideenflüchtigkeit, Depression, gedankenarme Manie), die über längere Zeit stabil bestehen.

Mischbilder sind durch einen raschen Wechsel gekennzeichnet, eine „dynamische Unstetigkeit" tritt auf: ein rasches Alternieren von Verschiebungen in den verschiedensten thymopsychischen Funktionsbereichen mit entsprechenden Auswirkungen auf die Noopsyche ist typisch. So können etwa ekstatische Lustbetontheit und ängstlich-depressive Befindlichkeit einander in einer anderen zeitlichen Abfolge abwechseln als motorische Erregung und Hemmung oder Ideenflucht und Gedankenarmut, während die häufig vorhandenen vegetativen Entgleisungen ebenfalls in anderer Frequenz und auch voneinander unabhängig in Erscheinung treten. Außenreize werden leicht aufgenommen und können Schwankungen in einzelnen Bereichen auslösen. Die Patienten wirken im Hinblick auf ihre moralischen Grundsätze äußerst inkonsequent und – infolge der starken Umweltabhängigkeit des affektiven Ansprechens – auch beeinflußbar und daher „charakterschwach". Mischbilder leichteren Grades werden meist als Neurosen aufgefaßt. So verleiten die hyperästhetischen, agitierten, ängstlichen und vegetativen Elemente der Symptomatik oft zur Fehleinschätzung als (neurotische) Neurasthenie, Angstneurose oder „vegetative Neurose". Die abrupt wechselnde Wertaktualisierung wird als Launenhaftigkeit, das Schwanken zwischen Enthusiasmus und Verzweiflung, zwischen motorischer Enthemmung und Hemmung als theatralisches Benehmen und alles zusammen als Ausdruck eines psychogen bedingten „hysterischen Charakters" gedeutet.

Bei Zunahme der Unstetigkeit beherrschen zunehmend Anmutungserlebnisse das Bild. Alles wird „eigenartig transparent", von „seltsamer Intensität", „geheimnisvoll verändert". Es entsteht der Eindruck, daß „etwas passieren" wird, wobei unlogische, realitätsunangepaßte, evtl. aggressive oder selbstzerstörerische Handlungen folgen können.

## 3.3.5 Schlafstörungen

### 3.3.5.1 Aufbau und Funktion des Schlafs

Die Erdrotation gibt die Zeit vor, nach der sich die Erdbewohner ganz selbstverständlich bewegen, das Diktat Tag-Nacht ist eingegraben in die menschliche Biologie, und die periodischen Veränderungen laufen synchron ab.

Physiologisch-periodische Veränderungen werden den meisten Menschen erst bewußt, wenn Störungen in diesen Rhythmen auftreten, beispielsweise im Rhythmus der Herztätigkeit und der Atemfrequenz oder auch Veränderungen im Schlaf-Wach-Zyklus.

Die Sonne bedingt ein biologisches Zeitmeßsystem und schafft eine innere Uhr, die für die Schlafregulation, z.B. im vorderen Hypothalamus, verantwortlich ist. Diese innere Uhr trägt jedes Lebewesen in seinem Gehirn. Sie garantiert den geregelten Ablauf von Aktivität und Ruhe, Schlaf und Wachen, Essen und Trinken, Anpassung an die Jahreszeit, Fruchtbarkeit usw. Nur ein ungestörter Ablauf dieser Funktionen und der richtige Zeitpunkt von z.B. dem Auftreten von Müdigkeit ist lebensgerecht. Ein falscher Zeitpunkt ist bereits eine Warnung, daß sich die Gesundheit in einem Randbereich des „Gerade-noch" befindet.

Die Menschen haben im Lauf der Zivilisation versucht, von periodischen und jahreszeitlichen Veränderungen sowie natürlichen Lichtverhältnissen unabhängig zu werden, ihre Nahrungs- und Wasserversorgung unabhängig von den Jahreszeiten sicherzustellen – durch künstliche Beleuchtung, durch künstliche Erwärmung, durch künstliche Bewässerung, durch Fernreisen und durch Einführung der digitalen Zeitmessung, um sich von natürlichen Erdeinflüssen zu lösen.

Allerdings ist die Aufhebung der Erdperiodik und die Aufhebung der biologischen Rhythmizität per se eine sehr starke Adaptationsforderung. Wofür eigentlich? Welcher Zeitgeber soll der biologischen Zeit überlegen sein?

Die periodische Tag-Nacht-Umgebung bestimmt, wann biologische Antworten auf Reize sinnvoll sind, und gewährleistet die physiologische Funktion. Schlaf folgt der Wachperiode selbstverständlich und gewährleistet Erholung, die regelrechten hormonellen Abläufe und die Synchronisation der verschiedensten Regelkreise (Temperatur, Zellwachstum, hormonelle Steuerung).

Der Schlaf selbst ist ein etwa 70- bis 90minütiger Regelkreislauf, der rasch über die tiefste Phase („slow wave sleep"), das Stadium 4, hinauf in leichtere Schlafstadien (3, 2, 1), schließlich in ein paradoxes Schlafstadium, die Traumschlafphase – REM-(„rapid-eye-movements"-)Schlaf – führt und sich 5- bis 6mal periodisch wiederholt, wobei gegen Morgen zu nur noch leichtere Schlafstadien auftreten und schließlich das Erwachen vorbereitet wird.

Diese Architektur des Schlafs ist nicht komprimierbar und nicht dehnbar, die Gesetzmäßigkeit des Ablaufs und die Synchronisation der anderen Regelkreise gewährleisten die Erholung und Leistungsfähigkeit. Das gleiche gilt für den Zeitpunkt des Schlafs: er läßt sich nicht beliebig verschieben, er ist nicht verlegbar, weil das Wann eine wichtige Funktion für die Zusammenschaltung aller anderen Regelkreise hat.

**Normaler Schlaf**

Häufig sind biologische Gesetzmäßigkeiten durch soziale oder vemeintliche soziale Zwänge verfälscht. Wenn eine Person ohne solche Zwänge untersucht wird, wobei sie von äußeren Zeitmaßstäben isoliert wird, wenn die Person keinerlei Orientierung für die Dauer des Ablaufs hat, dann zeigt sich ein sehr regelmäßiger biologischer Rhythmus, der ungefähr eine 25-h-Periodik hat und dessen Länge deutliche Geschlechtsunterschiede aufweist. Männer schlafen in der Regel 1,45 h weniger als Frauen. Es besteht hinreichend Grund zu der Annahme, daß Frauen aus biologischen Gründen mehr Schlaf brauchen als Männer, auch wenn das im normalen Leben nicht immer zum Ausdruck kommt.

Der Schlaf zeigt mit zunehmendem Alter charakteristische Veränderungen. Neben einer erhöhten Tagschlafneigung sowie gestörtem Nachtschlaf mit frühmorgenlichem Erwachen verringert sich die Dauer des Tiefschlafs. Die Gesamtdauer des Traumschlafs bleibt unverändert. Die wenigen bisherigen Studien zum Einfluß des Alterns auf das Schlaf-Wach-System stimmen in ihren Ergebnissen nicht immer überein, jedoch zeigen sie insgesamt einen zunehmenden Verlust der täglichen periodischen Ordnung der Funktionen im höheren Alter, der geschlechtsspezifisch unterschiedlich verläuft.

Die Kopplung an andere Regelkreise wird besonders deutlich, wenn man die Körpertemperatur ansieht. Menschen, die hohe Schwankungen ihres Temperaturzyklus haben (also eine tägliche Schwankungsbreite von etwa 1 °C mit dem Maximum am Abend und dem Minimum in den frühen Morgenstunden), schlafen länger als diejenigen, die nur geringe Temperaturschwankungen haben. Die Schlaflänge verändert sich temperaturabhängig, insbesondere führt Fieber zur Schlafzeitverlängerung, um dem Körper entsprechende Regeneration und Reserven zu verschaffen, z.B. um mit einer Infektion fertig zu werden.

### 3.3.5.2 Störfaktoren

Spezifische Erkrankungen des Zeitsystems wurden bereits identifiziert und unter diesem Gesichtspunkt klassifiziert. Bisher wissen wir, daß die Erkrankungen des Zeitsystems mit dem Schlaf-Wach-Zyklus zu tun haben. Die Begründung ist einfach: wir sind uns subjektiv der meisten rhythmischen Funktionen wie z.B. der Hormonkonzentration oder Körpertemperatur nicht bewußt. In der Zukunft werden also noch mehr Rhythmuskrankheiten entdeckt werden.

Störungen des Schlaf-Wach-Zyklus sind jedoch leicht erkennbar, denn Leistungsbeeinträchtigungen durch Schläfrigkeit am Tag sind sehr unangenehm.

**Lärm**

Lärm führt zu einer deutlichen hormonellen Antwort insbesondere der Streßhormone. Bereits die Geräusche einer Spülmaschine bewirken eine Aktivierung des Streßsystems. Am Beginn der Reaktion steht die sympathische Aktivierung, die Streßreaktion; diese führt zur Aktivierung des neuroendokrinen Systems und schließlich zur Weckreaktion.

Lärm ist häufig ein Auslöser für eine gestörte Schlafperiodik und auch geringe Lärmquellen lösen hormonelle Reaktionsmuster aus, die den Erholungswert des Schlafs gefährden.

### Alter

Je älter die Menschen werden, desto unwahrscheinlicher ist es, daß sie eine Monoschlafperiode haben, denn nun ergänzen viele „Nickerchen" die Gesamtschlafzeit, die insgesamt gleich bleibt. Hier liegt die wichtigste Aufgabe in der Aufklärung der Patienten, damit diese nicht einen 7–8 h dauernden Schlaf in der Nacht erwarten und auch nicht mit Hilfe von Schlafmitteln erzwingen. Es kann nicht die Aufgabe des Arztes sein, eine solche pathologische Hypersomnie zu erzeugen.

### Anpassungsstörungen

Die moderne Technik der raschen Flugreisen erzeugt eine typische Anpassungsstörung, den sog. „jet-lag".

Dabei handelt es sich um eine typische Schlafstörung, wobei die Architektur des Schlafs (ein Durcheinander von Traumschlaf und Tiefschlaf) gestört ist mit gleichzeitig gestörter Temperaturperiodik, mit Störung der Hormonperiodik und Beschwerden im Magen-Darmbereich wie Völlegefühl, Verdauungsbeschwerden und Herzklopfen sowie Leistungseinbuße und ein Gefühl des Abgeschlagenseins.

Schichtarbeit und Arbeit bei künstlichem Licht können ähnliche Phänomene wie im „jet-lag" beschrieben auslösen und zu dauernden Krankheitsbildern führen.

Die Arbeit in der digitalen Zeit fordert einheitlich vom Menschen, daß er sich dieser unterwirft und nicht auf die innere Uhr achtet. Allerdings ist erwiesen, daß nicht alle Menschen diese Anpassungsleistung schaffen und Schwierigkeiten mit der digitalen Ignoranz der Biologie haben.

### Erkrankungen

Eine der häufigsten Formen ist die Verspätungsinsomnie, d.h. die Menschen haben Probleme, abends einzuschlafen und entsprechend am Morgen aufzuwachen. Diese Menschen dürften sich am extremen Ende des „Abendtyp-Konzeptes" befinden. Diese Art des Zuspätschlafproblems findet sich bei 23,4% der Bevölkerung. Der Ausdruck Schlaflosigkeit (Insomnie) ist eigentlich nicht korrekt, weil es sich eher um das Problem handelt, zur gewünschten Zeit zu schlafen.

Eine weitere häufige Form der Schlafstörung ist die morgendliche Schlafstörung, in ihrer schweren Form bis zur totalen Schlaflosigkeit nach 2 Uhr oder 3 Uhr früh. Hier muß nach psychischen Erkrankungen gesucht werden, insbesondere nach depressiven Symptomen.

Viele körperliche Leiden und Zustände, die mit Schlaflosigkeit einhergehen können, z.B. Arthritis, beeinträchtigen den Schlaf durch Schmerz und Unwohlsein.

Schlaflosigkeit kann auch mit fortwährendem Gebrauch bestimmter Medikamente zusammenhängen, etwa mit Amphetaminen oder anderen Stimulanzien, Kortikosteroiden, zentral wirksamen β-Blockern und Bronchiodilatoren. Darüber hinaus kann Insomnie auch in Verbindung mit einer Störung durch psychotrope Substanzen auftreten, etwa bei einer Alkohol- oder Amphetaminabhängigkeit.

Hypersomnie (zu langes Schlafen) kann mit vielen körperlichen Krankheiten assoziiert sein. Nicht selten bedingen auch depressive Störungen eine Hypersomnie, die dann aber selten die Hauptbeschwerde darstellt.

Zusammenfassend läßt sich sagen, daß bei Patienten, die tagsüber einen Leistungsabfall zeigen sowie Unkonzentriertheit, Einschlafreaktionen und das Gefühl, immer müde und unausgeruht zu sein, an eine Störung des Schlaf-Wach-Zyklus zu denken ist.

#### 3.3.5.3 Alarmfunktion – Signal wofür?

Das Ziel der Physiologie ist die Regulation, das zeitlich präzise Antworten auf Reize - Schlafen, Wachen, Essen und Trinken, Thermoregulation, Hormonproduktion und Schwangerschaft, Harnproduktion - alles zusammen sind Funktionen eines präzisen Tagesgangs. Dynamische Antworten, die als Reaktion auf verschiedene Umweltsituationen notwendig sind, sind ihr Ziel.

Die Homöostase der Lebewesen, d.h. die ständige Bereitschaft, auf verschiedenste Anforderungen laufend reagieren zu können, ist ein Prozeß, der die physiologischen Variablen innerhalb bestimmter Grenzen reguliert; die Variablen zwischen diesen Grenzen oszillieren aber, ja sogar die Grenzen selbst ändern sich als Antwort auf eine bestimmte Anforderung.

Allerdings können Grenzen nicht beliebig verschoben werden, und ohne Training oder bei zu extremen Anforderungen kann keine adäquate biologische Antwort erwartet werden. Wird eine Person ständig bis an die Leistungsgrenzen beansprucht und Dauerstreß durch schwierige emotionale Situation erzeugt, dann folgen erste Alarmzeichen.

Diese Situation kann in eine psychische Grenzsituation führen, wobei Schlafstörungen als erstes Zeichen auftreten mit Alpträumen, häufigem Erwachen, nächtlichem Wachliegen oder Einschlafstörungen.

Besonders die Schlafstörung, aber auch psychosomatische Beschwerden sind ein Alarmzeichen, daß Gesundheit in Krankheit übergeht, und wichtige Reserven verbraucht sind. Weitere Beanspruchungen treten auf, wenn weitere Leistungen abverlangt werden, ohne genügend Schlaf zu erlauben, wenn künstliche Streßbekämpfungsmittel eingesetzt werden in Form von Alkohol, Kaffee, Medikamenten, und wenn dieses Verhalten fortgesetzt wird.

Ähnlich wie beim Schmerz ist das bloße Abstellen des Alarms eine weitere Gefährdung der Funktion. Die Schlafstörung steht am Übergang zur Organschädigung. Allerdings gibt es auch längerfristige Schlafstörungen, besonders die Einschlafstörungen, die meist einen neurotischen Prozeß signalisieren, also einen fortgesetzten inneren unbewußten Konflikt, der in einem abnormen Spannungszustand vor dem Einschlafen seinen Gipfel und sein Hauptsymptom zeigt. Dabei handelt es sich ebenfalls um einen Zustand an der Grenze zur Krankheit.

#### 3.3.5.4 Diagnose und Behandlungsmöglichkeiten von Schlafstörungen

Die Therapie von Schlafstörungen setzt die Diagnose und Behandlung der Grundkrankheit voraus. Schlafstörungen sind ein außerordentlich häufiges Phänomen. Nach epidemiologischen Untersuchungen klagt etwa 1/3 der erwachsenen Bevölkerung über Ein- und Durchschlafstörungen, bei ca. 15% besteht eine behandlungsbedürftige Insomnie.

Die Diagnostik sollte eine allgemein körperliche und eine neurologisch-psychiatrische Untersuchung umfassen sowie bei chronischen Insomnien (länger als 1 Monat) eine Nachtschlafpolysomnographie.

Wenn eine Schlafstörung mit unbekannter Ursache auftritt, muß man an eine „Grenzsituation" der Belastungsfähigkeit denken, einen langdauernden inneren Konflikt, eine neurotische Fehlsteuerung oder andere psychische Probleme, die diagnostisch geklärt werden müssen.

### 3.3.6 Wahnsyndrome

Unter einem Wahn versteht man ein komplexes Ideengebäude, in welchem Wahnideen untereinander mit anderen normalen Gedanken verknüpft sind.

Fragt man sich, auf welchen gemeinsamen Nenner alle Wahnideen zu bringen sind, so geht man am besten von den 3 Wahnkriterien Jaspers (1973) aus:

1. Die unvergleichliche subjektive Gewißheit: diese läßt sich als Ausschluß des Zufalls beschreiben, der darin besteht, daß etwas grundsätzlich nur Mögliches zur absoluten Bestimmtheit wird.
2. Die Unbeeinflußbarkeit durch Erfahrung und zwingende Schlüsse: es ergibt sich eine Unkorrigierbarkeit.
3. Die Unmöglichkeit des Inhalts: diese muß nicht a priori gegeben sein (z.B.: ein Eifersuchtswahnkranker behauptet, daß ihn seine Frau betrüge; hier handelt es sich durchaus nicht um einen von vornherein unmöglichen Inhalt). Die Wahnstruktur kann logisch oder paralogisch sein und beides kann organisiert oder unorganisiert sein.

Der Wahnkranke kann seinen Wahn polarisiert, juxtaponiert oder autistisch erleben. Dabei wird der Weltbezug beurteilt, d.h. der Wahn kann mit der Welt innig verzahnt sein (polarisiert), neben der realen Welt unbeeinflußt bestehen (juxtaponiert) oder als ausschließliches Erleben (d.h. es wird keine Kenntnis von der Realität genommen) bestehen (autistisch).

Ein Wahn wird von Aufbauelementen bestimmt, wobei normale Wahrnehmungen, Erinnerungsfälschungen und Anmutungserlebnisse verarbeitet werden. Diese können auf eine bestimmt Wahrnehmung beschränkt bleiben oder das gesamte Erlebnisfeld als unbestimmt anmutend empfinden lassen („alles war so eigenartig"), was oft als Wahnstimmung bezeichnet wird. Halluzinationen, Illusionen, Allästhesien und Beeinflussungserlebnisse kommen dazu. Das rein paranoide und das paranoische Syndrom sind nur bei der Interpretation von normalen Wahrnehmungen oder Erinnerungen bzw. Erinnerungsfälschungen festzustellen;

es sind insgesamt seltene Erkrankungen. Paraphrene Syndrome hingegen weisen – zusätzlich oder ausschließlich – eines oder mehrere der übrigen Aufbauelemente auf.

# 4 Psychiatrische Nosologie

M. SCHMITZ

## 4.1 Körperliche begründbare Psychosen

### 4.1.1 Chronische exogene Reaktionstypen

Chronische Substratbeeinträchtigungen führen zur Hirnleistungsschwäche (organisches Psychosyndrom). Häufiger als die organische Persönlichkeitsveränderung treten folgende Formen der Persönlichkeitsveränderung auf:

a) *paralyseartig*:
Persönlichkeitsveränderung mit Triebenthemmung (überwiegend), Antriebstötung, Initiativeverlust und Beeinträchtigung der Urteilsfähigkeit stehen im Vordergrund, wobei das Langzeitgedächtnis besonders beeinträchtigt ist. Die Bezeichnung geht auf das früher sehr häufige 3. Stadium der Syphillis zurück, die dieses typische Bild der zentralen Paralyse zeigt;

b) *erontokonvexe*:
„Aspontaneität" und „Ausgeliefertsein an Außenreize" stehen im Vordergrund; während eine Erregbarkeit von außen möglich ist, ist eine innere Motivation unmöglich;

c) *temporale*:
temporale Schädigungen zeigen sich in einer Unfähigkeit, Wahrnehmung und Erfahrungen richtig zu bewerten: eine Modulation von Affekten und Befindlichkeit gelingt nicht adäquat;

d) *Korsakow-artig*:
wenn die Hirnleistungsschwäche erhebliche Ausmaße erreicht, spricht man vom Korsakow-Syndrom. Das spezielle Kurzzeitgedächtnis ist geschädigt. Besonders sticht die Suggestibilität und Konfabulation ins Auge. Der Kranke glaubt leichtfertig und kritiklos, daß es sich zeitlich und örtlich um längst vergangene Ereignisse und Begebenheiten handelt; besonders typisch ist dieses Bild vorhanden im Anschluß an ein Delirium tremens bei chronischem Alkoholismus;

e) *hyperästhetisch-emotional*:
Schwächezustand, die Noo- und Thymopsyche betreffend: eine leichte Hirnleistungsschwäche ist mit einer dynamischen Verschiebung (Mischbilder und neuroasthenisch-ängstlich) kombiniert. Reizbarkeit und Schreckhaftigkeit gehen mit Verstimmbarkeit und vegetativer Labilität einher und fallen als „Launenhaftigkeit" auf. Diese Zustände können endogene Psychosen einleiten und auch chronifiziert auftreten.

### 4.1.2 Akute exogene Reaktionstypen

Dabei ist die Bewußtseinstrübung das Leitsymptom akuter körperlich begründbarer Störungen. Typischerweise werden Bewußtseinsstörungen, Dämmerzustände und Delirien hierzu gerechnet. Die Bewußtseinstrübungen reichen in der Intensität von geringgradiger Benommenheit über Somnolenz, Bewußtlosigkeit bis zum Präkoma und Koma.

Häufige Ursachen akuter exogener Reaktionstypen sind:

- vaskulär (z.B. Arteriosklerose, Multiinfarktdemenz);
- metabolisch (z.B. Hepatopathie, Hypothyreose);
- Intoxikationen (z.B. Alkohol, Medikamente, Blei, Kohlenmonoxid, Lösungsmittel);
- Traumen (z.B. Schädeltraumen);
- Neoplasmen;
- Entzündungen.

### 4.1.3 Die häufigste körperlich begründbare Entwicklung: Alkohol – Alkoholmißbrauch – Alkoholikerbehandlung

In allen Kulturen gibt es Rauschmittel. Die Kulturen haben verschiedene Rauschmittel domestiziert, den Gebrauch ritualisiert, die Anwendung streng geregelt. Der Einbruch einer unbekannten Droge in eine Kultur kann ihren Niedergang zur Folge haben oder beschleunigen. Die südamerikanischen Indianer können hervorragend mit Kokablättern umgehen, im Gegensatz zu den Europäern. Die nordamerikanischen Indianer konnten überhaupt nicht mit Alkohol umgehen, im Gegensatz zu den Europäern. In arabischen Ländern herrscht aus religiösen Gründen Alkoholverbot, der Umgang mit Opiaten ist jedoch erlaubt. Kulturunterschiede gibt es viele.

Wesentlich ist, daß die Umgebung beim Gebrauch der Droge eine Rolle spielt und daher die Trinksitten wesentlich die Komplikationsrate der Droge Alkohol bestimmen. Es gibt in allen Ländern einen Prozentsatz von Drogen- oder Alkoholabhängigen, der jedoch unabhängig von der Zivilisation der Droge ist: Dieser Prozentsatz beträgt beim Alkohol etwa 7%. Diese Trinker gehören zu einem Alkoholikertyp, der durch Umwelt und Erbanlagen doppelt belastet ist. In der Behandlung sind sie schwierig, prognostisch ungünstig bis therapieresistent. Dieser Trinktypus ist dadurch gekennzeichnet, daß er eine multimorbide Persönlichkeit ist. Die Patienten waren schon als Kinder in ihrer Entwicklung beeinträchtigt. Verhaltensauffälligkeiten wie Bettnässen, Nägelbeißen, Aggressionsausbrüche und Intelligenzmängel treten gehäuft in dieser Gruppe auf. Dazu kommen noch erworbene Schäden wie Traumen, Unfälle, schwere körperliche Erkrankungen, familienbedingte soziale Schäden, sowie ein sehr früher Beginn des Alkoholmißbrauchs, der wiederum die Entwicklung stört. Diese Patienten weisen schwerste soziale Entwicklungsschäden auf, schaffen keine gesellschaftliche Integration und sind therapierefraktär. Bei etwas geringer ausgeprägten Schäden ist eventuell eine Abstinenz im geschützten Milieu (therapeutisches Wohnheim) möglich.

Der überwiegende Teil der Alkoholkranken ist jedoch behandelbar und je nach Trinktyp prognostisch als günstig oder ungünstig einzustufen.

Der Typ, der am besten behandelbar und als mildeste Form anzusehen ist, ist der Alkoholkranke, der nach einer reibungslosen Entwicklung und Integration im guten, aber trinkenden Milieu langsam aber sicher in einen Mißbrauch hineingerutscht ist, ohne eine bestimmte Wirkung erzielen zu wollen, nur weil Trinken zur Geselligkeit gehört. Hierher gehören auch Menschen in gefährdeten Berufen: Gastwirte, Weinbauern, Brauereiangestellte und Bauarbeiter. Erst spät, nach etwa zehn Jahren, treten körperliche und psychische Beschwerden auf, die meist ambulant behandelt werden können. Allerdings sind auch viele Patienten aus dieser Gruppe mit einem Delir konfrontiert, das eine akute Lebensbedrohung darstellt. Dies tritt oft bei Änderungen von Lebensumständen auf, wie zum Beispiel einer plötzlichen Operation, wenn der Alkoholkonsum unfreiwillig sinkt.

**Fallbeispiel.** Ein junger Mann beginnt aus seiner engen Umgebung in einer Kleinstadt auszubrechen. Er tut sich im Gymnasium mit besonderen Leistungen und Schlagfertigkeit hervor. Beim Bundesheer ist er der Trinkfesteste mit den flottesten Sprüchen und traut sich auch im betrunkenen Zustand, Mädchen anzusprechen. Danach beginnt er sehr erfolgreich zu studieren, und abends wird jeweils gefeiert. Die Studentenschaft hält fest zusammen, man feiert jede Prüfung, und wenn er nicht lernt, dann geht es in die Wirtshäuser oder zum Heurigen. Später, nach Studienabschluß, gibt es in seinem neuen Betätigungsfeld dasselbe Belohnungsmuster. Nach einer erfolgreichen Fernsehsendung wird mit Alkohol gefeiert. Die Sendungen sind immer erfolgreich, aber das ist inzwischen nicht mehr so wichtig. Es wird völlig selbstverständlich, abends nach der Arbeit gemeinsamzu trinken. Es trinken viele Kollegen. Das Spiel, Erfolg zu haben, trinkfest zu sein und Affairen zu haben, wiederholt sich wie von selbst. Schließlich, nach einer gescheiterten Ehe, weil diese viel zu eng und eintönig war, beginnt eine neue. Die Karriere führt die beiden Eheleute in verschiedene Städte, das Leben geht den gewohnten Gang: erfolgreich arbeiten, sich besonders anstrengen und dann im Schnellverfahren mit Alkohol Entspannung suchen. Es gibt viele Gleichgesinnte. Mit viel Alkohol mischen sich die Pärchen oder Singles abends neu. Ganz unverbindlich, schließlich geht es nur um den Spaß. Die Mitspieler versichern einander, daß die große aufregende Welt so funktioniert. Nach einiger Zeit verliebt sich der nun nicht mehr ganz junge Mann in eine Kollegin, die eine Zeitlang mit ihm viele Stunden verbringt, und es entsteht eine Liebesbeziehung, die ihm sehr wichtig ist. Allerdings setzt sie ihre gewohnte Art – wer ist heute für die Nacht frei – fort, und der erfolgsgewohnte Mann, der sich dadurch sehr verletzt fühlt, trinkt allein zu Hause, um nicht traurig sein zu müssen und nicht zu spüren, daß er eifersüchtig ist. Gefühle sind nicht erwünscht, schon gar nicht spießbürgerliche. Das Trinkmuster ändert sich, er trinkt nicht nur in Gesellschaft; Alkohol ist nicht mehr als Stimmungsanheizer und Enthemmer wichtig, sondern um Gefühle zu töten und als Schlafmittel. Zu Hause in der leeren Wohnung, die Freundin beim Liebhaber, die Ehefrau in der anderen Stadt, wird Alkohol zur Medizin. Der Erfolg tagsüber schmeckt auch etwas schal, mit Alkohol peitscht man sich wieder hoch. Allerdings treten allmählich Konzentrationsstsörungen auf, Gedächtnislücken und Schweißausbrüche. Als dann noch Angstattacken dazukommen und zunehmend das Leeregefühl, gemischt mit Katergefühlen auftritt, fällt dem Patienten die inzwischen enorm gestiegene Quantität des Alkoholkonsums auf. Der Auslöser, sich in Therapie zu begeben, ist schließlich ein Zornausbruch während einer Konferenz mit Mitarbeitern, wobei zwei Dinge so sehr beunruhigen, daß der Patient um seinen Erfolg und die Karriere fürchtet: zum einen war der Zornesausbruch gänzlich unangebracht, zum anderen kann er sich an den Inhalt der Sitzung auch beim besten Willen nicht erinnern.

Patienten, die der Wirkung halber trinken, verwenden Alkohol als Medikament und versuchen, psychische Spannungen, Ängste, Verstimmungen, Kränkungen und Schlaflosigkeit im Selbstversuch zu behandeln.

Wie im Fallbeispiel kann es auch während einer Alkoholikerkarriere zur Veränderung des Trinktyps kommen, sodaß sich Schweregradunterschiede je nach Trinkdauer ergeben können.

Diese Patienten haben in ihrer Therapie Aussicht auf Erfolg, wenn sie dahinterliegende psychische Erkrankungen behandeln lassen. Sie sollen Alkohol nicht mehr brauchen, um ihre emotionalen Probleme zu dämpfen, sondern stattdessen mit psychotherapeutischer Hilfe Coping-Strategien entwickeln, die Problembewältigung ermöglichen.

## Die kritische Phase des Alkoholmißbrauchs

Die Übergänge vom normalen Trinkverhalten zum Alkoholismus sind fließend. Einige Kriterien müssen allerdings erfüllt sein, um von Alkoholkrankheit sprechen zu können.

1. Kontrollverlust: Immer häufiger kann die Trinkmenge nicht mehr bestimmt werden, und die Patienten trinken bisweilen tagelang weiter, ohne an soziale oder gesundheitliche Folgen zu denken.
2. Toleranzentwicklung und Toleranzbruch: Die Patienten trinken mehr, als ein gesunder Mensch tolerieren und schließlich überleben könnte. Bisweilen führen kleine Trinkmengen zu einem pathologischen Rausch, in dem die Patienten aggressiv und enthemmt werden, völlig verändert und unbeeinflußbar sind.
3. Körperliche Abhängigkeit: Das Absetzen der gewohnten Trinkmenge führt zu körperlichen Entzugserscheinungen. Diese beginnen leicht, mit Schwitzen, Zittern und Unruhe. Sie steigern sich zu Schlaflosigkeit, Gereiztheit, Angst und Unkonzentriertheit. Gedächtnisstörungen, Krämpfe, optische und szenische Halluzinationen, Blutdruckanstieg, Fieber, Orientierungsstörungen und Bewußtseinstrübung machen schließlich das Delir aus.
4. Körperliche Schäden und psychische Schäden: Besonders gefährdet ist die Leber; zunächst steigen die Leberenzyme ($\gamma$-GT, GOT, GPT) an, später entsteht eine Fettleber, die zur Leberzirrhose führen kann. Die Herzmuskulatur ist gefährdet, eine Kardiomyopathie kann zu Herzrhythmusstörungen und Herzinfarkt führen. Das Zentralnervensystem ist ebenfalls gefährdet. Es können Schädigungen im Stammhirnbereich entstehen, die Blutungen auslösen. Die Schädigungen im Frontalhirnbereich verursachen vor allem funktionelle Störungen wie ausgeprägte Kurzzeitgedächtnisstörungen, Merkfähigkeitsstörungen, Gedächtnislücken sowie Angstzustände, paranoide Ideen, insbesondere Eifersuchtsideen, Halluzinationen, Erinnerungsfälschungen und illusionäre Verkennungen.

Kritisch sind Perioden, in denen Gedächtnislücken auftreten und Dinge des Alltags vergessen werden, z. B. Termine, der Parkplatz des Autos, Schlüssel und Kleidungsstücke. Es fehlen Teile von Gesprächen oder die Erinnerung, wie man nach Hause gekommen ist. Kritisch in der sozialen Biographie sind der Verlust des Führerscheins, Auseinandersetzungen mit der Polizei oder aggressive Handlungen. Die Sorge um den Vorrat an Alkohol bedingt Hamsterkäufe und heimliche Depots. Die Patienten trinken mit „Freunden", die, wenn sie nüchtern sind, nicht zu den Freunden zählen. Ausreden werden gesucht, um den Alkoholkonsum herunterzuspielen oder zu leugnen. Die Patienten sind sicher, daß sie mit Alkohol umgehen können, und sehen keinen Sinn darin, 14 Tage nichts zu trinken. Sie bringen den Alkoholkonsum mit positiven Effekten zusammen wie z. B. stressdämpfend, leistungsfördernd, aufmunternd, energiegebend, stimmungsverbessernd, beruhigend. Negative Eigenschaften wie Benommenheit, Schwindel, Übelkeit oder Müdigkeit und Gereiztheit werden geleugnet.

## Behandlung der Alkoholkrankheit

Der sozial angepaßte Trinktyp, der allmählich in eine körperliche Abhängigkeit hineingerät, ist in der Regel ambulant behandelbar. Wesentlich ist die Aufklärung, daß eine völlige Abstinenz notwendig ist, um eine Symptomfreiheit zu erzielen. Die Alkoholkrankheit ist nur durch eine lebenslange Abstinenz beherrschbar. Ambulant kann der Patient zunächst mit Piracetam (hohe Dosen: 12–36 g über drei Tage) und Carbamazepin (300–900 mg als schlafanstoßende Dosis und Entzugsanfallsprophylaxe) behandelt werden. Nach drei Tagen ist im wesentlichen der körperliche Entzug vorbei und eine antidepressive Therapie sinnvoll, weil depressive Beschwerden wie Stimmungsschwankungen, Reizbarkeit, Energielosigkeit und Schlafstörungen weiterbestehen. Dies kann mit Serotoninreuptakehemmern am besten beherrscht werden. Die meisten Patienten benötigen diese Medikation ca. drei Monate bis ein halbes Jahr. Carbamazepin kann nach drei Wochen langsam abgesetzt werden.

Zur psychotherapeutischen Hilfe gehören Ratschläge, wie man in einer trinkenden Gesellschaft nichttrinkend gesellschaftlich überlebt, Aufklärung darüber, wer leichter in eine Abhängigkeit hineinrutscht, und das Nachdenken, warum der Patient gerade diese Strategie gewählt hat. Biologische Merkmale, die leicht zu einer Steigerung des Alkoholkonsums führen, sollten besprochen werden, weil diese den Krankheitscharakter unterstreichen und die Schuldfrage unwichtig machen.

Menschen, die später abhängig werden, vertragen Alkohol besser. Sie reagieren weit weniger mit Übelkeit, Erbrechen, Schwindel oder Kopfschmerzen und Kreislaufbeschwerden. Die inneren Alarmsignale sind bei akuten Intoxikationen bei weitem schwächer ausgeprägt als beim Nichtalkoholiker. Dies dürfte auch genetisch bedingt sein. Blutsverwandte von Alkoholikern haben weniger körperliche aversive Reaktionen. Gesunde werden durch den eigenen Körper daran gehindert, weiter zu trinken, Alkoholiker nicht. Die Genetik zeigt eine Häufung von Alkoholkranken bei Verwandten, selbst wenn sie adoptiert wurden und nicht im gleichen sozialen Milieu aufgewachsen sind. Ferner dürfte der Alkoholabbau bei Alkoholikern eine Tendenz zum Weitertrinken fördern. Bei genetischer Disposition dürften die euphorischen Signale des Alkohols stärker ausgeprägt sein und bei abwesenden körperlichen Warnsignalen im Vordergrund stehen, so daß der Einstieg in den Alkoholismus gefördert wird. Trifft nun diese genetische Disposition auf das psychische Bedürfnis, Spannung und Gereiztheit abzubauen, beginnt eine Alkoholikerkarriere. Gesunde unterscheiden sich nicht durch Willenskraft von Alkoholikern, sondern durch ein biologisch eingebautes „Alarmsystem" bei Intoxikationen.

Patienten, die psychische Beschwerden mit Alkohol „behandeln", sollten nach dem körperlichen Entzug eine weiterführende psychopharmakologische und/oder psychotherapeutische Behandlung beginnen. Die Medizin „Alkohol" im Selbstversuch muß durch eine bessere Therapie ersetzt werden.

Bei Patienten, die bereits schwere körperliche Schäden kombiniert mit schweren psychischen Schäden davongetragen haben, ist eine stationäre Langzeittherapie angebracht. Die körperliche Therapie sollte eine Woche im Vordergrund stehen und die oben angeführten Medikamente mit Benzodiazepinen ergänzt werden, die nach einer Woche wieder langsam abgesetzt werden können.

**Fallbeispiel.** Ein 40jähriger Mann, der, wie alle in seiner Umgebung, immer gern und viel getrunken hat, heiratet eine erfolgreiche Frau, die seine Geschichten am Stammtisch besonders schätzte, weil sie so farbig, bunt und voller Phantasien sind. Er versucht, mit Hilfe dieses Talents mit der Karriere der Frau mitzuhalten, versucht gleichzuziehen mit seinen Ideen und Geschichten. Allerdings gerät er immer mehr ins Hintertreffen; die Geschichten wiederholen sich, seine Pläne verlaufen im Sand; ihre werden angenommen, und er wird der Manager ihres Erfolges. Statt sich klar zu machen, daß er sich degradiert fühlt, wie später in der Therapie klar herauskommen wird, tut er so, als wäre dies kein Problem; allerdings steigt die Trinkmenge ins Unendliche. Er macht Fehler. Die zunächst „schonende Behandlung" seitens der Frau, die ihn nicht merken lassen will, daß er nicht ausreichend sorgfältig ihre Projekte betreut, verschlimmert die Situation. Er gefährdet zunehmend die Karriere der Frau. Allerdings ist der fortgeschrittene Alkoholismus selbst inzwischen Anlaß zu Zänkereien. Kompliziert wird der Fall durch eine Hepatitis. Die zweifache Leberschädigung erhöht die Dringlichkeit einer dauernden Abstinenz. Die Beeinträchtigung des Gedächtnisses und der Kritikfähigkeit stehen der Auseinandersetzung mit der Krankheit im Weg. Mehr aus Gutmütigkeit in einem hellen Moment als aus Überzeugung beginnt der Patient eine stationäre Behandlung in einem Sonderkrankenhaus für Suchtkranke. Erst nach sechs Wochen ist er soweit in seiner Kritikfähigkeit wiederhergestellt, daß er den Stellenwert des Alkoholmißbrauchs und seiner Folgen abschätzen und allmählich den Sinn der Abstinenz erfassen kann. Erst jetzt ist er soweit, daß er aktiv am Therapieziel arbeitet. Die ersten Wochen in stationärer Behandlung waren zum Schutz und zur körperlichen Erholung nötig.

## 4.2 Endogene Psychosen

Der Begriff „Endogenität" beinhaltet die ererbte Disposition, wobei der Erbgang noch nicht hinreichend geklärt ist.

Eine erbliche Belastung begünstigt bei besonderen Ereignissen (Schicksalsschläge, Schwangerschaft, Verliebtheit, Alkohol, Drogen, Schlafentzug etc.) das Manifestwerden einer Psychose, ist jedoch keineswegs zwingend.

### 4.2.1 Manisch-depressives Kranksein

Am häufigsten ist eine unipolar rezidivierende Depression, d.h. depressive Phasen treten ansatzlos auf, meist findet sich ein endogenomorph-zyklothymes Achsensyndrom. In der Blutsverwandschaft kommen gehäuft Erkrankungen aus dem Formenkreis der endogenen Zyklothymie vor.

Klassischerweise verläuft manisch-depressives Kranksein bipolar. Mischbilder, Mischzustände und freie Intervalle können zwischen manischen und depressiven Phasen kommen.

### 4.2.2 Schizophrenien

Eine genetische Disposition, wobei die Ursache letzlich unbewiesen ist, führt zum Ausbruch eines „schizophrenen Achsensyndroms".

Bei einem hebephrenen Verlauf treten während der Pubertät flache, situationsadäquate Affekte auf, aggressive Durchbrüche bei ansonsten antriebsarmem Verhalten mit langsam fortschreitendem prozeßhaftem Verlauf mit „Defektbildung". Eine 2. Verlaufsform, die weniger schwer verläuft und eine geringere Defektbildung zeigt, beginnt ebenso unauffällig nach der Pubertät und wird als Schizophrenia simplex bezeichnet.

Eine 3. Form, die paranoide Schizophrenie, ist gekennzeichnet durch Akutepisoden (Schübe), in denen Denkstörungen, Halluzinationen und Wahn auftreten.

Sogenannte katatone Zustände mit erhöhtem Muskeltonus, vegetativer Entgleisung und vegetative Erschöpfungszustände sind bei der Schizophrenie und beim manisch-depressiven Kranksein bekannt und nosologisch schlecht zuordbar.

Ein schizophrener Defekt (Residualzustand) bildet sich bei mehr als der Hälfte der schizophrenen Patienten aus. Dieser Zustand ist durch Schwierigkeiten bei alltäglichen Handlungen, erschwerte Aufmerksamkeit – besonders in unruhiger Umgebung – und Gefühlsdiskriminationsschwäche (was ist eigenes, was fremdes Gefühl) gekennzeichnet. Ein geringer Antrieb und gefühlsmäßige Entscheidungsunfähigkeit führen zu verarmten zwischenmenschlichen Beziehungen und verringerter Toleranz gegenüber Belastungen. Diese Symptome werden auch als Minussymptomatik bezeichnet, während Denkstörungen und Halluzinationen zur Plussymptomatik zählen.

## 4.3 Abnorme Spielarten menschlichen Wesens

Außerhalb der Norm stehende Persönlichkeiten sind oft für sich selbst und v.a. für die Umgebung ein Problem. Mangelnde Selbstkontrolle, impulsive Momentanhandlungen und Unfähigkeit, Bindungen einzugehen, Lügen, Rücksichtslosigkeit und Unbeeinflußbarkeit durch Strafe sind häufig.

Kurzfristiger Charme erzeugt Sympathie bei Menschen mit sozialem Engangement. Aggressivität, Bedrohlichkeit und demonstrative Hilflosigkeit verstricken die Patienten in soziale Konflikte, Alkohol, Drogen und Prostitution. Insgesamt besteht keine Einsicht in die Störung.

### 4.3.1 Oligophrenien (Schwachsinn)

Da die Oligophrenien auf die verschiedensten Ursachen zurückgehen können, darf dieser Begriff nicht für eine nosologische Diagnose herangezogen werden.

Es handelt sich um eine angeborene oder frühzeitig erworbene Beeinträchtigung der höheren zerebralen Integrationsleistungen. Der Patient ist nicht fähig, sein Denken und Handeln bewußt auf neue Forderungen einzustellen und ein eigenes Bild von der Umwelt aufzubauen.

Der Schweregrad reicht von Idiotie über Imbezillität, Debilität bis zur leichtesten Form der Schwachbegabung (IQ 70–100).

### 4.3.2 Abnorme Persönlichkeiten

Meist werden abnorme Persönlichkeiten und Psychopathien synonym gebraucht, allerdings schwingt hier eine moralische Wertung mit, die unangebracht ist.

Hiervon hebt man in der Regel das „deviante" Sexualverhalten und den Transsexualismus als eigene Gruppe ab.

Als sexuell deviant werden Personen bezeichnet, die eine sexuelle Erregung bzw. Befriedigung – ausschließlich oder besonders bevorzugt – nur mit gewissen Objekten oder unter bestimmten Bedingungen empfinden, die vom normalen Sexualverhalten erheblich abweichen.

Was unter normal zu verstehen ist, hängt weitgehend von verhaltenssteuernden Wertnormen ab. Daher darf von der Norm abweichendes Sexualverhalten nur dann als krankhaft erachtet werden, wenn es unter einen der Krankheitsbegriffe fällt. Insbesondere das Kriterium des Leidens sollte berücksichtigt werden.

Die abnormen Persönlichkeiten sind also eine im Hinblick auf Erscheinungsbild und Entstehung uneinheitliche Gruppe, deren Gemeinsamkeit nur darin besteht, daß die festgestellten Normabweichungen als stabile Persönlichkeitsmerkmale hervortreten.

### 4.3.3 Störungen unterschiedlicher Genese mit gemeinsamer Endstrecke

Heterogene Verursachungen münden in einen einheitlichen Verlauf, der eine Sonderstellung rechtfertigt.

#### 4.3.3.1 Sucht (Abhängigkeit)

Unter Sucht versteht man ein Abhängigwerden von Drogen, Medikamenten oder anderen Substanzen mit „psychotroper" Wirkung. Die bewußte Herbeiführung des Effekts dieser Wirkstoffe erhält vor allen anderen psychischen Aktivitäten mehr und mehr den Vorrang. Man unterscheidet den Morphintyp, den Alkohol- und Barbiturattyp, den Cannabistyp, den Amphetamin- und Kokaintyp usw. Allen Formen der Abhängigkeit gemeinsam ist:

a) die Persönlichkeitsveränderung durch die Akutwirkung der psychotropen Substanz,
b) Persönlichkeitsveränderung als Reaktion auf die Abhängigkeit, als eine Realitätsabkehr und eine Einengung der Interessen auf das Suchtmittel,
c) eine solcherart veränderte Persönlichkeit gerät in Konflikte mit der Umwelt, was zu weiteren Verhaltensstörungen und Abwehrreaktionen (aggressives Verhalten, Anschluß an Subkulturen) Anlaß gibt.

#### 4.3.3.2 Monomanien

Hier werden Zustände unterschiedlichster Genese zusammengefaßt. Es kommen als Ursache epileptischer oder psychogene Dämmerzustände, zyklothyme Phasen, Psychosyndrome, Zwangsphänomene und Oligophrenien häufig vor.

Die gemeinsame Endstrecke besteht in dem dranghaften Auftreten von Verhaltensanomalien, wobei abnormes Verhalten und sexuelle Erregung gekoppelt sein kann [Pyromanie, Poriomanie (Wandertrieb), Nymphomanie, Dipsomanie, Kleptomanie].

## Literatur


Amsterdam JD (1991) Refractory depression; advances in neuropsychiatry and psychopharmacology, vol 2. Raven, New York

Angst J (1987) Switch from depression to mania, or from mania to depression: role or psychotropic drugs. Psychopharmacol Bull 23:66–67

Ballanger JC (1988) The clinical use of carbamazepine in affective disorders. J Clin Psychiat 49 (Suppl):13–19

Ban TA, Hippius H (1988) Thirty years CINP. Springer, Berlin Heidelberg New York

Benkert O, Hippius H (1986) Psychiatrische Pharmakotherapie. Springer, Berlin Heidelberg New York

Berner P (1982) Psychiatrische Systematik. Huber, Bern Stuttgart Wien

Black DW, Winokur G, Nasrallah A (1987) The treatment of depression – electroconvulsive therapy versus antidepressants – a naturalistic evaluation of 1495 patients. Compr Psychiat 28:169–182 (10)

Byerley W F, Reimherr FW, Wood DR, Grosser BL (1988) Fluoxetine, a selective serotonin uptake inhibitor, for the treatment of outpatients with major depression. J Clin Psychopharmacol 8:112–115

Chan CH, Janicak PG, Davis JM et al. (1987) Response of psychotic and non psychotic depressed patients to tricyclic antidepressants. J Clin Psychiat 48:197–200 (7)

Checkley S (1988) Monoamines, depression and antidepressant drugs. Pharmacopsychiatry 21:6–8
Cohen S, Khan A, Johnson S (1987) Pharmacological management of manic psychosis in an unlocked setting. J Clin Psychopharmacol 7:261–263
Ellison JM (1989) The psychotherapist's guide to pharmacotherapy. Yearbook Med Publ, Chicago London Boca Baton
Feighner JP, Boyer WF (1991) Selective serotonin re-uptake inhibitors. John Wiley & Sons, Chichester New York
Friedmann A (1992) Leitfaden der Psychiatrie. Maudrich, Wien München Berlin
Grenn AR (1988) The mechanism of action of antidepressant treatments: basic aspect. Pharmacopsychiatry 21:3–5
Haag H, Heidorn A, Haag M, Greil W (1987) Sequence of affective polarity and lithium responses: priliminary report on Munich sample. Prog Neuropsychopharmacol Biol Psychiat 11:205–208
Haase HJ (1982) Therapie mit Psychopharmaka und anderen psychotropen Medikamenten. Schattauer, Stuttgart
Jaspers K (1973) Allgemeine Psychopathologie. Springer, Berlin Heidelberg New York
Langer G, Heimann H (1983) Psyhopharmaka. Springer, Wien
Laux G (1988) Psychopharmaka – ein Leitfaden. Fischer, Stuttgart New York
Linde OK (1988) Pharmakopsychiatrie im Wandel der Zeit. Tilia, Klingenmünster
Matussek N, Hippius H (1984) Tabulae psychiatricae et psychopharmacologicae. Aesophus, Basel
Meryn S (1991) Schade, daß du schon gestorben bist. Strategien für ein persönliches Gesundheitsmanagement. Quintessenz, München
Muller B (1988) Psychotropics 88/89. Lundbeck, Heerlen Neth
Müller C (1973) Lexikon der Psychiatrie. Springer, Berlin Heidelberg New York
Pare CMB (1987) Monoamine oxidase inhibitors in the treatment of affective disorders. Psychiat Ann 17:309–335
Paykel ES, Vanwoerkom AE (1987) Pharmacologic treatment of resistant depression. Psychiat Ann 17:327–335
Pöldinger W, Gander G (1979) Psychopharmaka in der Praxis. Roche, Paris
Pöldinger W, Schmidlin P, Wider F (1983) Index psychopharmacorum, Huber, Bern
Rees I (1987) Developments in the pharmacologic treatment of affective disorders. Psychiat Ann 17:297–300
Saletu B (1989) Biologische Psychiatrie. Thieme, Stuttgart New York
Scott J, Barker WA, Eccleston D (1988) The Newcastle chronic depression study: patient characteristics and factors associated with chronicity. Br J Psychiat 152:28–33
Spector R, Rogers H, Roy D (1984) Psychiatry: common drug treatments; practical problems in medicine. Dunitz, London
Wehr T (1987) Can antidepressants cause mania and worsen the course of affective illness. Am J Psychiat 144:1403–1411

# 5 Neurobiologische Grundlagen psychiatrischer Erkrankungen

R. DOROW

## 5.1 Nervenzellen und Verhalten

Die Erforschung des ZNS ist eine der großen Herausforderungen der modernen Wissenschaften. Seit der Mensch annimmt, daß die Seele im Gehirn residiert, begann die wissenschaftliche Suche nach den biologischen Grundlagen des Bewußtseins und den mentalen Funktionen z.B. des Lernens und Gedächtnisses. Fragen nach der Lokalisation von Gefühlen und dem Gedächtnis gehören dazu. Welche Gesetze gelten für spezifische Funktionen und können sie besser verstanden werden, wenn man die Gesamtregion oder einzelne Nervenzellen untersucht? Die zentrale These der modernen Neurowissenschaften geht davon aus, daß alles Verhalten durch bestimmte Hirnfunktionen erklärbar ist. Daraus folgt, daß Störungen des Affekts und des Denkens auf Störungen der Hirnfunktion zurückzuführen sein müßten.

Es war eine historische Leistung von Ramón y Cajal (1906), zu erkennen, daß Neurone die Grundbausteine der Signalübertragung sind. Obwohl die Neurone einfach angelegt sind, kann unser komplexes Verhalten durch die konzertierte Aktion einer großen Neuronenanzahl gesteuert werden. Es wird angenommen, daß das menschliche Gehirn etwa $10^{11}$ Neurone enthält, die in mehrere tausend verschiedene Typen unterteilt werden können. Trotz ihrer Vielfältigkeit haben die Nervenzellen vieles gemeinsam: so z.B. Prozesse, mit denen sie ihre Signale weiterleiten oder den Aufbau und die Funktion ihrer Verbindungsstellen untereinander.

### 5.1.1 Wichtige Strukturen und molekularbiologische Eigenschaften des Neurons

Das typische Neuron hat neben dem Zellkörper Dendriten und ein Axon sowie präsynaptische Terminale (Endigungen), denen unterschiedliche Funktionen bei der Entstehung und Weiterleitung der Signale zukommen. Zum Verständnis der Wirkmechanismen von Medikamenten und der Hypothesen über die Entstehung psychischer Erkrankungen sei hier kurz auf die Rolle des Neurons bei der Signalübertragung eingegangen. Um ein bestimmtes Verhalten zu erzeugen, müssen das elektrische Eingangssignal, ein Integrations-, das Leitungs- und ein Ausgangssignal aufeinander abgestimmt sein. Jede dieser Komponenten der Signalübertragung ist in einer spezifischen Region des Neurons lokalisiert. Diese

Signale sind abhängig von der elektrischen Eigenschaft der Zellmembran. Auf den Membranen befinden sich wichtige Mediatoren der Transmission. Elektrische Ladungen werden von Ionenkanälen durch Membranen transportiert, die über Rezeptoren gesteuert werden. Die Rezeptoren sind besondere Membranstrukturen, die bestimmte kleine Moleküle, die Neurotransmitter, erkennen. Diese Rezeptoren ermöglichen, daß spezifische anorganische Ionen ($Na^+$, $K^+$, $Ca^{2+}$ oder $Cl^-$) die Zellen durchqueren können.

Ionenkanäle sind transmembrane Glykoproteine, die den Ionenfluß durch die Membran kontrollieren. Im Neuron sind sie wichtig, um den schnellen Wechsel des Membranpotentials und damit die Signalübertragung zu kontrollieren. Der Ioneneinstrom verändert viele metabolische Prozesse in der Zelle und kann zur Aktivierung einer Reihe von Enzymen und Proteinen, aber auch zur Freisetzung von Neurotransmittern führen. Verschiedene Kanäle werden aufgrund ihrer Ionenselektivität sowie nach Faktoren, die das Öffnen und Schließen von Kanälen kontrollieren, unterschieden. Die physikochemische Interaktion zwischen den Ionen und verschiedenen Aminosäureestern, die die Wand des Kanals auskleiden, bestimmen die Selektivität des Kanals für ein Ion. Die Kontrolle der Durchlässigkeit des Kanals obliegt verschiedenen externen Stimuli, wie der Veränderung der Spannung zwischen Zellinnerem und -äußerem, verschiedenen Liganden, die an mit dem Kanal verbundene Rezeptoren binden oder auch mechanischen Einflüssen. Eine Reihe wichtiger Kanäle sind kloniert und ihre Struktur ist bestimmt worden. Zwei wesentliche Kanaltypen lassen sich unterscheiden: die sog. spannungskontrollierten und die transmitterkontrollierten Kanäle. Die Kanalaktivität kann durch eine Reihe von zelleigenen metabolischen Reaktionen wie Phosphorylierung wichtiger Proteine, Hemmung der Ionen oder durch Medikamente bzw. Toxine verändert werden. Erkrankungen wie die Myasthenia gravis oder die zystische Fibrose werden über Störungen der Kanalfunktion durch Autoimmunprozesse bzw. genetische Veränderungen erklärt.

### 5.1.2 Grundlagen der neuronalen Kommunikation

Die neuronale Kommunikation erfolgt über Synapsen. Ein Neuron hat im Mittel etwa 1000 synaptische Verbindungen und empfängt noch mehr solcher Verbindungen. Geht man von der eingangs erwähnten Zahl von $10^{11}$ Neuronen aus, so werden etwa $10^{14}$ synaptische Verbindungen im Gehirn geformt.

Information zwischen Neuronen wird über 2 Arten von synaptischer Transmission vermittelt, der chemischen und der elektrischen. Elektronenmikroskopisch erkennbare schmale Spalten zwischen zwei Zellen (sog. „offene Verbindungen" oder „gap-junctions") vermitteln bei der elektrischen Transmission einen direkten Stromfluß vom prä- zum postsynaptischen Neuron. Diese direkte Verbindung zwischen dem Zytoplasma beider Zellen ermöglicht Ionen, Neurotransmittern und „second messengers" von einer Zelle zur anderen zu permeieren. Aufgrund ihres direkten Weges ist diese elektrische Transmission die schnellste synaptische Kommunikation. Die chemische synaptische Transmission ist langsamer, da die präsynaptischen Neurone erst Neurotransmitter freisetzen müssen, die über den synaptischen Spalt diffundieren und an den Rezeptor in der postsynaptischen Zellmembran binden müssen. Nicht der Transmitter, sondern der Rezeptor bestimmt, ob die synaptische Antwort exzitatorischer oder inhibitorischer Art ist. Indirekte chemische Transmission ist noch langsamer, weil sie zusätzlich einige Schritte benötigt. Die Rezeptoren sind an Enzymsysteme gebunden, die die „second messengers" erst synthetisieren; über eine Kaskade chemischer Ereignisse können sie den Ionenkanal steuern.

Im Vergleich zur elektrischen synaptischen Transmission hat die chemische Transmission den Vorteil einer Verstärkerwirkung. Präsynaptisch werden von einigen Neuronen eine Vielzahl von Molekülen freigesetzt, die ihr Signal an Rezeptoren vieler Nervenzellen weitervermitteln können. Das ZNS nutzt diverse Transmitter, um neuronale Signale weiterzuleiten. Sie sind offenkundig prädestinierte Zielorte für die medikamentöse Therapie bestimmter Erkrankungen.

### 5.1.3 Die chemischen Botschafter und ihre Rezeptoren

Die chemische Neurotransmission erfolgt bei allen Neuronen in ähnlichen Schritten. Präsynaptisch wird der Neurotransmitter synthetisiert, in Vesikeln gespeichert und auf ein Signal hin in den synaptischen Spalt freigesetzt. An der postsynaptischen Membran interagiert der Transmitter mit dem Rezeptor und wird durch Wiederaufnahme oder enzymatischen Abbau aus dem synaptischen Spalt entfernt. Jedes Neuron benutzt nur einen Transmitter bzw. eine Transmitterkombination, in der Regel ein kleines Molekül und/oder ein neuroaktives Peptid als Transmitter in all seinen Synapsen. Im folgenden sollen die wichtigsten Transmitter (Tabelle 1) und ihre wichtigsten Bahnen kurz dargestellt werden. Die kleinen Molekültransmitter sind Amine mit vergleichbaren biochemischen Eigenschaften. Ihre Synthese und Abbau wird durch einige für den jeweiligen Transmitter spezifische Enzyme bewerkstelligt.

Informationen zwischen Zellen werden durch niedermolekulare Verbindungen übertragen. Zielorte dieser Signalübermittler sind Rezeptoren. Seit Langley (1906) und Ehrlich (1913) den Rezeptorbegriff geprägt haben, ist bekannt, daß makromolekulare Strukturen der Zellmembran die Transmitter erkennen und mit hoher Affinität binden, wodurch sich der Funktionszustand der Zelle ändert. Rezeptoren für chemische Transmitter haben alle folgende Eigenschaften: sie sind transmembrane Proteine; die Region des Rezeptors, die nach außen gerichtet ist, erkennt und bindet den Transmitter. Sie übermitteln eine Information ins Zellinnere, indem sie den Ionenkanal direkt oder indirekt über „second messenger" beeinflussen. Rezeptoren, die direkt auf die Ionenkanäle wirken, bestehen aus einem einzigen Makromolekül, das einige Proteinuntereinheiten enthält, die dem Erkennen des Transmitters dienen und andere, die den Ionenkanal aufbauen. Diese ionophoren Rezeptoren verändern ihre Konfiguration in dem Augenblick, in dem ein Neurotransmitter an sie bindet, und sie verändern damit auch die Durchgängigkeit der Ionenkanäle.

Rezeptoren, die die Ionenkanäle indirekt beeinflussen, besitzen getrennte Strukturen für Rezeptoren und Kanäle, die über die G-Proteine (GTP-bindende

**Tabelle 1.** Übersicht der wichtigsten Neurotransmitter

| *Kleine Moleküle* | *Neuroaktive Peptide* |
|---|---|
| Biogene Amine | *Opioide* |
| Adrenalin | Enzephaline |
| Dopamin | Dynorphin |
| Histamin | Opiokortine |
| Noradrenalin | |
| Serotonin | *Tachykinine* |
| | Substanz P |
| Aminosäuren | Substanz K |
| Aspartat | Bombesin |
| γ-Aminobuttersäure (GABA) | |
| Glutamat | Somatostatin |
| Glyzin | |
| | *Gastrine* |
| Azetylcholin | Gastrin |
| | Cholecystokinin |
| | |
| | *Insuline* |
| | Insulinverwandte Wachstumsfaktoren 1 + 2 |
| | |
| | *Sekretine* |
| | Sekretin |
| | Wachstumshormon „releasing" Faktor |
| | Glukagon |
| | Vasoaktives intestinales Peptid (VIP) |
| | |
| | *Neurohypophysiale Peptide* |
| | Vasopressin |
| | Oxytocin |
| | Neurophysine |

Proteine[1]) miteinander verbunden sind. Wird der Rezeptor aktiviert, bewirken die G-Proteine eine Verbindung zu den „second messengers", die wiederum die Kanalfunktion beeinflussen bzw. verändern können. Als „second messenger" seien hier z.B. zyklisches AMP oder Diacylglycerol erwähnt. Zyklisches AMP kann Proteinkinasen aktivieren, die über Phosphorylierung der Kanalproteine deren Leitfähigkeit für Ionen verändern. Die beiden Typen von Rezeptoren besitzen verschiedene Funktionen. Rezeptoren, die die Ionenkanäle unmittelbar beeinflussen, ermöglichen schnelle, synaptische Aktivierung. Sie werden in der Regel in neuronalen Netzen gefunden, denen bestimmte Reflexe und Verhaltensweisen zugrunde liegen. Die zweite Art indirekter Beeinflussung der Ionenkanäle findet man dort, wo langanhaltende synaptische Veränderungen vonnöten sind, wie z.B. bei der Modulation der Ansprechbarkeit von Neuronen auf externe Stimuli.

[1]GTP = Guanosin-5'-Triphosphat.

## 5.2 Gehirn und Verhalten: funktionale Anatomie des ZNS

### 5.2.1 Das dopaminerge System

Aufgrund ihrer efferenten Projektion sind die dopaminergen Zellgruppen in verschiedene Systeme gruppiert worden: Das mesostriatale, das mesolimbische, das mesokortikale und das hypothalamische System.

Das mesostriatale System besteht aus einem ventralen und einem dorsalen Anteil. Die ventralen Dopaminzellen entspringen dem Tegmentum und projezieren zu den Zellkernen der Stria terminalis, des Neokortex, des Nucleus accumbens und der olfaktorischen Tuberkel. Zum ventralen Teil gehört auch der retrorubrale Kern, der in das ventrale Striatum projiziert. In der Substantia nigra entspringen die dorsalen mesostriatalen Dopaminneurone und reichen in die striatalen Gebiete, den Caudatus, das Putamen, den Globus pallidus sowie in den subthalamischen Nukleus und den Neokortex. Das mesolimbische und mesokortikale Dopaminsystem entspringt Neuronen der Area A 10. Die Neurone projizieren in limbische und kortikale Gebiete wie in die Stammhirnregion des limbischen Systems, zu dem Habenula, ins Septum, in die Amygdalakerne, den pyriformen und entorhinalen Kortizes und dem Locus coeruleus. Die hypothalamischen Dopaminkerne entspringen der tuberoinfundibulären Region (Nucleus arcuatus) und reichen zur Eminentia mediana.

Das mesostriatale Dopaminsystem ist entscheidend beteiligt bei der Kontrolle der Bewegungen. Selektive Zerstörung des Systems führt zu motorischen Störungen wie bei der Parkinson-Erkrankung. Die Funktion der mesolimbischen und mesokortikalen Dopaminsysteme ist unklar. Man nimmt an, daß sie an den kognitiven Prozessen teilhaben. Die hypothalamischen Neurone des tuberoinfudibulären Systems setzen Dopamin frei und hemmen damit die Prolaktinsekretion der Hypophyse (Tabelle 2).

#### 5.2.1.1 Rezeptoren

In den frühen 70er Jahren wurden aufgrund biochemischer Untersuchungen zunächst 2 unterschiedliche Dopaminrezeptoren ($D_1$ und $D_2$) beschrieben. Inzwischen wurden bis zu 6 verschiedene Typen isoliert und ihre Struktur beschrieben. Sie gehören der Familie der G-proteingekoppelten Rezeptoren an. Der $D_1$-Rezeptor ist an ein G-Protein gekoppelt, das Adenylzyklase aktiviert und ATP in zyklisches AMP überführt. Diese Rezeptoren werden von Neuronen im Kortex und Hippokampus exprimiert. Sie besitzen eine geringe Affinität für die meisten antipsychotischen Medikamente.

$D_2$-Rezeptoren treten in 2 Formen auf. Einer ($D_{2a}$) ist an ein inhibitorisches Protein gebunden, welches die Adenylzyklase inhibiert. Die andere Form ($D_{2b}$) ist an ein G-Protein gebunden, das durch ein weiteres Second-messenger-System den Phosphoinositidumsatz aktiviert. Sie werden von Neuronen des limbischen Systems, d.h. im Nucleus accumbens, dem Hippokampus, den Amygdala und Teilen des zerebralen Kortex sowie von Neuronen des Caudatus expremiert. Die $D_{2a}$-

**Tabelle 2.** Das dopaminerge System

| | *Mesostriatales System* | | | *Mesotelenzephales System* | | *Hypothalamisches System* | |
|---|---|---|---|---|---|---|---|
| | Ventraler Teil | | Dorsaler Teil (Nigrostriatales System | Mesolimbisches System | Mesokortikales System | Tuberoinfundibulares System | Tuberohypophysiales System |
| *Ursprung* | Mesenzephalon: Tegmentum | Mesenzephalon: retrorubraler Nukleus | Mesenzephalon: Substantia nigra Zona compacta (Area 9) | Im medialen Vorderhirnbündel verlaufende dopaminerge Bahnen (Area 10) | Im medialen Vorderhirnbündel verlaufen dopaminerge Bahnen (Area 10) | Diezephalon : N. arcuatus | Diezephalon: N. periventricula |
| *Projektion* | Dienzephalon: N. accumbeus Grenze zwischen Dienzephalon und Telenzephalon (N. caudatus): Stria terminalis Telenzephalon: Tuberculum olfactorium Neokortex | Telenzephalon: Basalganglien: ventrales Striatum (N. caudatus, Globus pallidus, Putamen) | Unteres Dienzephalon/oberes Mesenzephalon: Telenzephalon: Basalganglien: Striatum (N. caudatus, Globus pallidus, Putamen) Neokortex | Dienzephalon: N. stria terminalis N. accumbens Telenzephalon: limbisches System (medialer und anteriorer Teil): N. amygdalae N. caudatus (anteriorer Teil) Gyrus cinguli (anteriorer Teil) Hippokampus olfaktorischer Kortex | Metenzephalon: Pars dorsalis pontis: Locus coeruleus Dienzephalon: Habenulae Telenzephalon: limbisches System Septum N. amygdalae olfaktorischer Kortex pyriformer Kortex | Infundibulum der Hypophyse | Hypophyse |
| *Funktion* | Bewegungskontrolle | | | Kognitive Prozesse Gedächtnis Emotionen | Kognitive Prozesse (Aufmerksamkeit, soziales Verhalten, Organisation) Motivation | Hemmung der Prolaktinsekretion der Hypophyse durch Dopamin | |
| *Krankheit* | | | Morbus Parkinson Ursache: selektive Zerstörung des nigrostriatalen Systems tardive Dyskinesie | Schizophrenie | | | |
| | | | | Postivsymptomatik der Schizophrenie Ursache: dopaminerge Überfunktion? | Negativsymptomatik der Schizophrenie Ursache: dopaminerge Unterfunktion? | | |

**Tabelle 3.** Dopaminrezeptoren

<table>
<tr><th>Typ</th><th>Lokalisation</th><th colspan="2">Effekt bei Stimulation des Rezeptors</th><th>Bindungsaffinität zu Antipsychotika</th></tr>
<tr><td>$D_1$</td><td>Mesolimbisches System</td><td colspan="2">Aktivierung von Adenylzyclase (Überführung von ATP in AMP)</td><td>Phenothiazine<br>Thioxanthene<br>Butyrophenone</td></tr>
<tr><td>$D_2$<br>($D_{2a}$, $D_{2b}$)</td><td>Zerebraler Kortex<br>limbisches System:<br>Hippocampus<br>N. accumbens [a]<br>N. amygdalae<br>Basalganglien:<br>N. caudatus</td><td rowspan="4">$D_{2a}$<br>Inhibition von Adenylzyklase</td><td rowspan="4">$D_{2b}$<br>Aktivierung des Phosphoinositid-umsatzes [b]</td><td rowspan="2">Butyrophenone<br>Phenothiazine<br>Thioxanthene<br>(Clozapin)</td></tr>
<tr><td>$D_{2a}$<br>(Autorezeptor)</td><td>Dopaminerges Neuron: Soma<br>präsynaptische Rezeptoren</td></tr>
<tr><td>$D_3$</td><td>Zerebraler Kortex<br>limbisches System</td><td>Clozapin</td></tr>
<tr><td>$D_4$</td><td>Zerebraler Kortex<br>limbisches System</td><td>Clozapin</td></tr>
</table>

[a] Erhöhung der D2-Dopaminrezeptoren bei schizophrenen Patienten.
[b] Weiteres Second-messenger-System neben dem Adenylzyklasesystem.

Rezeptoren befinden sich auch auf den dopaminergen Neuronen, am Zellkörper und den Terminalen selbst (präsynaptische Rezeptoren). Sie scheinen hier als Autorezeptoren zu fungieren, die nach Stimulation die Aktivität des Neurons und die Freisetzung von Dopamin steuern.

$D_3$- und $D_4$-Rezeptoren werden v.a. im limbischen System und im Kortex expremiert. In geringerer Dichte findet man sie auch in den Basalganglien (Tabelle 3).

### 5.2.1.2 Dopamin: Synthese, Freisetzung und Stoffwechsel

Dopamin ist ein Katecholamin, das aus der Aminosäure Tyrosin über Zwischenstufen synthetisiert wird. Die Tyrosinhydroxylase ist das Schlüsselenzym zur L-Dopa-Synthese aus Tyrosin (L-Dihydroxyphenylalanin = L-Dopa). L-Dopa wird zu Dopamin dekarboxyliert, in die Terminale transportiert und in Vesikeln gespeichert. Nach der Freisetzung gibt es 2 Mechanismen, mit denen Dopamin aus dem synaptischen Spalt entfernt wird: durch Wiederaufnahme in die präsynaptischen Nervenendigungen oder durch den Abbau durch die Enzyme Monoaminoxydase (MAO) und Katechol-O-Methyltransferase (COMT).

#### 5.2.1.3 Funktion

Die Rolle der $D_1$-Rezeptoren bei der Pathogenese von ZNS-Krankheiten ist unklar. Stark wirksame Antipsychotika wie die Butyrophenone oder Clozapin binden nur mit geringer Affinität oder gar nicht an $D_1$-Rezeptoren. Interessanterweise binden die typischen antipsychotischen Medikamente wie die Butyrophenone oder die Phenothiazine mit großer Affinität an die $D_2$-Rezeptoren. Außerdem korreliert die klinische Dosis der Neuroleptika bei der Behandlung schizophrener Patienten gut mit der Affinität an den $D_2$-Rezeptor. Antipsychotika bewirken extrapyramidale, unerwünschte Begleiterscheinungen. Hierbei mag dem Vorkommen von $D_2$-Rezeptoren im nigrostriatalen System eine besondere Rolle zukommen. Die atypischen antipsychotischen Medikamente wie Clozapin binden mit hoher Affinität an den $D_3$- bzw. $D_4$-Rezeptor. Fehlende extrapyramidale Nebenwirkungen des Clozapins könnten durch die bevorzugte Bindung an diese Rezeptoren begründet sein. Wie eingangs erwähnt, ist die Degeneration und Zerstörung des nigrostriatalen Dopaminsystems die Ursache für die Entstehung des Morbus Parkinson. Gedächtnis und Emotionen scheinen durch das mesolimbische System beeinflußt zu werden. Aus diesem Grund wurde postuliert, daß Überaktivität der dopaminergen Neurone Mitverursacher der klinischen Symptomatik der Schizophrenie, besonders jener mit produktiven Symptomen, ist.

Das mesokortikale Dopaminsystem soll Aufmerksamkeit, soziales Verhalten, Motivation und Organisation beeinflussen. Hemmung bzw. Unterfunktion dieses Systems, scheint ein Grund für die Schizophrenie mit Negativsymptomatik zu sein.

### 5.2.2 Das noradrenerge System

Zwei Nuklei im Hirnstamm sind Ausgangspunkt für die meisten noradrenergen Neurone. Diese sind der Locus coeruleus und Neurone des lateralen Tegmentums. Der Locus coeruleus ist in dem rostralen Teil des zentralen Graus – der Pons – lokalisiert. Seine noradrenergen Neurone haben sowohl auf- als auch absteigende Axone. Die aufsteigenden Äste verzweigen sich in weiten Teilen des Gehirns, wie im Hypothalamus, dem dorsalen Thalamus, und ziehen in das Zerebellum, zum basalen Vorderhirn und in den Neokortex. Die absteigenden Äste verzweigen sich bis hinein in das Rückenmark. Auch die Axone der Neurone im lateralen Tegmentum projizieren in den Thalamus und in zerebellare und zerebrale Hirnanteile sowie in den Hirnstamm und das Rückenmark (Tabelle 4).

#### 5.2.2.1 Rezeptoren

Die noradrenergen Rezeptoren gehören zur Familie der Rezeptoren, über die G-Proteine an Second-messenger-Systeme gekoppelt sind. Man unterscheidet $\alpha$- und $\beta$-Rezeptoren, die jeweils in 2 Subtypen aufgeteilt werden. Stimulation der $\alpha_1$-Rezeptoren führt zur Inhibition von Adenylzyklase. Sie kommen v.a. im

**Tabelle 4.** Noradrenerges System

| | | | | |
|---|---|---|---|---|
| *Ursprung* | *Metenzephalon:*<br>Pars dorsalis pontis:<br>Locus coeruleus | | *Mesenzephalon:*<br>laterales Tegmentum | |
| | Aufsteigende Axone | Absteigende Axone | Aufsteigende Axone | Absteigende Axone |
| *Projektion* | Metenzephalon:<br>Cerebellum<br>Dienzephalon:<br>Hypothalamus<br>(limbisches System)<br>dorsaler Thalamus<br>Telenzephalon:<br>Basalganglien<br>Neokortex | Hirnstamm<br>Rückenmark | Metenzephalon:<br>Cerebellum<br>Dienzephalon:<br>Thalamus<br>Telenzephalon:<br>? Basalganglien<br>Neokortex | Hirnstamm<br>Rückenmark |
| *Funktion* | Erhöhung von Aufmerksamkeit und Orientierung durch Anhebung des Signalrauschabstandes bei spezifischer Reizung aus der Umgebung („Alarmreaktion")<br>Erhöhung der positiven Motivation, des Lustempfindens<br>Beeinflussung des Appetits<br>Regulation des Schlaf-Wach-Rhythmus (mit serotoninergen Systemen) | | Beeinflussung autonomer Funktionen (Blutdruck- und Herzfrequenzabnahme durch Stimulation noradrenerger Neurone des lateralen Tegmentum) | |
| *Krankheit* | Depression<br>Ursache:<br>noradrenerge Unterfunktion (?) | | | |

peripheren Gewebe, aber auch im Gehirn vor. Stimulation von $\alpha_2$-Rezeptoren führt zu Aktivierung der Phospholipase C und zur Freisetzung von intrazellulärem Kalzium. $\alpha_2$-Rezeptoren werden in präsynaptischen Nervenendigungen im gesamten ZNS-Bereich gefunden. Die Subtypen der $\beta$-Rezeptoren ($\beta_1 + \beta_2$) werden mit einer Stimulierung der Adenylzyklase in Verbindung gebracht. Sie sind sowohl im zerebralen Kortex wie auch im Zerebellum zu finden (Tabelle 5).

### 5.2.2.2 Noradrenalin: Synthese, Freisetzung und Stoffwechsel

Ebenso wie Dopamin ist Noradrenalin ein Katecholamin, das aus Tyrosin über die Stufen L-Dopa und Dopamin synthetisiert wird. Es wird durch Wiederaufnahme in die präsynaptische Nervenendigung oder durch enzymatischen Abbau durch die Monoaminooxidase (MAO) abgebaut. Auch die Katechol-O-Methyltransferase (COMT) kann Noradrenalin inaktivieren. Abbauprodukte sind 3-Methoxyhydroxyphenylglykol und 3,4-Hydroxymandelsäure.

**Tabelle 5.** Noradrenerge Rezeptoren

| Typ | Lokalisation | Effekt bei Stimulation des Rezeptors |
|---|---|---|
| $\alpha_1$ | Peripheres Gewebe<br>Gehirn: ? | Inhibition von Adenylzyclase |
| $\alpha_2$ | Präsynaptale Nervenendigung | Aktivierung von Phospholipase C<br>Freisetzung von intrazellulärem Kalzium |
| $\beta_1$ | Zerebellum<br>zerebraler Kortex | |
| $\beta_2$ | Zerebellum<br>zerebraler Kortex | Stimulierung von Adenylzyklase |

### 5.2.2.3 Funktion

Während die noradrenergen Neurone des lateralen Tegmentums einen Einfluß auf die autonomen Funktionen ausüben – Stimulation führt zu massiven Abnahmen von Blutdruck und Herzfrequenz – bewirken die Neurone des Locus coeruleus den wesentlichen noradrenergen Einfluß auf den Kortex. Sie werden durch sensorische Stimulation aktiviert und spielen eine Rolle bei der Orientierung und Aufmerksamkeit, um bei plötzlichen starken sensorischen Reizen zu einer koordinierten Antwort beizusteuern. Eine Reihe von Untersuchungen an Primaten haben gezeigt, daß der Locus coeruleus einen wesentlichen Anteil bei der Entstehung von Angst und Furcht hat. Verstärkte Aktivität des Locus coeruleus durch elektrische oder pharmakologische Stimulation, wie sie z.B. durch den Opiatentzug zustande kommt, führt zu Angstzuständen.

Das noradrenerge System besitzt eine allgemein modulierende Funktion, durch die Aufmerksamkeit und Orientierung in Richtung neuer und/oder potentiell bedrohlicher Stimuli verstärkt werden. Es hat eine ausführende Rolle, indem es parallel im peripheren sympathischen System sowohl die Aktivität als auch die kortikale Informationsverarbeitung verändert durch Anheben des Signalrauschabstands diverser Systeme. Die Basalaktivität postsynaptischer Neurone kann durch das noradrenerge System unterdrückt werden, während andere spezifische exzitatorische oder inhibitorische Signale, die auf diese postsynaptischen Neurone wirken, verstärkt werden. Auf diesem Weg werden bedeutende, unvorhergesehene Reize betont und erleichtern eine adäquate Verarbeitung und Antwort auf den Reiz. Der Locus coeruleus ist relativ ruhig während vegetativer Funktionen wie Essen, Schlaf usw., in Fällen also, wo externe Reize reduziert sind, und seine Aktivität nimmt stark zu, wenn neue Reize angeboten werden.

Es scheint deshalb wahrscheinlich, daß das noradrenerge System als ein phasisches System dient, um Aufmerksamkeit und Effekte zu steuern, und es kann deshalb eine wichtige Rolle bei Störungen der vegetativen Funktion spielen, wie sie bei affektiven oder Angsterkrankungen auftreten.

Eine andere noradrenerge Komponente des Locus coeruleus ist mit positiver Motivation und der Wahrnehmung von Lustempfindungen verbunden. Die massive Angst und der Verlust von Lustempfindungen (Anhedonia) bei den melancholischen und atypischen depressiven Patienten könnten auf eine Störung der Regulation dieser beiden Komponenten des Locus coeruleus zurückzuführen sein. In Übereinstimmung hiermit läßt sich auch die Wirkung der Monoaminoxidaseinhibitoren (MAO-Inhibitoren) und trizyklischer Antidepressiva erklären, die die Aktivität der noradrenergen Neurone im Locus coeruleus bei tierexperimentellen Untersuchungen unterdrücken können.

### 5.2.3 Das serotoninerge System

Die serotoninergen Neurone sind in ihrer überwiegenden Zahl in dem Nucleus raphe des Hirnstamms lokalisiert. Zellen vom rostralen Anteil dieses Kerns projizieren diffus zum Vorderhirn, so daß ein großes Zielgebiet abgedeckt wird. Die Zellen des kaudalen Teils des Nucleus raphe führen hingegen zum Rückenmark. Das Serotoninsystem ist das größte und weitestverbreitete monoaminerge Transmittersystem des Gehirns. Seine Neurone kommen in einer größeren Anzahl als die noradrenergen und dopaminergen Zellen im Gehirn vor. Der Nucleus raphe des Mittelhirns und der oberen Pons projizieren zum medialen Vorderhirn und enden im zerebralen Kortex, Striatum, verschiedenen limbischen Hirnarealen, im Tuberculus olfactorius, dem Hippokampus und dem Dienzephalon. Die absteigenden Projektionen des Nucleus raphe modulieren die sensorischen und Motoneurone des Rückenmarks. Stimulation mit Serotonin führt zu einer erhöhten Erregbarkeit der Motoneurone. Andere deszendierende serotonerge Bahnen ziehen zum dorsalen Horn des Rückenmarks (Tabelle 6).

#### 5.2.3.1 Rezeptoren

Bisher sind 4 unterschiedliche Serotoninrezeptoren klassifiziert worden: $5\text{-HT}_1$-,$5\text{-HT}_2$-,$5\text{-HT}_3$- und $5\text{-HT}_4$-Rezeptoren (5-HT = 5-Hydroxytryptamin = Serotonin). Bis auf den $5\text{-HT}_3$-Rezeptor gehören alle anderen Typen zu der Familie der Rezeptoren, die an G-Proteine gekoppelt sind. Der $5\text{-HT}_3$-Rezeptor gehört zur Familie der ligandenkontrollierten Ionenkanäle. $5\text{-HT}_1$-Rezeptoren werden nochmals in eine Untergruppe von $5\text{-HT}_{1a\ b\ c}$ und $_d$ unterteilt. Alle bis auf den $5\text{-HT}_{1c}$-Rezeptor werden mit einer Inhibition der Adenylzyklase in Verbindung gebracht, während der $5\text{-HT}_{1c}$-Rezeptor eine Stimulation des Phosphoinositolumsatzes zu stimulieren scheint. Auch der $5\text{-HT}_2$-Rezeptor scheint an das Phosphotidylinostid und an Phospholipasen gebunden zu sein. Es besteht zur Zeit noch Unklarheit, welche Rolle die einzelnen Rezeptoren bei der Vermittlung der Serotonineffekte spielen (Tabelle 7).

#### 5.2.3.2 Serotonin: Synthese, Freisetzung und Metabolismus

Obwohl Serotonin wie Dopamin und Noradrenalin zu den biogenen Aminen gehört, wird es aus der Aminosäure Tryptophan synthetisiert. Das Enzym Trypto-

**Tabelle 6.** Serotoninerges System

| | | |
|---|---|---|
| *Ursprung* | *Nuclei raphe (Hirnstamm)* | |
| | Rostraler Teil<br>(aufsteigende Axone) | Kaudaler Teil<br>(absteigende Axone) |
| *Projektion* | Dienzephalon:<br>Thalamus<br>Hypothalamus<br>(limbisches System)<br>Telenzephalon:<br>limbisches System:<br>Hippokampus<br>Tuberculum olfactorium<br>Striatum (N. caudatus,<br>Globus pallidus, Putamen)<br>Neokortex | Hinterhorn des Rückenmarks:<br>Schmerzinhibitorischer Komplex<br>des Hinterhorns |
| *Funktion* | Kognitive Prozesse:<br>Bildung von Gedächtnisspuren<br>Aktivitätszustand des Gehirns:<br>Förderung des Schlafzustands<br>Sensorische Prozesse:<br>Hemmung der Schmerzempfindung durch Aktivierung des Analgiesystemes (indirekte präsynaptische Hemmung dorsaler Hinterhornzellen des Rückenmarks<br>durch Freisetzung von Enkephalin)<br>Emotionale Kontrollmechanismen:<br>Hemmung negativer Emotionen (Angst, Furcht, Hilflosigkeit Depression)<br>Motorische Prozesse:<br>Förderung der psychomotorischen Balance<br>Verhalten:<br>Förderung des Nahrungs- und ausgeglichenen Sexualverhaltens<br>Regulation von<br>Körpertemperatur<br>zirkadianen Rhythmen<br>Schlaf | |
| *Krankheit* | Depression, Angst<br>Ursache:<br>serotoninerge Unterfunktion | |

**Tabelle 7.** Serotoninrezeptoren

| *Typ* | *Charakteristika* | *Effekt bei Stimulation des Rezeptors* |
|---|---|---|
| 5-$HT_1$ | G-proteingekoppelt | |
| 5-$HT_{1a}$ | | Inhibition der Adenylzyklase |
| 5-$HT_{1b}$ | | Inhibition der Adenylzyklase |
| 5-$HT_{1c}$ | | Aktivierung des Phosphoinositolumsatzes |
| 5-$HT_{1d}$ | | Inhibition der Adenylzyklase |
| 5-$HT_2$ | G-proteingekoppelt | |
| 5-$HT_3$ | Ionenkanalgekoppelt | |
| 5-$HT_4$ | G-proteingekoppelt | |

phanhydroxylase oxidiert Tryptophan zum 5-Hydroxytryptophan, und die 5-Hydroxytryptophandecarboxylase wandelt die Substanz zum 5-Hydroxtryptamin (= 5-HT = Serotonin). Serotonin wird wie die Katecholamine in Granula der Nervenendigungen gespeichert und durch einen kalziumabhängigen Mechanismus freigesetzt. Nach Ausschüttung in den synaptischen Spalt wird es auch aktiv in die präsynaptische Zelle wiederaufgenommen. Der Abbau vom Serotonin erfolgt über die Monoaminooxydase (MAO). Die Oxidation führt zu dem Abbauprodukt 5-Hydroxyindolessigsäure (5-HIAA).

#### 5.2.3.3 Funktion

Serotonin scheint eine wesentliche Rolle bei der Homöostase zu spielen, indem es im großen Umfang exzessive Reize moduliert. Das Serotoninsystem scheint einen Schutz vor Gefühlen wie Furcht, Hilflosigkeit und Depressionen zu bieten. Es konnte gezeigt werden, daß Serotonin einen hemmenden Einfluß auf das Verhalten besitzt. Serotonin wirkt in der Regel inhibitorisch, entweder direkt oder über Stimulation des GABAergen inhibitorischen Systems. Da 5-HT eine zentrale Rolle bei der Ätiologie der Depression oder Manie zugesprochen wird, scheint es direkt oder indirekt eine große Rolle bei der Regulation von autonomen Prozessen wie Schlaf, sexuelle Aktivität, Gefühlen, Appetit, zirkadianen Rhythmen, Körpertemperatur, Angst, Motorfunktion und kognitiven Funktionen zu spielen. Wird z.B. normalen Probanden eine tryptophanfreie Ernährung gegeben, so zeigten sie eine leicht depressive Verstimmung, während Tryptophanüberfluß in der Nahrung bessere Stimmungen hervorrief. Schlaf scheint ebenso durch Serotonin beeinflußbar. Während Tryptophan in einigen Studien den Schlaf zu fördern scheint, wurde in anderen Untersuchungen nach Inhibition der Serotoninsynthese mit Parachlorophenylalanin Schlaflosigkeit registriert.

Zirkadiane Rhythmen sind bei depressiven Patienten gestört. Der Nucleus suprachiasmaticus ist ein Kerngebiet, das in der Kontrolle der zirkadianen Rhythmen entscheidend eingebunden ist und von Serotoninneuronen innerviert wird (s. oben, Tabelle 6).

### 5.2.4 Die Rolle der biogenen Amine bei psychiatrischen Erkrankungen

In den 50er Jahren wurde das Rauwolfiaalkaloid Reserpin für die Behandlung des Hochdrucks eingesetzt. Es fiel dabei auf, daß etwa 15% der Patienten nach mehrmaliger Behandlung depressive Symptome aufwiesen. Später wurde dann entdeckt, daß die Reserpinbehandlung zur Verarmung der biogenen Amine des Gehirns wie Dopamin, Noradrenalin und Serotonin führt. Dies geschieht durch eine Freisetzung der Transmitter aus den Vesikeln in das Zytoplasma, ehe sie in den synaptischen Spalt ausgeschüttet werden können. Schildkraut (1965) hat daraufhin die Katecholaminhypothese der Depression formuliert. Hemmung des abbauenden Enzyms MAO führte zu einer Erhöhung der Transmitterkonzentration und konnte die Wirkung von Reserpin im Tierversuch antagonisieren. Untersuchungen mit einer Reihe von trizyklischen Antidepressiva und MAO-Inhibitoren legten nahe, daß sowohl Noradrenalin als auch Serotonin eine wichtige Rolle bei der Behandlung von Patienten spielte.

### 5.2.5 Das GABAerge System

GABA (γ-Aminobuttersäure) ist der wesentliche inhibitorische Transmitter im Gehirn und im Rückenmark. Bis zu 30% der Neurone tragen GABA als ihren Neurotransmitter. Zwei GABAerge Neurone lassen sich unterscheiden: Zum einen gibt es lange projizierende Neurone, die, wie die Purkinje-Zellen des zerebellaren Kortex oder die GABAergen Neurone der nigrostriatalen Bahnen, lange Axone besitzen. Die überwiegende Zahl der GABA-Neuronen sind jedoch kurze Interneurone, deren Axone in der Nähe der Zellkörper zu finden sind. Diese Neurone spielen eine wesentliche Rolle bei der Unterdrückung überschießender neuronaler Aktivitäten und dienen somit der Modulation der Informationsverarbeitung vor Ort. GABAerge Neurone sind im Gehirn sehr weit verbreitet. Sie entspringen dem Caudatus und Putamen und führen zum Globus pallidus und der Substantia nigra. Ebenso finden sich Neurone, die aus dem Nucleus accumbens zur Nigra projizieren. Die Korbzellen des Hippokampus, die die Interneurone zwischen Pyramiden- und Granularzellen darstellen, sind ebenfalls GABAerge Neurone. Im Rückenmark führen die Renshaw-Zellen GABA, um die Aktivität der spinalen Motoneurone zu inhibieren. Die Renshaw-Zellen des Rückenmarks, die die Aktivitäten der spinalen Motoneurone inhibieren, sind ebenfalls GABAerg (Tabelle 8).

#### 5.2.5.1 Rezeptoren

Zwei Arten von GABA-Rezeptoren sind bekannt. Sie werden aufgrund ihrer unterschiedlichen Affinität für Substanzen, die die GABA-Wirkung verstärken (Agonisten) oder hemmen (Antagonisten) in $GABA_A$- und $GABA_B$-Rezeptoren unterteilt. Beide Rezeptoren kommen in unterschiedlichen Hirnarealen vor, wobei sich die Verteilung auch überlappt. Während der $GABA_A$-Rezeptor eine allosterische Bindungsstelle – den Benzodiazepinrezeptor – besitzt und direkt an den Chloridionenkanal gebunden ist, ist der $GABA_B$-Rezeptor mit Kationenkanälen (Kalzium und Kalium) verbunden. Der $GABA_A$-Rezeptor ist eingehend untersucht worden, und seine molekulare Struktur konnte geklärt werden. Er bildet einen supramolekularen Komplex, der sich über die Membran hinweg ausdehnt und aus einer Reihe von Untereinheiten besteht. Der Komplex besteht aus einem Chloridionenkanal und Strukturen, die GABA, die Benzodiazepine und Barbiturate binden können. Je nach Zusammensetzung dieser Untereinheiten zeigt der Rezeptor unterschiedliche Bindung und Wirkung auf Benzodiazepingabe. Es ist daher vorstellbar, daß aufgrund der verschiedenen Kombinationen dieser Untereinheiten eine Vielzahl von unterschiedlichen $GABA_A$-Rezeptoren im Gehirn vorkommt. GABA selbst führt zu einer Öffnung des Kanals, so daß Chloridionen

**Tabelle 8.** GABAerges System

| | *Lang projizierende GABAerge Neurone* | | | *Kurze Interneurone* | |
|---|---|---|---|---|---|
| *Ursprung* | Telenzephalon:<br>Basalganglien:<br>N. caudatus<br>Putamen | Dienzephalon:<br>N. accumbens | Metenzephalon:<br>Zerebellum:<br>Purkinje-Zellen<br>(cerebellarer Kortex) | Dienzephalon:<br>Hippocampus<br>(limbisches System)<br>Korbzellen | Rückenmark:<br>Renshaw-Zellen |
| *Projektion* | Mesenzephalon:<br>Substantia nigra<br>Telenzephalon:<br>Basalganglion<br>Globus pallidus | Mesenzephalon:<br>Substantia nigra | Metenzephalon:<br>Zerebellum:<br>tiefe nukleare Zellen | Dienzephalon:<br>Hippocampus<br>(limbisches System) | Rückenmark |
| *Funktion* | Hemmung der neuronalen<br>Aktivität im Globus pallidus<br>und der Substantia nigra | | Hemmung der tiefen nuklearen<br>Zellen des Zerebellums<br>(Bei verminderter Aktivität dieser<br>Zellen Entsendung eines inhibi-<br>torischen Outputsignals des Zere-<br>bellums zum motorischen System) | Lokale Modulation<br>der Informations-<br>verarbeitung | Hemmung der<br>spinalen Moto-<br>neurone<br>des Rückenmarks |
| *Krankheit* | Abnorme Bewegungen der<br>Huntington-Chorea<br>Ursache:<br>Verlust an Zellkörpern von<br>GABAergen Neuronen im<br>N. caudatus und Putamen | | | | |
| | Depression:<br>erfolgloser Einsatz von GABA-Antagonisten bei Depression trotz nachgewiesener reduzierter GABA-Spiegel der Zerebrospinalflüssigkeit bei depressiven Patienten<br>Angsterkrankungen:<br>fehlende biochemische und klinische Hinweise für eine Störung des GABAergen Systems bei Angsterkrankungen trotz vielbeschriebener Therapieerfolge bei Patienten mit generalisierter Angstörung oder Panikattacken durch Gabe von Benzodiazepinen, die bekanntlich die GABA-Wirkung am Rezeptor verstärken | | | | |

einströmen können, die über eine Hyperpolarisation der Zelle zur Inhibition beitragen. Zugabe von Benzodiazepinen führt zu einer Zunahme der Öffnungsfrequenz des Kanals, so daß die GABA-Wirkung in Form des Chloridioneneinstroms verstärkt wird. Andere Effektoren (Inversagonisten des Benzodiazepinrezeptors) an dieser allosterischen Bindungsstelle vermögen die GABA-Wirkung zu hemmen, so daß der Chlorideinstrom unterbleibt und die inhibitorische Wirkung der GABA unterdrückt wird (Tabelle 9).

#### 5.2.5.2 GABA: Synthese, Freisetzung und Stoffwechsel

GABA wird aus der Aminosäure Glutamat durch das Enzym Glutamatdecarboxylase zu γ-Aminobuttersäure decarboxyliert. Glutamat selber entsteht als Produkt des Zitratzyklus. GABA wird durch die GABA-Transaminase abgebaut. Die Hauptinaktivierung von GABA erfolgt über Wiederaufnahme in die Nervenendigungen sowie in benachbarte Gliazellen. Das in den Nervenendigungen aufgenommene GABA wird z.T. abgebaut, teils als Neurotransmitter wiederverwendet, während das in den Gliazellen aufgenommene GABA abgebaut wird.

#### 5.2.5.3 Funktion

Die Rolle der GABA-Neurone im Gehirn ist unklar. Obwohl es viele Hinweise für eine Interaktion zwischen dem GABAergen und dopaminergen System gibt, ist die Rolle von GABA, sowohl bei Bewegungsstörungen wie der Huntington-Chorea, dem Morbus Parkinson oder psychiatrischen Erkrankungen wie der Schizophrenie, ungeklärt. Depressive Patienten zeigten reduzierte GABA-Spiegel in der zerebrospinalen Flüssigkeit. Jedoch hatten Therapieversuche mit GABA-Agonisten wenig Erfolg. Klinische Hinweise für eine Rolle des GABAergen Systems wurden bei Patienten mit Angsterkrankungen beobachtet. Die therapeutisch wirksamen Verstärker der GABA-Wirkung am Rezeptor – die Benzodiazepine – zeigen schnelle und zufriedenstellende Wirkungen bei einigen Angsterkrankungen wie den generalisierten Angststörungen oder Panikattacken. Biochemische und klinische Untersuchungen geben keine Hinweise dafür, daß den Angsterkrankungen eine Störung des GABAergen Systems zugrundeliegt (s. oben, Tabelle 8).

### 5.2.6 Das cholinerge System

Azetylcholin war eine der ersten chemisch charakterisierten Substanzen, von der man annahm, daß sie einen Neurotransmitter darstellt. Cholinerge Kerne findet man im Striatum, dem Nucleus accumbens und den olfaktorischen Tuberkeln. Aus dem Gebiet des Caudatus ziehen sie in den Globus pallidus. Von den caudalen Bereichen des Striatums reichen auch cholinerge Endigungen in die Substantia innominata.

**Tabelle 9.** GABA-Rezeptoren

| *Typ* | *Charakteristik* | *Effekt bei Stimulation des Rezeptors* |
|---|---|---|
| $GABA_A$ | Supramolekularer Komplex bestehend aus den Untereinheiten:<br>- Chloridionenkanal<br>- GABA-Bindungsstrukturen<br>- Benzodiazepinbindungsstrukturen (allosterischeBindungsstelle)<br>- Barbituratbindungsstrukturen | Neuronale Inhibition (Hyperpolarisation) durch Öffnung des Chloridionenkanals |
| $GABA_B$ | Kationenkanal gekoppelt (Kalzium, Kalium) | |

Eine weitere große Anzahl cholinerger Neurone hat ihren Ursprung im Nucleus basalis. Von dort projizieren die Neurone in weite Teile des Kortex. Eine andere Gruppe großer cholinerger Zellen ist im pedunculopontinen tegmentalen Nukleus angeordnet. Diese Neurone projizieren in die Substantia nigra, den subthalamischen Nukleus, den Thalamus, den Globus pallidus, das Striatum und den zerebralen Kortex.

Eine Reihe von Motorkernen des Hirnstamms enthalten auch cholinerge Neurone. Große somatomotorische cholinerge Neurone sind im Nucleus oculomotorius, Nucleus trochlearis, Nucleus abducens und Nucleus hypoglossos lokalisiert. Diese Kerne sind an der Kontrolle von Augen- und Zungenbewegung beteiligt. Ebenso sind sie in den viszeralen Motoneuronen wie im Nervus trigeminus und Nervus partialis lokalisiert. Auch die prä- und postganglionären Neurone des Parasympathikus gehören zu den cholinergen Neuronen (Tabelle 10).

### 5.2.6.1 Rezeptoren

Der Azetylcholinrezeptor besteht innerhalb der Zellmembran aus einem Glykoprotein. Nach seiner Funktion wird er in nikotinische und muskarinische Rezeptoren unterteilt. Die muskarinischen Rezeptoren spielen im zentralen Nervensystem keine wesentliche Rolle. Im folgenden wird deshalb nur über die nikotinischen Rezeptoren referiert. Der Rezeptor bildet 5 Untereinheiten, die aus 4 verschiedenen Polypeptidketten zusammengesetzt sind (aa, b, g, d). Nur die a-Untereinheit bindet Azetylcholin mit hoher Affinität. Es konnte gezeigt werden, daß beide a-Untereinheiten durch Azetylcholin besetzt werden müssen, damit sich der Kanal öffnen kann. Jede der Untereinheiten ist durch 4 hydrophobe membranüberspannende $\alpha$-Helizes aufgebaut. Jeweils eine bestimmte Helix der 5 Untereinheiten bildet die Wende des Kanals. Die Selektivität für positiv geladene Ionen wird durch eine hohe Dichte von negativ geladenen Aminosäuren in den Kanalwänden erreicht.

**Tabelle 10.** Cholinerges System

| | | | | | |
|---|---|---|---|---|---|
| *Ursprung* | *Rhombenzephalon und Mesenzephalon:*<br>gigantozelluläre Neurone der Formatio reticularis der Pons und des Mesencephalon | | *Dienzephalon:*<br>N. basalis[a]<br>(N. Meyner) | *Telenzephalon:*<br>lange Pyramidenzellen der motorischen Hirnrinde | *Telenzephalon:*<br>Basalganglien:<br>N. caudatus, Putamen |
| *Projektion* | Unteres Dienzephalon/ oberes Mesenzephalon:<br>N. subthalamicus (N. Luysi)<br>Substantia nigra<br>Dienzephalon:<br>Thalamus<br>Telenzephalon:<br>Globus pallidus (Basalganglion)<br>Neokortex | Rückenmark | Telenzephalon:<br>Hippokampus (limbisches System)<br>Neokortex | Telenzephalon:<br>Basalganglion:<br>N. caudatus, Putamen | Dienzephalon:<br>Substantia innominata<br>Telenzephalon:<br>Globus pallidus (Basalganglion) |
| *Funktion* | Kognitive Prozesse<br>Gedächtnis: Speicherung und Abruf der Information<br>Hyperalgesie:<br>Erregung der Schmerzrezeptoren | | | | |
| *Krankheit* | | | Morbus Alzheimer<br>cholinerge Hypoaktivität im Hippokampus und Neokortex durch Degeneration des N. basalis | Dementia bei Huntington Chorea<br>cholinerge Hypoaktivität durch Verlust an acetycholinsezernierenden Neuronen in den Basalganglien und großen Arealen des zerebralen Kortex | |
| | *Morbus Parkinson:* cholinerge Hyperaktivität bei dopaminerger Hypoaktivität (anticholinerge Therapie)<br>*Schizophrenie (Negativsymptomatik)*: cholinerge Hypoaktivität bei dopaminerger Hypoaktivität<br>*Depression:* cholinerge Hyperaktivität bei katecholaminerger Hypoaktivität (cholinerge Hypothese der Depression)<br>*Manie:* cholinerge Hypoaktivität | | | | |

[a] Lokalisation: In der Substantia innominata benachbart dem Globus pallidus; Input: limbisches System.

#### 5.2.6.2 Azetylcholin: Synthese, Freisetzung, Stoffwechsel

Die Azetyltransferase verwandelt in einem einfachen Schritt mit dem Substrat Azetylkoenzym A Cholin in Azetylcholin. Da das Nervensystem Cholin nicht synthetisieren kann, muß es über die Nahrung und über den Blutstrom zum Gehirn gelangen. Azetylcholin wird durch hydrolytische Spaltung mittels der Azetylcholinesterase inaktiviert. Das hierbei gebildete Cholin wird durch ein Transportprotein wieder in die präsynaptische Nervenendigung zur Neusynthese von Azetylcholin aufgenommen.

#### 5.2.6.3 Funktion

Azetylcholin als Neurotransmitter ist besonders bekannt geworden durch seine Rolle bei der Verbindung zwischen Nerv- und Muskelzelle, der motorischen Endplatte. Im ZNS ist gezeigt worden, daß das cholinerge und das dopaminerge System miteinander interagieren. So werden anticholinerge Medikamente eingesetzt, um Symptome der Parkinson-Erkrankung, einer Dopaminmangelerkrankung, zu lindern. Möglicherweise sind cholinerge Systeme auch bei der Schizophrenie involviert. Pharmakologische Untersuchungen mit Cholinagonisten zeigen kurzfristige Besserungen der Symptomatik. Ebenso haben pharmakologische Untersuchungen eine cholinerge Hypothese der Depression nahegelegt. Cholinerge Hypoaktivität soll Mitverursacher von manischen, cholinerge Hyperaktivität von depressiven Zuständen sein.

Schon in den 70er Jahren konnte ein 60- bis 90-%iger Verlust von Azetylcholintransferase im zerebralen Kortex und Hippokampus bei Alzheimer-Patienten festgestellt werden. Dieses Enzym ist ein spezifischer Marker für cholinerge Neurone. Da die meiste cholinerge Aktivität des Kortex und des Hippokampus aus efferenten Zweigungen von Neuronen des Nucleus basalis entspringen, wird der Degeneration dieses Kernes bei den klinischen Symptomen des Morbus Alzheimer eine wichtige Rolle zugeordnet. Er soll einen wesentlichen Bestandteil an der Integration subkortikaler Funktionen haben. Bei Patienten wurde im Vergleich zu altersentsprechenden Kontrollen ein Verlust von 3/4 der cholinergen Neurone berichtet. Einhergehend mit diesen Befunden konnte gezeigt werden, daß das cholinerge System bei kognitiven Prozessen eine wichtige Rolle spielt, da anticholinerge Substanzen (wie Scopolamin) Gedächtnisstörungen und Verwirrtheit in normalen Probanden hervorrufen können. Diese Symptomatik entspricht wesentlichen Befunden bei Patienten mit Alzheimer-Erkrankung. Bisher konnten cholinerge Verbindungen allerdings in klinischen Studien noch nicht überzeugend zur Behandlung der senilen Demenz eingesetzt werden.

## 5.3 Gehirn und Sucht

Suchterkrankungen sind ein weltweites Problem mit erheblichen Konsequenzen für den Betroffenen und die Gesellschaft. Rechnet man die Suchterkrankungen zu den psychiatrischen Erkrankungen, so sind sie die häufigsten Erkrankungen in diesem Fachgebiet. Etwa ein Drittel der Patienten in der Pschiatrie und ein Fünftel der Patienten in der allgemeinmedizinischen Praxis zeigen eine Form des Medikamentenmißbrauchs oder der Drogenabhängigkeit. Oft steht die Behandlung von Trauma, Infektionen oder Leberzirrhose im Vordergrund, während der auslösende Faktor - die Suchterkrankung - nicht behandelt wird. Vor allen Dingen bei jungen Frauen und Männern im Alter von 18 bis 24 Jahren stehen Drogenmißbrauch und Abhängigkeit weit vorne im Vergleich mit anderen psychiatrischen Erkrankungen. Diese Fakten belegen beeindruckend, daß der Drogenmißbrauch im Vergleich zu den klassischen psychiatrischen Erkrankungen wie Schizophrenie und Depression an Bedeutung zunimmt. Insbesondere die eskalierenden Kosten für die Suchterkrankten beunruhigen die Gesellschaft. Die häufigsten suchterzeugenden Substanzen sind Alkohol, Stimulanzien wie Kokain, Heroin und andere Opioide sowie die mit geringerem Suchtpotential eingeschätzten Substanzen Cannabis und Nikotin. Im Laufe der Zeit haben sich eine Reihe von Veränderungen bei der Suchtproblematik ergeben. Substanzen und Muster des Mißbrauchs unterliegen einem steten Wechsel. Während es in den sechziger Jahren Halluzinogene wie LSD und Meskalin waren, folgten in den siebziger Jahren Heroin, Marihuana und das Halluzinogen Phencyclidin. In den Neunzigern wurde vor allen Dingen Kokain in Form von Crack wiederentdeckt.

### 5.3.1 Neurobiologie der Sucht

Die Pharmakologie hat zur Abhängigkeit traditionell die Wirkungen der Langzeitgabe von Medikamenten auf die Entwicklung von Toleranz und Entzugssymptomen untersucht. Wenn sich Toleranz entwickelt, muß die Dosis erhöht werden, um die gewünschte Wirkung zu erhalten. Diese Dosiserhöhung verursacht eine Verstärkung der Entzugsreaktion. Das Vermeiden der unangenehmen Entzugssymptome wird als Hauptursache für eine andauernde Medikamenteneinnahme vermutet. Ein anderes Verstärkerelement für Sucht und Abhängigkeit kann die Medikamenten-induzierte Euphorie sein. Toleranzentwicklungen und Entzugsreaktionen scheinen jedoch nicht die einzigen Faktoren zu sein, die diese Phänomene erklären, sind sie doch in erster Linie Konsequenzen der Drogeneinnahme und nicht deren Auslöser. In der Psychiatrie wird Abhängigkeit eher als eine Störung der Persönlichkeitsstruktur des Süchtigen und als ein Ergebnis seines Umfeldes verstanden, als ein Phänomen der pharmakologischen Wirkung der Droge. Abhängige nehmen Drogen, um Angst, Anspannung und Streß zu meistern und um der Wirklichkeit zu entfliehen.

Ein wichtiger Punkt der tierpharmakologischen Forschung war, das eigentliche Drogeneinnahmeverhalten zu untersuchen, d.h. die eingenommenen Mengen und die Mühen, die Tiere auf sich nehmen, um an die Substanz zu kommen, zu erforschen. Die Ergebnisse dieser Forschung belegen, daß Abhängigkeit und Sucht sowohl auf Verhalten wie auf die pharmakologische Wirkung der Drogen zurückzuführen sind.

Einige Substanzen verstärken das Erlebnis von Wohlbefinden, indem sie Befriedigung, Entlastungen und Lust fördern. Solche Substanzen, die ein Drogen-Suchtverhalten auslösen, benutzen das körpereigene Belohnungssystem, welches das Überleben der Spezies garantieren soll. Säugetiere empfinden Aktivitäten, die das unmittelbare Überleben, wie Essen und Trinken, und das Langzeitüberleben der Spezies, wie Sexualität und Brutverhalten, gewährleisten als sehr angenehm. Der Zwang, diese Aktivitäten zu wiederholen, wird durch die Nervenbahnen im Gehirn vermittelt, die im wesentlichen Dopamin, Opioide und GABA als Neurotransmitter nutzen.

## 5.3.2 Dopamin

Das mesokortikolimbische Dopaminsystem wird als wesentliches Verstärker- und Belohnungssystem bei Medikamentenmißbrauch angesehen. Die Nervenzellen entspringen dem ventralen Tegmentum und projizieren in das Vorderhirn im wesentlichen zum Nucleus accumbens, dem olfaktorischen Tuberkel, dem frontalen Kortex, den Mandelkernen und dem Septum. Das mesokortikolimbische Dopaminsystem scheint die Aktivität des ventralen Striatums, derjenigen Gehirnregion, die Emotionen in motivierte Aktion und Bewegung umwandelt, zu modulieren. Das System regelt nicht nur die motivations- und antriebsabhängige Verstärkerwirkung, sondern sorgt auch für die funktionelle Verkopplung von Aufmerksamkeit, Lern- und Gedächtnisprozessen. Konditionierungs- und Lernprozesse werden ebenso von dopaminergen Bahnen beeinflußt. Diese Phänomene sind deshalb wichtig, weil durch lustgetöntes, sich wiederholendes Verhalten ähnliche Prozesse im Gehirn ausgelöst werden können wie durch die Suchtstoffe selbst. Des weiteren wird ein Suchtgedächtnis diskutiert. Trieb und Gefühlsregungen wirken als Belohnungsanreiz verstärkend auf Lern- und Einprägungsvorgänge. Diesem Suchtgedächtnis wird Schrittmacherfunktion zugesprochen, wenn nach längerer Abstinenz das latente Suchtverhalten reaktiviert wird. Plötzliche Rückfälle trockener Alkoholerkrankter oder der periodische Suchtanfall von Heroinabhängigen nach monatelangem Entzug sind Beispiele hierfür. Das Dopaminsystem spielt eine wichtige Rolle bei den Belohnungseffekten von Kokain wie auch von Alkohol. So konnte in Tieren gezeigt werden, daß bei Gabe von Dopaminantagonisten (funktionelle Blockade des Dopaminsystems) die Häufigkeit der Selbstinjektion von Kokain zunahm; offensichtlich wurde je eine höhere Dosis benötigt, um den gleichen Effekt zu erzielen. Die Störung von Dopaminhaftigen Neuronen im Nucleus accumbens führte andererseits dazu, daß sich die Tiere nicht mehr selbst injizierten. Nach Kokaingabe wird vermehrt Dopamin im Nucleus accumbens freigesetzt. Dopaminantagonisten verändern auch das Suchtverhalten von alkoholabhängien Tieren.

### 5.3.3 Das Opioidsystem

Die im Gehirn vorkommenden Opioide sind Peptide, die im gesamten Gehirn verteilt sind und sich über ihre Vorstufen in drei große funktionale Systeme aufteilen lassen. Beta-Endorphin wir aus dem Opiomelanokortin, die Enkephaline aus dem Proenkephalin und Dinorphin aus dem Prodinorphin gebildet. Diese Peptide sind in die Modulation der Antwort des Gehirns auf Schmerz, Stimuli und andere Stressoren sowie der Homeostase von adaptiven Funktionen wie Trinken, Essen und Temperaturregulation eingebunden. So vergrößern Opiate die Schmerzschwelle und erhöhen den Futterkonsum von Tieren, wenn sie intracerebral verabreicht werden. Opioide haben, wie ihre synthetischen Verwandten, die Opiate, starke positive Wirkungen auf das Belohnungssystem. So werden Opiate von Tieren selbst injiziert, wenn diese ins ventrale Tegmentum und dem Nuceleus accumbens andere Areale des Hypocampus und des Hypothalamus appliziert werden. Neben der anergetischen Wirkung wirken die Opiate auch anxiolytisch, streßabbauend, sedativ und können Lern-, Gedächtnis- und Triebverhalten verstärken. Biochemisch kommt es zu einer Dysregulation des Dopamins.

### 5.3.4 GABA

Der im Gehirn weit verbreitete inhibitorische Transmitter GABA und sein Rezeptor scheinen beim Suchtverhalten eine Rolle zu spielen. Äthanol, die Barbiturate und Benzodiazepine greifen an dem makromolekularen Rezeptorkomplex, der den Chloridionenkanal steuert, an, wobei alle drei genannten Komponenten wie GABA die postsynaptische Inhibition verstärken und damit anxiolytisch, sedierend und muskelrelaxierend wirken (siehe auch Kapitel 5.2.5). Der GABA-Rezeptorkomplex scheint damit den endogenen Streß regulieren zu können. So werden nicht nur Äthanol, sondern auch Barbiturate und Benzodiazepine, insbesondere die kurz wirksamen Medikamente nach i.v.-Gabe von Tieren selbst injiziert.

## Literatur

Adrian ED (1932) The mechanism of nervous action: electrical studies of the neurone. University of Pennsylvania Press, Philadelphia

Alberts B, Bray D, Lewis J, Raff M, Roberts K, Watson JD (1989) Molecular biology of the cell, 2nd ed. Garland, New York

Benkert O, Hippius H (1986) Psychiatrische Pharmakotherapie. Springer, Berlin Heidelberg New York

Bennet MVL, Barrio LC, Bargiello TA, Spray DC, Hertzberg E, Sáez JC (1991) Gap junctions: new tools, new answers, new questions. Neuron 6:305–320

Björklund A, Hökfelt T (1984) Handbook of chemical neuroanatomy, vol. 2 + 3. Elsevier, Amsterdam

Böning J (1993) Pathophysiologische und klinische Grundlagen medikamentöser Rückfallprophylaxe bei Abhängigkeitserkrankungen. Neuropsychopharmaka 6:158–188

Catteral WA (1988) Structure and function of voltage-sensitive ion channels. Science 242:50–61
Cooper JR, Bloom FE, Roth RH (1991) The biochemical basis of neuropharmacology 6th ed. Oxford University Press, New York
Eccles JC (1976) From electrical to chemical transmission in the central nervous system. The closing address of the Sir Henry Dale Centennial Symposium. Notes Rec R Soc Lond 30:219–230
Eccles JC (1990) Das Gehirn des Menschen. Piper Verlag, München
Ehrlich P (1913) Chemotherapeutics: scientific principles, methods and results. Lancet II:445–451
Finkelstein A, Mauro A (1977) Physical principles and formalisms of electrical excitability. In: Kandel ER (ed) Handbook of Physiology, Section I: The Nervous System, vol. I. Cellular Biology of Neurons, part I. Bethesda, Md.: American Physiological Society, pp 161–213
Gold PW, Goodwin FK, Chrousos GP (1988) Clinical and biochemical manifestations of depression (parts I and II). New Engl J Med 319:348–353, 413–420
Hille B (1984) Ionic channels of excitable membranes. Sinauer, Sunderland, Massachusetts
Kandel ER, Schwartz JH, Jessell TM (1991) Principles of Neural Science, 3rd ed. Elsevier, New York
Katz B (1969) The release of neural transmitter substances. Thomas, Springfield, Illinois
Kebabian JW, Calne DB (1979) Multiple receptors for dopamine. Nature (London) 277:93–96
Kelly RB (1988) The cell biology of the nerve terminal. Neuron 1:431–438
Koob GF (1992) Drugs of abuse: anatomy, pharmacology and function of reward pathways. TIPS 13:177–184
Koob GF, Sandman CA, Strand FL (eds) (1990) A decade of neuropeptides: past, present and future. Ann NY Acad Sci 579:1-281
Kuffler SW, Niccolls JG, Martin AR (1984) From neuron to brain: a cellular approach to the function of the nervous system, 2nd ed. Sinauer, Sunderland, Massachusetts
Langley JN (1906) On nerve endings and special excitable substances in cells. Proc R Soc London Ser B 78:170–194
Martin JB, Brownstein MJ, Krieger DT (eds) (1987) Brain peptides update, vol 1. Wiley, New York
Meltzer HT (1987) Psychopharmacology: the third generation of progress. Raven Press, New York
Miller C (1987) How ion channel proteins work. In: Kaczmarek LK, Levitan IB (eds) Neuromodulation: the biological control of neuronal excitability. Oxford University Press, New York, pp 39–63
Peters A, Palay SL, Webster H (1991) The fine structure of the nervous system: neurons and their supporting cells, 3rd ed. Oxford University Press, New York
Ramón y Cajal S (1906) The structure and connexions of neurons. In: Nobel lectures: physiology & medicine 1907–1921. Elsevier, Amsterdam, pp 220–253
Riederer P, Laux G, Pöldinger W (1992) Neuropsychopharmaka. Ein Therapie Handbuch, bd 4–6, Springer, Wien
Schildkraut JJ (1965) The catecholamine hypothesis of affective disorders: a review of supporting evidence. Am J Psychiat 122:509–522
Sakmann B, Neher E (eds) (1983) Single-channel recording. Plenum Press, New York
Seeman P, Lee T, Chau-Wong M, Wong K (1976) Antipsychotic drug doses and neuroleptic/dopamine receptors. Nature 261:717–719
Siegel GJ, Agranoff BW, Albers RW, Molinoff PB (eds) (1989) Basic Neurochemistry: molecular, cellular, and medical aspects, 4th ed. Raven Press, New York
Snyder SH (1984) Drug and neurotransmitter receptors in the brain. Science 224:22–31
Stevens CF (1991) Ion channels: making a submicroscopic hole in one. Nature 349:657–658
Unwin PNT, Zampighi G (1980) Structure of the junction between communicating cells. Nature 283:545–549

# 6 Substanzgruppen

M. SCHMITZ

## 6.1 Antidepressiva

### 6.1.1 Einführung

Antidepressiva gehören zur Klasse der Psychopharmaka, nämlich der Thymoleptika. Sie greifen in den Neurotransmitterstoffwechsel ein. Die Neurotransmitter (z.B. Noradrenalin, Serotonin, Dopamin, Azetylcholin) haben die Aufgabe, einen Nervenimpuls von einer Nervenzelle zur nächsten weiterzuleiten. Dies geschieht dadurch, daß ein elektrischer Reiz in einen chemischen Reiz mit Hilfe der Neurotransmitter übersetzt und dadurch der synaptische Spalt mit Hilfe dieser Überträgersubstanzen überwunden wird. Mit Hilfe dieses „Transformatorsystems", das dem Stromübertragungsprinzip in der elektrischen Industrie entspricht, kann eine rasche Weiterleitung erfolgen, und eine Quervernetzung sowie eine Rückkopplung der hirneigenen Information sind garantiert (s. Kapitel 5).

Die Antidepressiva greifen im Gehirn im limbischen System an. Das limbische System steht im engen Zusammenhang zum Hypothalamus und ist verantwortlich für den „Hintergrund des seelischen Erlebens", für die „Tönung der Gefühle" und für die Lust- oder Unlusttönung seelischer und körperlicher Vorgänge. Diese Angriffsebene der Antidepressiva ermöglicht eine Einflußnahme auf seelische Wertigkeit und Verarbeitung von Erlebtem, Informationen und täglichen Ereignissen. Nur über diesen Gefühlsfilter kann Information gespeichert und verarbeitet werden.

Antidepressiva haben die Aufgabe, wenn die Neurotransmitterfunktionen aus dem Gleichgewicht geraten sind, diese wieder in „Balance" zu bringen und die Tönung der Gefühle wieder zu normalisieren.

### 6.1.2 Indikationen der Antidepressiva

Alle depressiven Zustände sollen von Beginn an mit nebenwirkungsarmen Antidepressiva behandelt werden.

Insbesondere sollen sie dann allein eingesetzt werden, ohne eine andere Substanzklasse, wenn verantwortbar ist, daß die Besserung etwa 10 Tage in Anspruch nehmen kann. Dies ist bei allen Patienten der Fall, die nicht suizidgefährdet sind. Besonders ist dies zu unterstreichen, weil die Wirklatenz und die Compliance bei den Patienten im unmittelbaren Zusammenhang gesehen werden müssen. Die

Medikamente, die sofort wirken und eine Erleichterung schaffen, werden genommen, die, die nicht sofort wirken, werden nicht genommen.

Daher ist dringend die Aufklärung der Patienten vonnöten, und es ist klar zu formulieren, daß mit einer deutlichen Besserung nach 7–14 Tagen zu rechnen ist, daß zunächst jedoch Angstsymptome und Schlafstörungen abklingen werden, sowie daß eine Beruhigung der vegetativen Beschwerden auftritt.

Es sei eindeutig darauf hingewiesen, daß es beim Einsatz von Tranquilizern in depressiven Zuständen zu einer momentanen Entlastung, zur falschen Annahme der Sicherheit und Bahnung einer Sucht kommen kann und dies aus 2 Gründen:

1. Suchtbahnende Wirkung, wenn ein euphorisierender und antriebssteigernder Effekt bei einem Medikament unmittelbar der Einnahme folgt: dies ist die Wirkung, die z.B. bei Psychostimulanzien auftritt (z.B. Amphetaminen, Drogen etc.); daher ist die Gruppe der depressiv verstimmten Patienten für eine solche Wirkung besonders anfällig.
2. Chronifizierung und Rückfallgefahr: Antidepressiva können gefahrlos bis zum Ende der Episode genommen werden, Tranquilizer werden beim Absetzen während der Episode zu einem raschen Rückfall führen und damit die Weitereinnahme vorprogrammieren. Es ist für den Patienten nicht feststellbar, wann es sich um einen Rückfall und wann um einen Rebound- oder Absetzeffekt des Medikaments handelt.

80–85% der Patienten, die die Diagnosekriterien eines endogenomorph-zyklothymen Achsensyndroms erfüllen, sprechen auf eine medikamentöse antidepressive Therapie an.

Allerdings wird eine antidepressive Therapie verkompliziert, wenn charakterliche Varianten im Sinne von abnormen Persönlichkeiten oder Suchterkrankungen oder soziale Probleme dazukommen.

Dabei soll immer eine kombinierte Therapieform mit Medikamenten und kognitiver Therapie, Verhaltenstherapie oder Gesprächstherapie gewählt werden.

### 6.1.3 Alleinige Psychotherapie: Kontraindikation

Eine alleinige kognitive Therapie oder andere psychotherapeutische Maßnahmen sind nur bei leicht kranken Patienten anzuraten und nur bei solchen, die folgende 5 Kriterien *nicht* erfüllen:

1. Die Krankheitsphase dauert länger als 2 Jahre.
2. Die Phase ist von vorhergehenden Phasen nicht oder nicht wesentlich abgegrenzt.
3. Die Krankheitssymptome sprechen nicht oder nicht ausreichend (50% Symptomverbesserung) innerhalb von 5 Wochen an (oder innerhalb von 10 therapeutischen Interventionen).
4. Der Patient lebt isoliert.
5. Der Patient zeigte vor der depressiven Episode weitere Zeichen von Dysfunktionalität (fortgesetzte Partnerprobleme, Berufsprobleme).

Es gibt allerdings keine publizierten Vergleichsstudien zwischen antidepressiver medikamentöser Therapie und kognitiver Therapie. Die klinische Erfahrung jedoch zeigt, daß Patienten, die auf kognitive Therapie nicht ansprechen und unter depressiven Zuständen leiden, zu 70–80% auf eine antidepressive Medikation ansprechen. Ob eine umgekehrte Möglichkeit besteht, ist unklar.

Es sei klar hervorgehoben und unbestritten, daß die antidepressive Therapie auf 3 Säulen ruht:

1. Medikation,
2. kognitive Therapie,
3. dynamische Therapie.

Es ist unklar und v.a. in der Prophylaxe und Langzeitbehandlung noch umstritten, welche Kombination und in welcher Stärke die einzelnen Therapiesäulen eingesetzt werden müssen.

Depressive Patienten haben eine Rückfallneigung. Besonders hoch ist die Rückfallneigung innerhalb der ersten 4 Monate. Außerdem leiden sie unter dem Wiederauftreten der Depression in Form einer neuen Episode nach 4–6 Monaten. 48% der Patienten erleiden innerhalb von 6 Monaten und 85% innerhalb von 3 Jahren einen Rückfall. Ältere Patienten haben noch häufigere und raschere Rückfälle.

Unter antidepressiver Therapie vermindert sich die Rückfallrate verglichen mit Plazebotherapie von 80% auf 50%. Es bestehen Hinweise, daß MAO-Inhibitoren und Fluoxetin die Rückfallrate senken. Außerdem besagen kleine, kontrollierte Studien, daß eine Kombination von kognitiver Therapie mit herkömmlichen Antidepressiva eine Verbesserung der 50-%-Rückfallrate erzeugt.

Die klinische Erfahrung zeigt, daß Patienten, die 4 Monate symptomfrei waren, bevor das Medikament abgesetzt wurde, eine geringere Rückfallrate haben. Ob eine zusätzliche Rückfallverhinderung durch eine psychotherapeutische Maßnahme möglich ist, wird in der nächsten Zeit in Form von Daten kontrollierter großer Studien vorliegen.

Jedes Lebensjahrzehnt vermindert die beschwerdefreie Periode um 40%. Die chronische Depression neigt v.a. zum Rückfall, insbesondere innerhalb der ersten 4 Wochen. Das Risiko des Rückfalls innerhalb der ersten 12 Wochen quadriert sich mit dem Vorliegen von vorhergehenden 3 oder mehr Episoden. Frühere andere psychiatrische Leiden wie Medikamentenabusus oder Alkoholismus vergrößern die Gefahr des Rückfalls. Eine sehr hohe Episodenzahl zeigt keinen additiven Effekt.

In einer neuen Studie (APA (American Psychiatric Association), Mai, New York 1991) wird deutlich, daß auf lange Sicht gesehen die Kombination von psychotherapeutischer Intervention (Gesprächstherapie) und antidepressiver Therapie besonders in der Prophylaxe bedeutsam ist. Ambulante Patienten haben mit Gesprächstherapie plus Plazebo eine Rückfallzeit von 74 Wochen, bei einer zusätzlichen Imipraminbehandlung steigt die Zeit bis zum Rückfall auf 131 Wochen. Ähnlich bei den stationären Patienten; diese haben mit Plazebo und Gesprächstherapie durchschnittlich ihren Rückfall nach 45 Wochen, bei einer additiven Imipramintherapie steigt die Wochenanzahl auf 124. Zusätzlich ist zu sagen, daß die Dosis am erfolgreichsten ist, die die Aufhellung und Beendigung der Episode bewirkt hat.

Gleichzeitig ist zu bemerken, daß es keinesfalls wahrscheinlich ist, daß das Medikament, das eine Phase erfolgreich behandelt hat, auch in einer nächsten erfolgreich ist, insbesondere dann nicht, wenn es als Prophylaktikum weitergegeben worden war. Die „Antwort" im Gehirn dürfte eine andere sein als bei der Behandlung der vorhergehenden Episode.

### 6.1.4 Psychodynamische Psychotherapie

Die psychodynamische Psychotherapie ist ein Derivat der Psychoanalyse, die darauf basiert, daß die psychiatrischen Symptome eine Manifestation eines psychologischen Konflikts sind, wobei einige Elemente davon bewußt und andere unbewußt sind.

Depressive Symptome, genauso wie Ängste, sind wichtige Hinweise für den Therapeuten, der die Dynamik der psychologischen Dysfunktion des Patienten erforschen soll.

Die Trauer darüber, ein bestimmtes Objekt und/oder eine persönliche Beziehung zu verlieren, wird durch psychopathologische Faktoren verkompliziert. Einerseits bestehen Abhängigkeits- und Sicherheitsbedürfnisse, andererseits aggressive Impulse. Dieser Widerspruch führt zu Selbstverteidigungsstrategien und Reaktionen, die im Gegensatz zu darunterliegenden Bedürfnissen stehen und eine depressive Affektlage erzeugen.

Die psychologische Struktur resultiert aus einem dynamischen Gleichgewicht. Im Alltag müssen innere Standards, Abhängigkeiten und soziales Verhalten zur Selbstkontrolle und Unterdrückung von aggressiven Gefühlen und Impulsen führen. Nachdem verborgene Abhängigkeitsbedürfnisse bestehen, entsteht eine sehr sensible, überschießende Kontrolle von aggressiven Gefühlen. Die Furcht, die Selbstkontrolle zu verlieren, führt zum Nach-innen-wenden der Aggression und erhöhter Selbstkritik sowie im Extremfall zur Selbstdestruktion und zum Suizid.

Das Ziel einer psychodynamischen Psychotherapie ist es, die verborgene Relation zwischen Umweltreizen und dem Auftreten depressiver Symptome zu zeigen und die charakterlichen Züge, die zu depressiven Reaktionen führen, zu erkennen. Dabei sollen die pathogenen Abwehrstrategien beleuchtet werden und die darunterliegenden Bedürfnisse und Triebe klar werden, außerden kann und soll danach gefahndet werden, wann in der frühen Kindheit solche pathogenen Muster entwickelt wurden oder damals sogar erfolgreich waren.

Ausdrücklich soll hier darauf verwiesen werden, daß dieser dynamische Weg nur für spezielle Patienten (Krankheitseinsicht, Intelligenz, Motivation etc.) gangbar ist.

#### 6.1.4.1 Indikation für eine psychodynamische Psychotherapie

1. Der Patient muß motiviert sein für eine psychische Veränderung.
2. Der Patient muß eine gute Selbstreflexion haben und innere Fragen zur Verfügung haben, die er beantwortet haben will.
3. Der Patient muß unangenehme Affekte und Phantasien zugänglich haben und diese unangenehmen Gefühle auch aushalten können, ohne daß sein alltägliches Leben unmöglich wird.

Der letzte Punkt ist entscheidend, insofern als psychodynamische und biologische Faktoren nie in Widerspruch gesehen werden sollen, sondern immer eine Frage des Lebbaren bleiben. Wenn der Patient so schwer krank ist, daß sein Überleben in Frage steht, dann soll eine entsprechende Intervention, auch mit Medikamenten, gesetzt werden, ohne daß deshalb die Einsicht oder die Veränderungsfähigkeit in Frage gestellt wird. Es können vielmehr bisher untolerierbare schlechte Gefühle gesehen und ausgehalten werden.

Biologische und psychologische therapeutische Maßnahmen sollten kombiniert im Management einer Depression eingesetzt werden. Der psychobiologische Ansatz ist im Verstehen von psychiatrischen Erkrankungen entscheidend.

Jede psychologische Entität, jedes Gefühl wird in Biologie, in Chemie übersetzt und kann im Entstehen oder im Verlauf behandelt werden.

### 6.1.5 Klinisches Erscheinungsbild der Depression[1]

Eine Tagesschwankung (starke Beschwerden am Morgen, keinerlei Beschwerden am Abend) und eine Durchschlafstörung (nächtliches Erwachen, Hochschrecken, Grübeln) sind dabei die am verläßlichst diskriminierenden Faktoren. Oft ist nicht die Stimmung das Leitsymptom, sondern ein körperliches Unwohlsein (Kopfschmerzen, Rückenschmerzen, Magenbeschwerden) und eine Leistungsunfähigkeit besonders in den Morgenstunden.

Die „Losigkeit“ fällt auf: Lustlosigkeit, Interesselosigkeit, Energielosigkeit, Entschlußlosigkeit. Antidepressiva sind die Mittel der Wahl; bei leicht depressiven Zuständen wären grundsätzlich auch Tranquilizer geeignet. Da aber eine Depression leicht beginnen kann und einen schweren Verlauf nehmen kann, ist auch bei leichten Formen einer Depression von der Monotherapie mit Tranquilizern abzuraten. Außerdem ist beim Absetzen mit Absetzeffekten zu rechnen, und weder Arzt noch Patient können entscheiden, ob Absetz- oder Reboundeffekte oder eine noch immer bestehende depressive Symptomatik vorhanden ist.

---

[1]Siehe auch die Kapitel 3.2 „Achsensyndrome“ und 4 „Psychiatrische Nosologie“.

### 6.1.6 Therapie mit Antidepressiva

*Antidepressiva haben keine akute Wirkung, daher gehören sie zu den am wenigsten zuverlässig genommenen Medikamenten. Geben Sie daher Ihren Patienten nur 1mal, höchstens 2mal tgl. ein nebenwirkungsarmes Antidepressivum und klären Sie den Patienten über den Sinn des Medikaments und die Wirklatenz auf.*

#### Beispiel für ein aufklärendes Gespräch

**Patient:** Frau Doktor, ich habe schreckliche Kopfschmerzen, besonders wenn ich in der Nacht aufwache. Die Dinge, die ich mir am Abend vorgenommen habe, erscheinen mir dann völlig unmöglich, und ich fürchte mich schon vor dem nächsten Tag. Oft muß ich mich auch mitten in der Nacht umziehen, weil ich naßgeschwitzt bin, und ich grüble vor mich hin, ohne jedoch voranzukommen. Morgens schleppe ich mich dann aus dem Bett, kann nichts essen, erst gegen Mittag, und ich kann überhaupt nicht mehr kochen, ich habe irgendeine schwere Krankheit, weil ich auch schon 5 kg abgenommen habe und keinen Appetit habe.

**Arzt:** Ich glaube nicht, daß Sie eine schwere Krankheit in ihrem Körper haben, allerdings werden wir, wenn es Ihnen in 14 Tagen besser geht, einen Labortest machen. Der Hausarzt hat ja ohnehin schon die wichtigsten Dinge überprüft. Haben Sie jemanden in der Familie, jemanden der solche Beschwerden hatte? Hatte in der Familie jemand mit den Nerven zu tun, hat jemand zuviel Alkohol getrunken?

**Patient:** Ja, mein Vater, der hat zuviel getrunken, die Schwester meiner Mutter hat sich umgebracht, warum, weiß man nicht, allerdings war damals Krieg.

**Arzt:** Haben Sie schon einmal daran gedacht, daß das Leben nicht mehr lebenswert ist?

**Patient:** Oh ja, wenn das so weiter geht, dann ist es auf die Dauer nicht mehr auszuhalten, aber eigentlich möchte ich schon leben, schon wegen der Kinder. Ich habe so einen Zustand noch nie gehabt, es geht mir eigentlich gut, ich kann mir gar nicht vorstellen, wie ich auf solche Gedanken komme.

**Arzt:** Ich glaube, daß das, was Sie geschildert haben, eine nervliche Störung ist, die Psychiater nennen das Depression. Diese drückt sich vor allem im vegetativen Nervensystem aus, also durch Schwitzen, Appetitlosigkeit, Schmerzen, Schwächegefühl und bleiernem Körpergefühl. Das alles haben Sie geschildert. Das vegetative Nervensystem äußert sich auch nachts in Form einer Schlafstörung, und daß am Morgen alles besonders schlecht ist.

Für diese Zustände sollen Sie bitte ein antidepressives Medikament nehmen, das besonders geeignet ist, rasch – das heißt in etwa 10 Tagen – eine Verbesserung zu bringen. Zunächst werden Sie besser schlafen, dann werden langsam die Beschwerden besser und schließlich wird diese tägliche Mühsal und der ständige existenzielle Schmerz besser. Bitte haben Sie 14 Tage Geduld, gesund werden Sie auf jeden Fall, wir werden auch, sobald Sie sich dazu in der Lage fühlen, genauere Untersuchungen durchführen, ob irgendeine Ursache, sei's hormonell oder organisch bedingt, dahintersteckt. Bitte nehmen Sie abends regelmäßig das Medikament, aber geben Sie uns mindestens 10 Tage Zeit, dann wird die Therapie greifen, rufen Sie mich in etwa einer Woche an, dann kann ich schon beurteilen, ob die Therapie den vorhersehbaren Erfolg zeigt. Das vegetative Nervensystem in Ordnung zu bringen ist nicht eine Frage von Stunden, sondern eine Frage von Tagen.

**Patient:** Warum glauben Sie, daß das nur nervlich ist, sind solche Medikamente nicht gefährlich, kann man da nicht abhängig werden, ich bin ohnehin schon so müde, wird das nicht noch schlimmer?

**Arzt:** Das Medikament, das Sie bekommen, hat zunächst keine deutliche Wirkung, Sie werden davon nicht müde, auch abhängig kann man davon nicht werden, ich gebe Ihnen kein Beruhigungs- oder Schlafmittel, ich gebe Ihnen ein Mittel, das den Stoffwechsel im Gehirn wieder ins Gleichgewicht bringt, die Psychiater nennen das das Neurotransmittergleichgewicht, also ein Gleichgewicht der Nervenüberträgersubstanzen. Nervlich ist es deshalb, weil das Krankheitsbild für einen Arzt klar zu diagnostizieren ist und andere Ursachen im wesentlichen bereits ausgeschlossen sind. Bitte vertrauen Sie darauf, daß Sie wieder gesund werden, ich werde Ihnen dabei helfen, allerdings brauche ich dazu 14 Tage und Ihre Mitarbeit, daß Sie täglich, auch wenn Sie momentan wenig Besserung spüren, das Medikament einnehmen. Bitte rufen Sie mich in etwa einer Woche an, dann kann man schon ein bißchen etwas sagen, ob dies genauso eintrifft wie dies zu erwarten ist. Gute Besserung.

#### 6.1.6.1 Begleitmedikation

Die Patienten müssen ausreichend schlafen. Daher ist von Anfang an für den Schlaf zu sorgen, z.B. mit Hilfe einer Begleitmedikation für die ersten 14 Tage, bis die Depression aufgehellt ist und der Schlaf sich von selbst normalisiert. Werden primär sedierende Antidepressiva eingesetzt, ist eine manchmal nicht tolerierbare Tagesmüdigkeit möglich.

#### 6.1.6.2 Allgemeine Therapiemaßnahmen

Die Patienten sollen entlastet werden, sollen sich ablenken, am besten mit körperlicher Betätigung (Schwimmen, leichte Beschäftigungstherapie, autogenes Training etc.) und falls nötig krankgeschrieben werden, wenn sie die täglichen Anforderungen nicht mehr schaffen und die eigene Leistungsunfähigkeit nicht tolerieren können.

#### 6.1.6.3 Kombinationspräparate

Über den Einsatz von Kombinationspräparaten werden unterschiedliche Anwendungspraktiken diskutiert.

Einerseits werden sie aufgrund ihrer milden Wirkung und guten Verträglichkeit besonders gern bei leichten Verstimmungen verschrieben, andererseits wird der Wirkanteil der antidepressiven Komponente wegen der niedrigen Dosis öfter in Frage gestellt.

Diese Medikamente sind dann von Vorteil, wenn die Compliance des Patienten schlecht ist und angenommen werden muß, daß der Patient nur zur Einnahme eines Medikaments pro Tag zu bewegen ist und nur dann, wenn eine sofortige Wirkung erwartet wird. Allerdings können diese Medikamente nur dann eingesetzt werden, wenn das Krankheitsbild nicht zu schwer ist.

### 6.1.6.4 Compliance, Prophylaxe, Nachbehandlung und Langzeittherapie

Der Glaube aus der Aufbruchstimmung der 60er Jahre, daß Antidepressiva die Menschen gesünder machen würden, ist vorbei. Nach den anfänglich guten Erfolgen der Depressionsbehandlung mußten sowohl die psychotherapeutisch orientierten Kollegen als auch die psychopharmakologisch Orientierten feststellen, daß Einzelepisoden der Krankheit Depression eher selten sind. Mehr als die Hälfte der Patienten erleiden Rückfälle.

Besonders Patienten, die jung erkranken (unter 40) oder die nach ihrem 60. Lebensjahr erkranken, haben Rückfälle. Patienten, die genetisch belastet sind oder schon mehr als drei Episoden hatten, werden immer wieder Rückfälle haben. Patienten, die in ihrer Persönlichkeit neurotische Züge oder Stressfaktoren haben wie soziale Schwierigkeiten oder eine Kombination aus mehreren Faktoren, neigen zu Rückfällen. Besonders rückfallgefährdet sind die Patienten, bei denen nach einer akuten Krankheitsepisode Restsymptome bestehen bleiben, und diese Patienten sind recht häufig.

Diese große Gruppe, also mehr als 50% der einmal an einer Depression erkrankten Patienten, muß prophylaktisch behandelt werden.

Dies gilt auch für Patienten, die in Psychotherapie sind und sich von dieser Therapie erhoffen, nie wieder krank zu werden. Zweifellos sind eine kognitive Therapie, eine interpersonelle Therapie und ähnliche Verfahren hilfreich. Dem Patienten und dem Psychotherapeuten muß klar sein, daß bei 50% der Kranken eine Psychopharmakotherapie wieder notwendig sein kann. Dies ist besonders wichtig, weil oft sowohl Patient als auch Therapeut meinen zu scheitern, wenn wieder eine Krankheitsphase auftritt. Die Krankheit Depression löst sich weder durch Psychopharmaka noch durch Psychotherapie in Luft auf, sondern der Schaden der Erkrankung kann durch Früherkennung, Stützung, Medikation und objektive Distanz wesentlich begrenzt werden. Der Rückfall darf nicht zur Schuldfrage werden.

Das Therapieangebot verbessert die Lebensqualität der Patienten, vermindert das Suizidrisiko, bietet rasche und effektive Hilfe. Das Therapieangebot schafft jedoch die Erkrankung Depression nicht ab. Wir wissen vielmehr, daß die Erkrankung Depression weltweit zunimmt, quer durch alle Gesellschaftsschichten und Zivilisationen. Die Zunahme der Erkrankung ist durch das erhöhte Therapieangebot nicht verhinderbar.

Es ist erwiesen, daß Antidepressiva sehr akut und sehr gut prophylaktisch wirken, jedoch über die Einnahmephase hinaus keine Schutzwirkungen haben. Daher kann es bei raschen Rückfällen, Restsymptomen oder schweren Phasen notwendig sein, eine Dauerbehandlung über Jahre durchzuführen.

Die Dauerbehandlung soll mit einem möglichst nebenwirkungsarmen Medikament durchgeführt werden. Die Dosis, die in der akuten Phase der Erkrankung wirksam war, soll beibehalten werden. Die modernen Antidepressiva der letzten Generation eignen sich hier besonders, weil sie in der Dauerbehandlung ohne Nebenwirkung toleriert werden. Ein Vorteil von Fluoxetin mag in der Langzeittherapie darin liegen, daß die lange Halbwertszeit einen konstanten Spiegel im Blut garantiert, auch wenn einzelne Dosen tagelang vergessen werden.

Für jedes Langzeitmedikament gilt, daß höchstens eine Tagesdosis verordnet werden kann, sonst wird das Medikament nicht genommen. Die Einmaldosis sollte am Abend gegeben werden. Alle neuen Antidepressiva haben in der Dauerbehandlung keinen unmittelbaren Effekt bei der Einnahme und können daher abends genommen werden.

## 6.1.7 Zu den einzelnen Indikationsbereichen

### 6.1.7.1 Leicht depressive Zustände

Leicht depressive Zustände sind charakterisiert durch Tagesschwankungen, Durchschlafstörungen und beginnende „Losigkeitssymptome". Besonders häufig beginnen diverse Beschwerden mit Kopfschmerzen, unklaren Bauchbeschwerden und Rückenschmerzen ohne organisches Korrelat.

**Fallbeispiel:** Ein 52jähriger Mann, verheiratet, 3 Kinder (14, 18 und 19), mußte den Beruf wechseln, weil die Firma, in der er zuletzt 10 Jahre als Regionalleiter tätig war, fusioniert worden war und das gesamte Management ausgetauscht worden war. Er fand zwar wieder eine Stelle, im mittleren Management eines großen Konzerns, allerdings mit sehr geringem Handlungsspielraum und keineswegs dem Gefühl, sich verbessert zu haben. Er hatte vielmehr das Gefühl, in einem Gebiet tätig zu sein, das er keineswegs mehr sattelfest beherrschte, und als Rädchen in einem riesigen Getriebe unterzugehen. Er bewunderte seine Frau, die souverän zu Hause zurechtkam, er jedoch konnte seine Söhne nicht verstehen, warum sie nichts lernten, bloß Geld verlangten und keinerlei Lebensernst erkennen ließen. Des Nachts schwitzte er, konnte nicht mehr einschlafen, oder erst nach einer Stunde, wachte immer wieder mit Herzklopfen auf, und wenn er dann ans Fenster trat, dann schaute er in die Tiefe, er wohnt im 4. Stock, dachte „vielleicht springe ich eines Tages hinunter, dann ist der ganze Zauber zu Ende, was habe ich denn vom Leben, ich fühle mich zu schwach, um mir nochmals ein Ziel zu stecken". Dieses Symptom erschreckte den Patienten und führte ihn zum Arzt, genauso wie das Gefühl, sich nichts mehr merken zu können und sich von den Mitarbeitern, besonders in der Frühe mehr belästigt zu fühlen als angesprochen. Es war das erste Mal in seinem Leben, daß er so fühlte, und ein Freund hatte ihm erzählt, daß es ihm auch mal so gegangen sei und er damals auch den Psychiater aufgesucht hätte, mit gutem Erfolg.

**Therapieempfehlungen**

- Fluoxetin (1mal 20 mg tgl.) ist geeignet, wenn die depressive Verstimmung (Antrieb, Befindlichkeit und Affizierbarkeit sinken) im Vordergrund steht,
- Moclobemid (2mal 150 mg tgl.) ist geeignet, wenn die Leistungsbeeinträchtigung im Vordergrund steht und die Stimmung nicht wesentlich beeinträchtigt ist,
- Mianserin (1mal 30 mg abends) ist geeignet, wenn Unruhe, Nervosität, Magenbeschwerden und Schlafstörungen im Vordergrund stehen,
- Opipramol (2mal 50 mg abends) ist geeignet, wenn Ängstlichkeit, Unruhe und Schlafstörung im Vordergrund stehen, jedoch keine wesentliche Beeinträchtigung der Stimmung vorliegt.

### 6.1.7.2 Mittelschwer depressive Zustände

Hierzu zählen die Bilder, die durch „Losigkeit" gekennzeichnet sind, sowie durch sehr häufige, durch das Umfeld des Patienten beeinflußte Schwankungen. Diesen Patienten geht es besonders am Abend oder unter entlastenden Umständen gut (Erfolg im Beruf, Urlaubssituation, starke körperliche Anstrengung), allerdings unter schwierigen Umständen (emotional belastende Ergebnisse, Trennungen, körperliche Erkrankungen etc.) besonders schlecht.

Hierher gehören die „agitierten Depressionen", ein Mischzustand von gleichzeitigem Vorliegen von pathologisch verändertem Antrieb und depressiver Stimmung mit wechselnder Dominanz. Gereizte Mißstimmung ist nicht selten und pseudologische Erklärungsversuche (das Wetter, ich bin erschöpft, ich muß nur ausspannen, die Tage vor der Regel, der Vollmond, das Gewitter und dergleichen mehr) häufig. Diese Patienten sollten über das Wesen ihrer Krankheit genauestens aufgeklärt werden, weil die Compliance dieser Gruppe besonders schlecht ist.

**Fallbeispiel: mittelschwere depressive Erkrankung mit unwesentlichen Schlafstörungen.** Eine junge Frau, 25 Jahre alt, führt das Hotel der verstorbenen Mutter und schafft es nicht, eine Anstellung als Turnusarzt zu bekommen, weil sie nicht entscheiden kann, wann sie sich wo bewerben soll, und die Konkurrenz an arbeitslosen Jungärzten ist extrem groß. Sie führt das Hotel recht lustlos, hat aber gute Angestellte, die es ihr ermöglichen, daß sie an manchen Tagen gar nicht aufsteht, im Bett bleibt, weint und keinerlei Kontakt nach außen hat. Wenn solche Weinkrämpfe beginnen, wobei eine jahreszeitliche Bindung an den Mai auffällt, dann geht auch immer die jeweilige Beziehung in die Brüche, weil die einzelnen Freunde ihre Lustlosigkeit und Negativität nicht aushalten. Der Verlust der Freundschaft führt dann noch tiefer in den elenden, sinnlosen Zustand, und die Existenz reduziert sich auf ein Überleben. Es fällt der Patientin auf, daß an Tagen an denen sehr viel zu tun ist, und sie bis 3 Uhr früh nicht ins Bett kommt und in den frühen Morgenstunden wieder heraus muß, der unerträgliche Zustand leichter wird, ja sogar verschwindet.

Der Vater war vor etwa 10 Jahren an einem Meningiom verstorben, das bis zu seinem Tod unentdeckt blieb und sich jahrelang in psychischen Beschwerden wie Aggressivität und Depressivität geäußert hat. Die Mutter hatte, seit sich die Patientin, die die einzige Tochter ist, erinnern kann, unter depressiven Zuständen gelitten und sich selbst mit Valium behandelt. Als sie vor 3 Jahren erfuhr, daß sie Brustkrebs hatte, verübte sie Selbstmord. Die Patientin studierte Medizin, nahm an zahlreichen Studien insbesondere an der Psychiatrie als gesunde Kontrollperson teil und beantwortete alle Kontrollfragen in Richtung einer Depressivität falsch. Sie lernte die Symptome sehr gut, kannte ihre Krankheit und behandelte sich selbst mit den Vorräten der Mutter. Auf Anraten eines manisch-depressiven Bekannten, der die Patientin gut kannte und als einziger bemerkte, daß diese Frau die gleiche Krankheit hatte und der selbst von der Lithiumtherapie hervorragend profitiert hatte, erschien die Patientin in der Ordination. Sie war der festen Meinung, daß man ihr sicher nicht helfen konnte, weil sie eine Psychotherapie begonnen hatte, die nach eineinhalb Jahren damit geendet hatte, daß die Psychotherapeutin gemeint habe, sie solle einen Psychiater aufsuchen und Medikamente nehmen. Dieses Ansinnen hatte die Patientin so erschreckt und verärgert, weil sie die Psychotherapie ja begonnen hatte, um die Drohung Medikament hintanzuhalten. Sie fühlte sich betrogen und abgeschoben, brach die Therapie ab und ging auch zu keinem Psychiater. Erst 1/2 Jahr später gelang es dem Bekannten, durch die eigene Geschichte und die Augenfälligkeit seiner Besserung, die Patientin zu überreden.

Psychopharmakologisch konnte eine rasche Besserung bewirkt werden und eine Prophylaxe besprochen und schließlich die Zustimmung dazu erarbeitet werden.

**Fallbeispiel: mittelschwere depressive Erkrankung mit schweren Schlafstörungen.** Eine junge Frau, verheiratet, 2 Kinder, eines 4jährig, eines mit 14 Monaten, hatte zeit ihres Lebens Probleme einzuschlafen. Allerdings gewöhnte sie sich daran, und das Problem war zwar vorhanden, allerdings nie so schlimm, daß sie einen Arzt aufgesucht hätte.

Sie stammt aus Jugoslawien, aus Zagreb, und lebt mit ihrem Mann in Österreich, fühlt sich hier wohl, der Mann arbeitet bei einer internationalen Organisation und möchte auch hier bleiben. Aufgrund der politischen Situation waren in den letzten 2 Monaten die täglichen Nachrichten in den Medien ein Spießrutenlauf, besonders dann, wenn von der Heimatstadt die Rede war und die Patientin an die daheimgebliebene Familie, an die Freunde und Bekannten dachte. Sie konnte kaum mehr einschlafen und erwachte nach 1–2 h schweißgebadet aus einem Alptraum. Der Zustand wurde immer bedrückender, weil sie nachts wachlag und keinerlei Lösungsmöglichkeiten im Kopf hatte, sondern voller Angst und Panik sich hin und her wälzte. Sie beschrieb, daß eigenartigerweise im Laufe des Vormittags der sinnlose und trostlose Zustand verschwand, sie sich ab Mittag eigentlich wohl fühlte und trotz schlechter Nacht nachmittags nicht müde fühlte. Sie hörte auf, Nachrichten zu hören, zu sehen oder zu lesen, aber der Zustand wurde weiter schlimmer und die nächtliche Schlaflosigkeit nahm zu, so daß sie schließlich nicht mehr als 2 h insgesamt schlief. Die Vormittage verliefen trist und freudlos, und nachmittags fühlte sie sich weiterhin gut. Allerdings fiel ihr auf, daß sie zunehmend gereizt, aggresiv und voller Unruhe war, führte dies jedoch auf die Schlafstörung zurück und auf die Sorge um die Lieben in Jugoslawien.

Der zu Hilfe gerufene Psychologe stellte eine depressive Reaktion fest und wird eine Psychotherapie beginnen nach dem Sommerurlaub, schickte die Patientin jedoch sofort zum Psychiater, um die depressive Erkrankung medikamentös behandeln zu lassen.

Eine psychopharmakologische Behandlung führte sofort zum Erfolg, und die Patientin wird nach der Urlaubspause die Psychotherapie beginnen. Psychiater und Psychologe bleiben weiterhin in Kontakt.

### Mittelschwere depressive Zustände ohne schwere Schlafstörung

Sofern keine schweren Schlafstörungen vorhanden sind, wählen Sie besonders nebenwirkungsarme Medikamente, z.B. Fluoxetin (1mal 20 mg).

### Mittelschwere depressive Zustände mit schweren Schlafstörungen

Bei Vorliegen von schweren Schlafstörungen ist Mianserin (30 mg 1–2 abends) von Vorteil. Auch Trazodon (100–200 mg 1–2 abends) ist bei Patienten mit schweren Schlafstörungen vorteilhaft, allerdings ist auf die hypotensive Wirkung zu achten.

Wenn zusätzlich zur Durchschlafstörung noch eine Einschlafstörung vorliegt, ist am Beginn der antidepressiven Medikation eine Benzodiazepinmedikation (kurzwirksames Hypnotikum, z.B. Brotizolam, Lormetazepam, Temazepam, Triazolam) von Vorteil, weil dann mit der halben Wirkdosis des Antidepressivums begonnen werden und nach etwa einer Woche auf die volle Wirkdosis gesteigert werden kann, ohne daß die Nebenwirkung (hypotensive Wirkung, Schwindel, Benommenheit, Müdigkeit am Tag) auftritt. Nach 10 Tagen sollte die Benzodiazepinmedikation halbiert und nach weiteren 14 Tagen abgesetzt werden.

Patienten mit schweren Schlafstörungen profitieren von einer anfänglichen Kombination mit Tranquilizern, weil die innere Unruhe und Ängstlichkeit damit behandelt werden kann und ein sofortiger Erfolg gegeben ist. Allerdings ist dieser Erfolg nur dann von Vorteil, wenn der Patient über den Sinn der antidepressiven Therapie aufgeklärt ist und über den Unsinn einer längeren Benzodiazepintherapie von Anfang an Bescheid weiß.

Maprotilin [25–75 mg i.v. in 250 ml als langsame (2 h) Tropfinfusion abends (ca. 21 Uhr)] ist dann von Vorteil, wenn eine i.v. Applikation nötig ist (Resorptionsstörung im Alter, z.B. Anazidität) und der Faktor „intensive ärztliche Betreuung", stationäre Aufnahme angezeigt ist. Allerdings handelt es sich bei diesem Antidepressivum schon um ein „klassisches", wenn auch tetrazyklisches, der 2. Generation, das alle Nebenwirkungen der klassischen Antidepressiva aufweist: Mundtrockenheit, kardiale Nebenwirkungen, Blasenentleerungsstörungen etc. Vorsicht bei Glaukom und Prostatahypertrophie sowie Vorsicht bei kardialer Vorschädigung, möglicherweise Senkung der Krampfschwelle mit der Gefahr epileptischer Anfälle, Obstipation, Gewichtszunahme.

Citalopram ist dann von Vorteil, wenn der Faktor „intensive ärztliche Betreuung" bei einer stationären Aufnahme wichtig erscheint, insbesondere bei Patienten, die ihre Beschwerden ins Somatische verschieben und sich eher als körperlich krank darstellen.

Dieses Antidepressivum wird gut vertragen und bei niedriger Anfangsdosis (20 mg i.v. in 250 ml als langsame (2h) Tropfinfusion morgens (ca. 8 Uhr)) sind geringe Übelkeit und geringe Unruhe zu erwarten.

Klassische Nebenwirkungen fehlen und auch Müdigkeit tritt nicht auf. Bei Resorptionsstörungen ist diese Vorgangsweise besonders zu empfehlen.

**Therapieempfehlungen (Tagesdosen)**

- Citalopram:20–40 mg 1mal tgl.
  20–60 mg morgens i.v.
  (als langsame Tropfinfusion bei Resorptionsstörungen)
- Fluoxetin: 20 mg 1mal tgl.,
- Maprotilin: 25–75 mg abends
  (als i.v. abendliche Tropfinfusion bei Resorptionsstörungen),
- Mianserin: 30 mg 1–3 abends,
- Trazodon: 100 mg 1–2 abends.

Bei schweren Schlafstörungen (Einschlafstörung, Durchschlafstörung und nächtliches Wachliegen) anfangs 10 Tage lang, dann noch 5 Tage in halber Dosierung evtl. mit dem Antidepressivum in der ersten Woche in halber Dosis (Vermeidung von Nebenwirkung, Test zur Eruierung der notwendigen Dosis, insbesondere bei Patienten, die noch nie Medikamente genommen haben):

- Brotizolam: 0,25 mg vor dem Schlafengehen,
- Lormetazepam: 1 mg vor dem Schlafengehen,
- Temazepam: 10 mg,
- Triazolam: 0,25 mg vor dem Schlafengehen.

#### 6.1.7.3 Schwer depressive Zustände

Grundsätzlich muß dann von einem schwer depressiven Zustand des Patienten gesprochen werden, wenn die Kommunikation nicht mehr gelingt. Dies ist dann der Fall, wenn der Patient „im Kreis denkt", wenn ihm keinerlei neue Gedanken möglich sind und er affektiv in seiner Welt verharrt ohne Überstiegsfähigkeit. Psychopathologisch wird dies als Nichtaffizierbarkeit beschrieben. Der Patient kann keinerlei Gefühle, Hilfsbereitschaft des Therapeuten, des Pflegepersonals, der Freunde nachempfinden und mitfühlen.

Diese Zustände sind durch „Losigkeit" und besonders durch Energielosigkeit und Hemmung charakterisiert und grundsätzlich gleich zu behandeln wie die mittelschweren. Allerdings ist hier besonders die Kooperation des Patienten ein schwieriger Faktor, weil der Therapeut mit folgenden krankheitsimmanenten Faktoren zu kämpfen hat:

Die Krankheit wird als hoffnungsloser und sinnloser Zustand gesehen und eine Hilfe als unmöglich betrachtet.

Der Patient grübelt über Ursachen und eigenes Verschulden und ist für neue Gedanken unzugänglich.

Die quälende Körperlichkeit und der Schmerz der Existenz erlauben keinerlei positive körperliche Wahrnehmung. Die zeitliche Komponente (das Sichersein, daß die Zeit nicht vergeht und höchstens zäh verinnt, während ein immer größerer Berg von vertaner nicht erfüllter Aufgaben angestaut wird), gefährdet die Perspektive für eine Woche, 10 Tage später. Die Zukunftlosigkeit kann es dem Patienten unmöglich machen, sich den Ablauf von Zeit – die Zeit bis zur Heilung – vorzustellen.

**Fallbeispiel: schwere depressive Erkrankung ohne suizidale Gefährdung.** Ein 50jähriger Patient wird in einem schwer gehemmten Zustand – er spricht kaum ein Wort, sitzt mit steilen Stirnfalten, vertieften Falten und der stereotypen Äußerung, die alle 20 Minuten wiederholt wird: „ich werde nicht mehr gesund, ich hab' alles falsch gemacht" – von der Ehefrau in die Klinik gebracht. Sie hat von Verwandten erfahren, daß der Ehemann und Patient vor etwa 30 Jahren einen ähnlichen Zustand gehabt hätte und damals von der psychiatrischen Klinik gesund nach Hause gekommen wäre. Damals vor 30 Jahren sei er mit Elektroschock behandelt worden, und nie wieder wäre ein Symptom aufgetreten. Nach Rücksprache mit dem Hausarzt hatte sich die Frau entschlossen, die selbst den Zustand noch niemals gesehen hatte, obwohl die beiden 20 Jahre verheiratet sind und 7 Kinder miteinander haben, den Ehemann in die psychiatrische Klinik zu bringen. Der Patient verharrte teilnahmslos in seinem Zustand, konnte in der Nacht nicht schlafen und marschierte auf und ab, legte sich wieder hin und erwachte nach einiger Zeit schweißgebadet, um erneut auf und ab zu marschieren. Er hatte sich zu einem möglichen Krankenhausaufenthalt nicht geäußert und nur stereotyp gesagt, niemand könne ihm helfen. Im Krankenhaus angekommen verstärkten sich die vegetativen Zeichen, der Patient begann stark zu schwitzen, der Blutdruck erhöhte sich, und ein erhöhter Puls wurde gemessen. Er hatte tagelang nichts gegessen und kaum etwas getrunken.

Eine genaue Anamnese war mit dem Patienten nicht möglich, außenanamnestisch ergab sich im Gespräch mit der Ehefrau:

Vor etwa 3 Monaten war der Frau aufgefallen, daß der Patient, der Nebenerwerbsbauer ist und in einer Fabrik als Arbeiter seit 15 Jahren tätig war sich ziemlich starke Sorgen machte, als eine Schweinefamilie verendete. Dies ist kein ungewöhnliches Ereignis in einer Landwirtschaft und war durchaus schon vorgekommen, ohne daß sich der Patient damit solange beschäftigt hätte. Er kam von diesem Ereignis nicht mehr los und machte sich auch zunehmend Sorgen, wie man in diesem Jahr die Felder bestellen und wann man aussäen solle. Die Söhne hatten sich gewundert, weil ja der Vater sonst nicht so ein Problem damit hatte. Besonders dramatisch sei die Situation geworden, als dem Patienten gekündigt worden war, was allerdings voraussehbar gewesen war, und wobei es außerdem eine Zusicherung von seiten der Firma gab, bei besserer Auftragslage den Patienten wieder einzustellen. Der Patient konnte sich nicht vorstellen, daß die Firma jemals wieder Leute einstellen würde und meinte auch, der Bauernhof würde zugrundegehen und seine Existenz vernichtet werden. Er verlor rapid an Gewicht, konnte kaum mehr arbeiten, verlor das Interesse am Tagesgeschehen und begann, schlecht zu schlafen, wobei in der letzten Woche eine dramatische Verschlechterung insofern eingetreten war, als er kaum mehr sprach, nicht mehr schlief und nichts mehr zu sich nahm. Der Hausarzt veranlaßte die Überweisung in die psychiatrische Klinik.

Der Patient erholte sich rasch unter einer Infusionstherapie, es kam allerdings zu wiederholten Rückfällen innerhalb der nächsten 2 Jahre, und 5 Aufnahmen waren nötig. Unter einer fortgesetzten Lithiumtherapie sowie einer klassischen MAO-Inhibitorentherapie konnte schließlich eine Restitutio ad integrum und eine langfristige Symptomfreiheit erreicht werden.

**Fallbeispiel: schwere depressive Erkrankung mit suizidaler Gefährdung.** Ein 30jähriger Patient kommt gemeinsam mit der Ehefrau in die psychiatrische Praxis um Hilfe. Er war im vergangenen Jahr schon einmal in einem ähnlich depressiven Zustand gewesen, allerdings mit einem geringeren Schweregrad und damals antidepressiv behandelt worden. Es war nach der Therapie klar ersichtlich, daß eine hypomanische Phase folgte, eine medikamentöse Prophylaxe hatte der Patient jedoch abgelehnt, obwohl sich dieser Krankheitsverlauf jährlich wiederholte und sich nun schon zum 4. Mal in immer schwererem Ausmaß einstellte. Es war jeweils von Februar bis Ende Mai eine depressive Phase zu explorieren, ab Juni bis Ende Oktober eine hypomane Phase. Der Patient hatte sich in der Zwischenzeit zu einem Therapeut begeben, der mit dem Patienten die Methode des katathymen Bilderlebens anwandte, und gemeinsam waren sie der Meinung, daß durch die Interpretation der Bilder eine allmähliche Besserung der depressiven Phasen erreichbar wäre.

Im April begann die depressive Phase wieder solche Ausmaße anzunehmen, daß der Patient seine Arbeit nicht mehr verrichten konnte, sich zwar hinschleppte, die unerledigten Papiere türmten sich jedoch auf seinem Schreibtisch. Er war der Meinung, daß er durch diese Krise hindurch müsse und ging weiter zur Psychotherapie. Schließlich konnte er morgens nicht mehr aufstehen, war voller Schuldgefühle und empfand sich als entsetzlichen Versager, weil er nicht in der Lage war, in der Therapie voranzukommen, sondern immer tiefer in einem aussichtslosen Sumpf versank, keine Bilder mehr sah und nur noch überlegte, wie er seinem Leben ein Ende setzen sollte. Er fühlte sich als Last für seine Frau, seine beiden Kinder und war überzeugt, daß er seine Arbeitsstelle verlieren würde und alles selbst verschuldet hätte und zu schwach wäre, um sich weiterzukämpfen. Er litt unter seiner Niederlage in der Therapie und konnte sich von dem Gedanken nicht lösen, daß die einzige Möglichkeit wäre, sich umzubringen. Er fürchtete sich vor der Therapie und traute sich kaum, dem Rat seiner Frau zu folgen und zu dem Psychiater zu gehen, der ihm ein Jahr vorher geholfen hatte, weil er dies als Verrat und endgültiges Scheitern sah.

Schließlich gelang es der Frau, gemeinsam mit dem Patienten in die Praxis zu kommen, und der Patient quälte sich 1 h mit dem Gefühl herum seinen Therapeuten verraten zu haben, er selbst sei schuld am schlechten Verlauf der Therapie und unfähig weiterzuleben. Er begann dabei zu schwitzen, redete ununterbrochen und nahm seine Umgebung kaum wahr.

Es gelang den Patienten sofort ins Krankenhaus aufzunehmen, antidepressiv und mit sedierendem Tranquilizer i.v. zu behandeln und es kam innerhalb von 5 Tagen zu einer Aufhellung. Ein Prophylaxe mit Lithium konnte diesmal mit dem Patienten vereinbart werden, v.a. deshalb, weil der Patient noch klar vor sich hatte, wie knapp der Schritt zum Selbstmord gewesen war und wie wenig er von sich aus in der Lage gewesen war, diese Situation zu steuern.

Er wollte eine Psychotherapie fortsetzen, allerdings mit einer anderen Methode, nämlich einer kognitiven Methode, weil er jetzt, da er gesund war, dazu neigte, alle Probleme von sich zu schieben und sich lediglich mit Dingen zu beschäftigen, die ihm Spaß machten. Die wiederholten Bemerkungen der Ehefrau in diese Richtung hatten ihm schließlich doch zu denken gaben.

## Therapie schwer depressiver Zustände ohne suizidale Gefährdung

Im ambulanten Bereich, besonders, wenn wenig Zeit für den Patienten zur Verfügung steht, ist auf die Anwendungssicherheit zu achten.

Eine Tranquilizerbegleitmedikation ist nötig. Der stimmungsaufhellende Effekt, der zur Nichteinnahme des antidepressiven Medikaments führen kann, ist hier nicht stark genug, so daß sich die Compliancefrage nicht stellt und auch die

Suchtfrage nicht relevant ist. Der wichtige Soforteffekt der Tranquilizer ist nötig zur vegetativen Entspannung und zur sofortigen Beruhigung der somatischen Beschwerden (Schwitzen, Appetitlosigkeit, Tachykardie, Bauchbeschwerden etc.).

Da die Einnahme von Antidepressiva, die bereits in geringer Überdosierung toxisch wirken, die häufigste Todesursache bei Suizidversuchen ist, sind die gering toxischen Substanzen anwendungssicherer.

Die als toxisch geltenden trizyklischen Antidepressiva (Amitriptylin, Clomipramin, Doxepin, Imipramin) und unselektiven irreversiblen MAO-Inhibitoren (Tranylzypromin) sollten vorwiegend im stationären Bereich eingesetzt werden. Die geringer toxischen tetrazyklischen Antidepressiva (Maprotilin, Mianserin, Trazodon) können ambulant eingesetzt werden.

Hohe Anwendungssicherheit besteht bei neuen Substanzen wie Fluvoxamin, Citalopram und Fluoxetin.

### Therapieempfehlungen (Tagesdosen)

- Amitriptylin: 150–300 mg oral oder parenteral abends,
- Citalopram 40–80 mg oral oder parenteral morgens
- Clomipramin: 100–200 mg oral oder parenteral abends,
- Doxepin: 100–300 mg oral oder parenteral abends,
- Fluoxetin: 20–60 mg oral morgens oder abends,
- Fluvoxamin: 100–250 mg oral abends,
- Imipramin: 100–200 mg oral oder parenteral abends,
  mit einer Benzodiazepinbegleitmedikation, evtl. auch einer neuroleptischen Begleitmedikation, z.B.:
  - Alprazolam: 2–6 mg bei sehr ängstlichen Patienten, auch bei Panikattacken,
  - Clonazepam: 2–6 mg bei sehr ängstlichen und vegetativ übererregten Patienten, insbesondere solchen mit hypochondrischen und Konversionssymptomen und Panikattacken,
  - Diazepam: 30–60 mg bei vegetativ übererregten Patienten oral oder i.v.,
  - Flunitrazepam: 2–6 mg bei extrem vegetativ übererregten und ängstlichen Patienten auch tagsüber.
  - Lorazepam: 2,5–10 mg bei vegetativ übererregten und ängstlichen Patienten.

### Therapie schwer depressiver Zustände mit suizidaler Gefährdung

Wenn die Suizidprävention nicht ausreicht und eine stationäre Aufnahme nötig ist (Werteinengung, konkrete Suizidphantasien, Äußerungen über einen möglichen Suizid), muß der Patient überwacht werden und mit Hilfe von stark sedierenden Medikamenten (mit Antidepressiva auch aus der Trizyklikageneration, Tranquilizern, MAO-Inhibitoren, Neuroleptika) am Vollzug seines Suizids gehindert werden. Hier ist allerdings darauf zu achten, daß trizyklische Medikamente besonders toxisch sind und daher am besten von Angehörigen oder vom Pflegepersonal verwaltet werden, bis eine Besserung des Zustands eingetreten ist; bei Rückfallgefahr ist auch prophylaktisch auf Anwendungssicherheit zu achten.

Psychopharmakologisch ist die Therapie, die für schwer depressive Zustände beschrieben ist, anzuwenden, außerdem ist eine Elektroheilkrampftherapie in Erwägung zu ziehen sowie eine neuroleptische Begleitmedikation (s. Kap. 6.3).

### 6.1.7.4 Chronisch depressive Zustände

**Fallbeispiel: chronische, leicht depressive Zustände.** Eine junge Frau, erfolgreiche, leitende Kindergärtnerin, gerät in einen depressiven Zustand, als der Partner, den sie sehr verehrt und platonisch liebt, immer häufiger von Selbstmord spricht. Sie verläßt panikartig Arbeit, Land und Partner, um ins weitestentfernte Bundesland zu flüchten. Es gelingt ihr, einen Ausbildungsplatz zu bekommen als Sonderkindergärtnerin, allerdings kommt es im Lauf der Ausbildung wieder zu einem Erschöpfungszustand, die Patientin begibt sich in Psychotherapie. Die wichtigsten Themen in der Psychotherapie sind der kranke Bruder, der 14 Jahre unter Asthma, dann unter rheumatischer Arthritis und ähnlich schweren Erkrankungen litt und die Mutter völlig für sich absorbierte, sowie die Großmutter, die die Familie beherrschte, die Patientin nicht ausstehen konnte und jeweils schwer erkrankte, wenn sie ihren Willen gefährdet sah. Die Therapie brachte eine deutliche Erleichterung, eine gute Beziehung wurde möglich, ein Kind kam zur Welt, allerdings verschlechterte sich der Zustand sehr, als die Patientin als frischgebackene Mutter feststellte, daß sie nicht perfekt sein konnte, nicht immer beim Kind sein konnte und der Partner sich immer mehr, auch aus Eifersucht dem Kind gegenüber, abwandte. Die Psychotherapie erwies sich weiter als hilfreich und entlastend, allerdings werden in Krisen, wenn die Geschichte der Patientin wieder so präsent ist, als wäre sie wieder das kleine, einsame nicht wahrgenomme Kind, Medikamente benötigt, die etwa 4–5 Wochen jeweils in Zusammenarbeit mit dem Psychotherapeuten verordnet werden, v.a. um die Alltagsanforderungen (Kinderversorgung, Arbeit, Perfektionsansprüche, etc.) zu schaffen und in der Therapie auch thematisieren zu können.

**Fallbeispiel: chronische, mittelschwer depressive Zustände.** Ein Student, 27 Jahre alt, kommt im Studium nicht voran, lebt in einer unglücklichen Beziehung und wirft sich selbst vor, er sei unentschlossen, lasse sich alles gefallen und könne sein Leben nicht in die Hand nehmen.

Eigentlich hatte er sich schon als Jugendlicher nicht konzentrieren können, hätte in der Schulzeit kaum die Aufgaben gemacht, war immer abgelenkt und rutschte so recht und schlecht durch die Schule. Als Student hatte er sich in ein ehrgeiziges Mädchen verliebt, kam selbst gut im Studium voran und absolvierte den ersten Studienabschnitt in völlig unvorhergesehener, problemloser Weise. Dann allerdings kriselte die Beziehung, der Patient begann zuviel zu trinken, hatte häufig wechselnde sexuelle Beziehungen und verlor das Interesse am Studium. Zu diesem Zeitpunkt ging die Firma seines Vaters in Konkurs und es stellte sich heraus, daß der Großvater, der die finanziellen Mittel und das innovative Know-how gehabt hätte, keinerlei Unterstützung bot, sondern lieber alle Geschäfte mit dem 2. Sohn abwickelte. Der Vater des Patienten war unfähig zu begreifen, was hier passiert war, saß den ganzen Tag in einem Zimmer und war nicht in der Lage, etwas neues in die Hand zu nehmen, insbesondere da er keinesfalls bereit war „untergeordnete Arbeit“ zu verrichten. Mit Hilfe eines Plans, der von Banken und Steuerberater kontrolliert wurde, übernahm die Mutter die Konkursmasse und machte sich an den Neuaufbau des Geschäfts. Der Patient litt sehr unter dem Prestigeverlust, genauso wie der Vater, und getraute sich im nicht alkoholisierten Zustand in dem kleinen Heimatort kaum auf die Straße. Der Großvater wurde bewundert, seine Firma florierte, und der Schwager protzte mit seiner finanziellen Potenz, während die armen Verwandten – so sieht es der Patient – mitleidig belächelt wurden. Die Mutter des Patienten erwies sich als sehr geschickt, und eine Wiederaufbau der Firma bahnte sich an.

Aufgrund der unglücklichen Situation in der neuen Liebesbeziehung, die sich eigentlich darauf beschränkte, daß die Freundin des Patienten Vorwürfe äußerte, daß er ein Versager sei, zuviel trinke, kein Geld habe, auf der faulen Haut läge und nichts in den Haushalt einbringe, begab sich der Patient in Psychotherapie. Er war eigentlich derselben Meinung wie die Freundin. Als er anfing wieder weniger chaotisch zu leben, mehr zu arbeiten im Geschäft der Mutter und wieder zu studieren, bekam die Freundin vom Patienten ein Kind und verlangte, daß er sich um den Kleinen kümmerte; allerdings stellte sie auch hier seine Insuffizienz in den Vordergrund. Er fühlte zunehmend die unglückliche Beziehung und haderte mit der Möglichkeit einer Änderung. Er kam durch die neue Zeiteinteilung mit dem Kind, die Unmöglichkeit der Entspannung am Wochenende und die fortgesetzten Streitereien wieder tief in einen entschlußlosen und gelähmten Zustand, so daß alle guten Vorsätze nichts erbrachten.

Der Patient zog sich immer mehr zurück und beklagte in der Psychotherapie seine aussichtslose Situation, seine Energielosigkeit, seine Unfähigkeit, sich auf das Studium zu konzentrieren, er konnte jedoch seine Einsichten nicht umsetzen und zog es vor, abends zu trinken und dann müde ins Bett zu fallen. Eine Auseinandersetzung mit der Freundin, bei der der kleine gemeinsame Sohn, der inzwischen 14 Monate alt war, zitterte und weinte, ließ den Patienten handeln. Er begann, die bis dahin nur fallweise genommenen Antidepressiva regelmäßig zu nehmen, nahm auch Disulfiram, um die Entscheidung nicht zu trinken, nicht wieder aufs Spiel zu setzen und zog schließlich aus der Wohnung der Freundin aus. Unter antidepressiver Therapie entwickelte er die Energie, die er brauchte um auszuziehen, zu studieren und Erkenntnisse umzusetzen, die aus der Psychotherapie stammten. Er ist z.Z. dabei, die Diplomarbeit abzuschließen und bewog die Freundin dazu, sich ebenfalls in Psychotherapie zu begeben.

**Fallbeispiel: chronisch schwer depressive Zustände.** Ein 43jähriger Patient, selbst Arzt hatte sich schon mit 20 Jahren in Psychoanalyse begeben, weil er eine sexuelle Problematik, die er an sich bemerkte, loswerden wollte. Die Mutter des Patienten war wegen Alkoholproblemen in Behandlung gewesen und in den letzten 20 Jahren nie mehr rückfällig geworden. Die Psychoanalyse brachte dem Patienten, obwohl er 7 Jahre lang 3mal wöchentlich in Behandlung war, keine Erleichterung, wohl aber etliche Einsichten in seine Situation: daß er eigentlich seine Mutter nicht gern hatte, sie ihn umgekehrt für einen Versager hielt und daß sein Vater zu früh, genauso wie seine geliebte Großmutter, verstorben war. Der Patient wechselte schließlich den Psychoanalytiker, der 2. Psychoanalytiker empfahl eine gleichzeitige Lithiumtherapie, und langsam besserte sich der Zustand des Patienten. Er war arbeitsfähig, konnte wieder schlafen und die andauernde Lustlosigkeit wurde viel geringer. Allerdings begann gleichzeitig eine sexuelle befriedigende Beziehung; nach Ende dieser Beziehung fiel der Patient wieder in denselben chronisch depressiven Zustand zurück. Eine weitere Psychotherapie lehnte er ab, weil er sich in der Kernfrage der sexuellen Problematik unverstanden und alleingelassen fühlte, und er machte nun alle psychopharmakologischen Maßnahmen mit, die schließlich auch zur Elektroheilkrampfbehandlung führten und wieder keinen Erfolg brachten. Zwei Selbstmordversuche folgten. Nach dem 2. Selbstmordversuch sprach der Patient erstmals über die dahinterliegende sexuelle Problematik, die moralischen Bedenken, dieses Thema überhaupt noch einmal psychotherapeutisch anzugehen, und er konnte insbesondere mit einem befreundeten Therapeuten, der ihn seit 20 Jahren kannte, aber keine Ahnung von den Nöten seines Freundes hatte, reden. Ein Spezialist für spezielle sexuelle Beziehungsprobleme wurde sorgfältig ausgesucht, und der Patient stimmte einem erneuten Psychotherapieversuch, mit klarem Therapieziel zu. Die erneut begonnene psychopharmakologische Intervention brachte zum ersten Mal einen längerdauernden Erfolg. Das Ergebnis nach 1–2 Jahren bleibt abzuwarten. Psychopharmakologisch war in diesem Fall ein hochdosierter unselektiver, irreversibler MAO-Inhibitor (s. Kap. 6.1.7.5 Therapieresistente Depressionsbehandlung) erfolgreich.

*Diese chronischen Erkrankungen haben meist einen in der Persönlichkeit liegenden Hintergrund (neurotische Mechanismen) oder situativ schwierige Umstände (Einsamkeit, Alter, Erkrankungen, Arbeitlosigkeit, Schicksalsschläge). Hier sind nichtmedikamentöse Therapiemaßnahmen vorrangig. Diese bestehen aus Verhaltenstherapie, kognitiver Therapie, Beschäftigungstherapie, Aktivierung, vorsichtiger Wiedereingliederung in die gesellschaftlichen Strukturen, in Seniorenclubs oder Selbsthilfegruppen etc.*

Medikamentös kann ein Kombinationspräparat zielführend sein, das eine geringe antidepressive Wirkkomponente und einen niedrigdosierten Tranquilizer enthält. Dadurch ist die Gefahr einer vom Patienten selbst gewählten Dosissteigerung des Tranquilizers deutlich reduziert.

Die medikamentöse Therapie sollte hier nicht überbewertet und keine Polypragmasie betrieben werden; vielmehr sollten die Faktoren, die die Krankheit aufrechterhalten und in der Persönlichkeit und den Lebensumständen begründet sind, betreut werden.

#### Therapieempfehlungen für chronische leicht depressive Zustände

Kombinationspräparate:

- Amitriptylin + Chlordiazepoxid: 1–3 Drg. abends (Amitriptylin 12,5–37,5 mg + Chlordiazepoxid 5–15 mg),
- Dosulepin + Diazepam: 1–2 Drg. abends (Dosulepin 12,5–25 mg + Diazepam 2,5–5 mg) oder von der Fortedosierung (doppelte Dosis beider Komponenten): 1–2 Drg. abends,
- Melitracen + Flupentixol: 1–4 Drg. morgens (Melitracen 10–40 mg + Flupentixol 0,2–5 mg).

#### Therapieempfehlungen für chronische mittelschwer depressive Zustände

- Citalopram: 40 mg 1mal tgl.,
- Fluoxetin: 20 mg 1mal tgl.,
- Maprotilin: 25 mg 2–3 abends, oral oder als Tropfinfusion,
- Mianserin: 30 mg 1–3 abends,
- Trazodon: 100 mg 1–2 abends,
- Tranylzypromin: 12,5 2–3 morgens, eventuell in Kombination mit Neuroleptika.

#### Therapieempfehlungen für chronisch schwer depressive Zustände

Diese Zustände sollten wie therapieresistente depressive Zustände behandelt werden (s. unten).

### 6.1.7.5 Therapieresistente depressive Zustände

**Fallbeispiel.** Eine ca. 60jährige Dame kommt in einem seit Monaten bestehenden depressiven Zustand in die Klinik. Sie hat zuletzt regelmäßig eine Phasenprophylaxe betrieben, ist regelmäßig in Psychotherapie gegangen und fiel dennoch wieder in einen agitierten, schwer depressiven Zustand. Erfahrungsgemäß dauerte dieser Monate (in den letzten Jahren gab es 5 Phasen). Kein Medikament brachte Nutzen, und auch die therapeutischen Gespräche – sie war bei führenden Kollegen in Behandlung – brachten keine dauernde Erleichterung.

Die Patientin fühlte sich völlig hilflos, telephonierte ununterbrochen, weil sie das Alleinsein nicht aushielt, fragte ständig das Gleiche, konnte kaum schlafen, war müde und zerschlagen und wiederholte, aus der Erfahrung völlig zu Recht, daß alle Chemie nutzlos sei. Im Gespräch kam das Thema: Hilflosigkeit, Interesselosigkeit, die Chemie nütze nichts, was sie denn jetzt tun solle, in stereotyper Regelmäßigkeit. Lediglich Mitpatienten und Kartenspiel sowie der gebesserte Schlaf konnten sie ablenken.

Hinzu kam, daß die kardiale Situation problematisch war und die Patientin einen Altersdiabetes hatte. Familienanamnestisch gab es keinerlei Auffälligkeiten.

Diese Zustände können mit parenteralen Verabreichungsformen behandelt werden. Bei besonders schweren monopolaren Formen ist eine Elektroheilkrampftherapie zu erwägen. Andere Behandlungsalternativen wie z.B. Anti-parkinson-Medikamente, Hormone (Schilddrüsenhormone, Kortison, Sexualhormone), hochdosierte Tranquilizer, Kombinationstherapien, hochdosierte MAO-Inhibitoren, sind unter stationären Bedingungen in Betracht zu ziehen.

Zu diesen Formen zählen auch häufig wiederkehrende depressive Bilder im Rahmen eines manisch-depressiven Krankseins, d.h. daß trotz adäquater Lithiumprophylaxe immer wieder „Durchbruchsdepressionen“ auftreten, die besonders schwer zu behandeln sind. Hier ist bei Trizyklikatherapie besondere Vorsicht geboten, da trizyklische Antidepressiva immer raschere Phasenfolgen provozieren können, und ein ständiges Hin und Her von manischen und depressiven Phasen die Folge sein kann.

Eine weitere Problematik sind jene Depressionsformen, bei denen die parenterale Therapie bereits ausgeschöpft ist und kein Psychopharmakon angesprochen hat. Hier ist ein abruptes Absetzen anzuraten, weil ein Erfolg möglich ist, oder gezielte Kombinationen oder Hochdosierungen von Medikamenten.

Eine Therapieresistenz ist nur dann gegeben, wenn alle herkömmlichen therapeutischen Wege in adäquater Dosierung, adäquater Länge und adäquater Applikationsart und Compliance durchgeführt wurden und kein Erfolg zustande kam. Es handelt sich dabei etwa um 10–33% der Patienten, je nach Quellenangabe, wenn eine adäquate trizyklische antidepressive Therapie, eine Elektroheilkrampftherapie und eine MAO-Inhibitorentherapie durchgeführt wurde. Bei älteren depressiven Patienten gilt erst nach 4 Wochen eine antidepressive Therapie als adäquat lang. Es gibt sogar Symptome, die sich bei alten Patienten häufig erst nach 7 Wochen Therapie bessern.

Dabei verkürzt sich die Anwendungszeit oft auch dadurch, daß zunächst einschleichend geringe Dosen gegeben wurden, die von der Zeit der adäquaten Therapie abgezogen werden müssen. Allgemein wird daher eine 6wöchige Anwendung eines Antidepressivums in adäquater Dosis empfohlen, bis beurteilt werden kann, ob es wirkt oder nicht.

**Therapieempfehlungen (Kombination von Präparaten)**

- Amitriptylin + Fluoxetin: parenteral Amitriptylin bis 100 mg abends, morgens 20–60 mg Fluoxetin,
- Clomipramin + Fluoxetin: parenteral Clomipramin bis 150 mg abends, morgens 20–60 mg Fluoxetin,
- Imipramin + Mianserin: parenteral Imipramin morgens bis 150 mg, abends 30–60 mg Mianserin,
- Amitriptylin + Tranylzypromin: morgens Tranylzypromin bis 80 mg, abends parenteral Amitriptylin bis 100 mg,
- Tranylzypromin: Hochdosierung, 80–180 mg,
- Antidepressivum + Clonazepam: adäquate antidepressive Dosis, zusätzlich 2–6 mg Clonazepam oral abends,
- Antidepressivum + Lithium: evtl. + Carbamazepin, adäquate antidepressive Dosis, Lithium auf einen Blutspiegel von mindestens 0,7 mmol/l Serumspiegel einstellen und evtl. Carbamazepin auf einen Blutspiegel von mindestens 20 mmol/l Serumspiegel einstellen.
- T 3, Östrogene, Reserpin und Lithiumerhöhung sowie eine hochdosierte Diazepamtherapie sind weitere Möglichkeiten für den Einzelfall.
- Kombination mit Neuroleptika ist möglich und im Einzelfall gerechtfertigt (s. Kap. 6.3 „Neuroleptika“).

### Organisch depressive Zustände, Altersdepression; somatisch gefärbte depressive Bilder mit und ohne organisches Korrelat

**Fallbeispiel.** Ein 78jähriger Patient, der keinerlei Abbauzeichen in seinen intellektuellen Leistungen zeigt, schildert kurz und präzise eine depressive Symptomatik, wobei die Antriebslosigkeit und Lustlosigkeit am Vormittag sowie Schwindelzustände im Vordergrund standen. Internisten hatten ihm einen Linksschenkelblock, eine geringgradige Lungenstauung, geringe Hypertonie sowie eine Prostatahypertrophie bescheinigt, und die Schwindelzustände hatten keine Erklärung im HNO-Bereich.

Der Patient berichtet, daß es im Laufe einer früheren Therapie wegen depressiver Störungen zu einer geringen Hirnblutung gekommen sei, zumal seine Thrombozytenzahl sehr gering ist (100000).

Im Alter ist die Prädisposition für depressive Zustände, insbesondere weil eine Multimorbidität mit einem Verlust an Lebensqualität einhergeht. Körperliche Gebrechen erschweren die soziale Kommunikation, die Getreuen der Patienten sterben, und von den gewohnten Interessen bleibt nur sehr wenig übrig. Der organische Abbau fördert die Isolierung des Patienten durch die Vergröberung der Persönlichkeit und die geringeren nach außen gerichteten Interessen.

Mit nebenwirkungsarmen Antidepressiva ist hier gut zu behandeln. Organische Leiden wie Anazidität, Vitaminmangel, Flüssigkeitsmangel, instabile Blutdruckverhältnisse, Hormonmangel, degenerative Erscheinungen und systemische Erkrankungen, die depressive Symptome fördern (Karzinome, Rheuma, Hauterkrankungen, Degenerationserscheinungen der Wirbelsäule, Bewegungseinschränkungen etc.) müssen mitbehandelt werden, um einen Behandlungserfolg zu zeitigen.

Auch die Antiparkinson-Therapie ist in Erwägung zu ziehen, weil oft jahrelang vor Ausbruch einer Parkinson-Symptomatik ein depressives Bild beobachtet wird. Wie bei jeder Therapie von geriatrischen Patienten ist auf die Möglichkeit der altersbedingten Einschränkung v.a. der Leber- und Nierenfunktion zu achten. Grundsätzlich soll auch darauf geachtet werden, daß die Blutdruckwerte ausreichend hoch und stabil gehalten werden, auch unter Anwendung von Nootropika (s. Kap. 6.4 „Nootropika“), um eine ausreichende Versorgung der Gehirnzellen zu erreichen.

### Therapieempfehlung (Tagesdosen)

- Citalopram: 20–40 mg morgens i.v. als langsame Tropfinfusion bei Resorptionsstörungen oder 20–40 mg 1mal tgl. (morgens),
- Fluoxetin: 20 mg 1mal tgl.,
- Maprotilin: 25–75 mg abends i.v. als langsame Tropfinfusion bei Resorptionsstörungen,
- Mianserin: 10 mg abends 1–3 Tbl.,
- Moclobemid: 150 mg 1- bis 2mal tgl. (morgens und mittags).

## 6.1.7.6 Depressive Zustände im Rahmen eines bipolaren Krankseins

**Fallbeispiel.** Ein junger Techniker, der Zeit seines Lebens als „bunter Vogel“ aufgefallen war, seine Prüfungen immer mit Auszeichnungen zu Ende brachte, allerdings fast nicht antreten durfte, weil er in Unterhosen erschien oder mit bemalten Schuhen oder sonstige Außergewöhnlichkeiten kultivierte wie lange Haare, Stirnband, Pantoffeln in der Oper und dergleichen mehr, war nach Ende des Studiums in einen tiefen depressiven Zustand verfallen, hatte vom Psychiater eine trizyklische Antidepressivamedikation bekommen, daraufhin war er in eine Manie gekippt (nach Einnahme von 3 Medikamenten) und hatte schließlich die Computeranlage eines technischen Instituts mit Viren außer Gang gesetzt. Die anschließende Kündigung löste erneut einen depressiven Zustand aus, der den Patienten völlig handlungsunfähig machte.

In der Familie 1. Grades leidet der Vater und 2 Brüder unter affektiven Störungen, die behandelt werden müssen, Mutter und 2 Schwestern haben keine Symptome oder Anhaltspunkte für diese Erkrankung.

Der Patient kippt noch mehrmals in die Manie, vermutlich weil er Eigenmedikation betreibt. Schließlich ist er aufgrund der verheerenden sozialen Folgen doch zu einer Lithiumtherapie bereit, die er jedoch rasch wieder absetzt, weil sich eine Gewichtszunahme von 5 kg einstellt. Mehrere Phasen in beide Richtungen folgen, ausgelöst durch Schlafentzug und Alkoholkonsum, Selbstmedikation und Nichteinhalten der mit dem Patienten besprochenen Therapie. Erst eine schwere, anhaltende, depressive Verstimmung und die totale existenzielle Bedrohung (Verlust der Wohnung, der Arbeitsstelle, Trennung von der Freundin, körperliche Erkrankung an einer schweren Pneumonie) machen einen erneuten Therapieversuch möglich.

Eine bipolare Erkrankung ist eine grundsätzlich andere Erkrankung als eine unipolare Depression. Insbesondere die familiäre Belastung ist unterschiedlich, und der genetische Einfluß scheint viel klarer und ausgeprägter zu sein als bei der unipolaren Erkrankung. Bei den bipolaren Erkrankungen ist das Ansprechen auf Psychopharmaka sehr gut, besser als bei den unipolar depressiven, allerdings ist deshalb Zurückhaltung am Platz sowie eine Dosisreduktion. Hochpotente Antidepressiva sind Mittel letzter Wahl.

Ein bipolarer Kranker sollte antidepressiv nur unter Lithium- oder Carbamazepinschutz behandelt werden, weil die Gefahr der Auslösung einer Manie groß ist und der soziale Schaden enorm. Auch Mischbilder, Mischzustände und dysphorische Zustände sind häufig, wenn eine hochpotente antidepressive Therapie durchgeführt wird ohne Lithium- oder Carbamazepinschutz. Das Kippen der Depression in eine Manie kann über Nacht kommen und ist kaum beherrschbar.

Fragen Sie daher immer in der Anamneseerhebung ihrer affektiv erkrankten Patienten nach hypomanen Phasen, insbesondere auch von Verwandten 1. Grades. Wenn ein geringgradiger Verdacht besteht, daß eine solche Phase vorliegt, dann meiden Sie alle hochpotenten trizyklischen Antidepressiva und verwenden auch die anderen Antidepressiva nur unter Lithium- oder Carbamazepinschutz von Beginn der antidepressiven Therapie an.

**Therapieempfehlungen (Tagesdosen)**

- Cave: trizyklische Antidepressiva.
  Präparate 1. Wahl sind:
- Citalopram: 20 mg morgens (eventuell auf 40 mg erhöhen),
- Fluoxetin: 20 mg morgens (Cave: Keine höhere Dosis),
- Fluvoxamin: 50 mg 2 abends,
- Mianserin: 30 mg 2 abends,
- Moclobemid: 150 mg 2 morgens, evtl. nochmals mittags,
- Trazodon: 100–300 mg abends, auch parenteral.

Möglichst gleichzeitig sollte eine Phasenprophylaxe nach Aufklärung des Patienten beginnen (s. unten).

### 6.1.7.7 Phasenprophylaxe

Bei der Manie, bei der eine extrem hohe Rückfallwahrscheinlichkeit besteht, sowie bei einer manisch-depressiven Erkrankung ist eine Phasenprophylaxe angezeigt, weil die Rückfallrate hoch und der soziale Schaden beträchtlich ist. Nach 2–3 Phasen sollte eine Lithiumprophylaxe in Erwägung gezogen werden.

Als Alternative, insbesondere wenn durch Nebenwirkungen von einer Lithiumtherapie abzuraten ist, kann Carbamazepin ersatzweise gegeben werden.

Bei rein depressiven Phasen ist eine Antidepressivalangzeitmedikation als Phasenprophylaxe als gleichwertig anzusehen, und der Patient sollte entscheiden, welche Phasenprophylaxe ihm angenehmer und besser verträglich ist.

**Therapieempfehlung: Lithium (Tagesdosen)**

- Lithiumazetat: 536 mg,
- Lithiumkarbonat: 300 oder 450 mg in der Retardgalenik.

Die beste Compliance wird mit einer Einmaldosis am Abend erreicht, dies entspricht in der Retardform 1–2 (in Einzelfällen) Tbl., wobei mittels Blutspiegel nach einer Woche Einnahme die Dosis festgesetzt werden sollte. Nach einer weiteren Woche sollte nochmals kontrolliert werden, evtl. muß nochmals nachdosiert und das Kontrollvorgehen wiederholt werden. In vierteljährlichem, später in halbjährlichem Abstand sollte dieser Blutspiegel regelmäßig kontrolliert werden.

Der optimale Blutspiegel liegt bei 0,6–1,2 mmol/l, allerdings ist in Einzelfällen ein niedrigerer Blutspiegel vorteilhaft. Bei Patienten, die schwere manische Zustände haben, ist eine Medikation am oberen Rand des Therapiebereiches anzuraten, sofern das Fehlen von Nebenwirkungen dies zuläßt. Bei der Blutspiegelbestimmung geht man immer davon aus, daß die letzte Medikation am Vorabend eingenommen wurde. Um 8.00 Uhr früh wird am Folgetag der Blutspiegel mittels venöser Blutabnahme bestimmt.

Bevor Lithium in therapeutischer Dosis langfristig gegeben werden kann (im manischen Zustand kann akut sofort begonnen werden), muß die Nierenfunktion und die Schilddrüsenfunktion überprüft werden. Vorerkrankungen der Niere und schwere Schilddrüsenfunktionsstörungen in der Anamnese oder in der aktuellen Situation sind Kontraindikationen der Lithiumprophylaxe.

**Nebenwirkungen**

Als häufige Nebenwirkung ist eine Verschiebung in die hypothyreote Stoffwechsellage zu beobachten. Daher sollte bei jeder Lithiumserumkontrolle die Schilddrüse (T 3 und T 4) überprüft werden, außerdem ist auf die äußerliche Schilddrüse zu achten (Tastbefund), um eine Struma nicht zu übersehen.

Ein weiteres Problem ist die Gewichtszunahme oder Ödeme im Bereich der Extremitäten. Diese Schwierigkeit muß ausführlich mit dem Patienten besprochen und die Alternative Carbamazepin ins Auge gefaßt werden.

Häufig tritt Durst auf, besonders am Beginn der Behandlung. Ebenfalls häufig ist ein feinschlägiger Tremor, der im Einzelfall unangenehm ist. Eine Nierenfunktionseinschränkung ist eine Kontraindikation für Lithium, ebenso eine Schilddrüsenfunktionsstörung.

Diuretika sollten nicht mit Lithium kombiniert werden, weil der Spiegel unvermutet steigen kann und schwere Vergiftungserscheinungen auftreten können.

Besondere Vorsicht ist bei alten Patienten geboten. Die Dosis muß halbiert werden, mit unerwarteten Plasmaspitzen von Lithium ist zu rechnen. Daher ist eine viel strengere Überwachung nötig, das Kontrollintervall kurzfristiger (monatlich) und die Indikation aus diesem Grund viel enger auszulegen.

Durchfälle und Magenbeschwerden treten selten auf und dauern meist nicht an.

Selten tritt Ataxie und Schwächegefühl auf; wenn dies über die ersten Anwendungswochen anhält, muß die Therapie beendet werden.

Als mögliche Nebenwirkung wird von manchen Patienten eine affektive Verarmung und eine Gedächtnisbeeinträchtigung, im Sinne von wenig farbigen, wenig lustigen und weniger geistreichen Assoziationen, beschrieben. Es bleibt im Einzelfall abzuwägen, welchen Schweregrad die Krankheit erreichen kann und welche Alltagsbeeinträchtigung durch die Lithiumtherapie gegeben ist.

Überdosierungserscheinungen treten ab einem Blutspiegel von ca. 1,5 mmol/l auf, v.a. Zittern, Unruhe, erhöhte Harnmengen, Bewußtseinstrübung, Bewegungsstörungen.

**Therapieempfehlung: Carbamazepin (Tagesdosen)**

Carbamazepin liegt in Formen von 100 mg (Sirup 200 mg, 300 mg retard, 400 mg, 400 mg retard und 600 mg vor. Es genügt in der Regel 1 Tbl. der entsprechenden Einzeldosis, die mittels Blutspiegel nach 1 Woche Einnahme abends bestimmt werden muß. Dann sollte nach Dosiskorrektur (durchschnittlich reicht eine 300-mg-retard-Tbl. abends aus) nach 1 Woche nochmals kontrolliert werden und die Kontrollen in 6wöchigem Abstand, gemeinsam mit einer Blutbildkontrolle, fortgesetzt werden.

Man geht bei der Blutspiegelbestimmung davon aus, daß am Vorabend die letzte Medikation genommen wurde. Am nächsten Morgen um 8.00 Uhr sollte der Blutspiegel gemeinsam mit dem Blutbild mittels Venenpunktion bestimmt werden.

Als häufigste Nebenwirkung tritt Müdigkeit auf, dies kann als schlafanstoßende Wirkung ausgenützt werden. Schwächegefühle können vorkommen.

Bei längerfristiger Anwendung kann im Blutbild eine sog. Linksverschiebung mit Anstieg der weißen Blutkörperchen und Senkung der Thrombozyten auftreten, daher ist eine regelmäßige Kontrolle nötig. Diese wird lebenswichtig, wenn Neuroleptika verwendet werden, die dieselbe Gefahr in sich bergen; insbesondere ist die Kombination mit Clozapin genau zu überwachen (s. Kap. 6.3 „Neuroleptika“). Diese Maßnahmen zielen darauf ab, eine beginnende Agranuloytose rechtzeitig zu entdecken und Zwischenfälle zu vermeiden.

#### 6.1.7.8 Dysthymie

Diese Sonderform der Depression ist recht häufig. Allerdings sind ihre Krankheitssymptome nicht sehr auffällig. Die Patienten fühlen sich, meist durch einen körperlichen Faktor (Infektion, Operation, Zahnextraktion) ausgelöst, nicht mehr richtig wohl. Sie fühlen sich plötzlich krank. Sie fühlen Schwäche, Niedergeschlagenheit, Kopfschmerzen, Schlafstörungen, Appetitstörungen und Konzentrationsstörungen. Körperliche Beschwerden werden meist geortet, Schmerzen werden verspürt und Organe, die dann untersucht werden müssen, werden verantwortlich gemacht. Meist wiesen diese Kranken ein hohes Hilfesuchverhalten auf und frequentieren Ärzte und Gesundheitsberatungsstellen. Handfeste Befunde und laborchemische Veränderungen sind meist nicht zu finden. Dieses subjektive Krankheitsgefühl hält Monate bis Jahre an. Meist werden diese Patienten nicht adäquat mit Antidepressiva behandelt. Die Diagnose „Dysthymie" wird nicht gestellt. Häufig werden Benzodiazepine verschrieben, die hier ganz und gar nicht indiziert sind. Ebensowenig sind Neuroleptika indiziert.

Dysthyme Patienten sollten ausreichend lang und ausreichend dosiert moderne Antidepressiva erhalten, weil diese Aussicht auf Erfolg haben. Besonders wichtig ist eine begleitende, stützende Therapie. Diese Kombination erhöht die Compliance. Die positive Einstellung und die konsequente Behandlung führen zu einem wesentlichen Ansteigen des Therapieerfolgs. Besonders Patienten mit neurotischen Zügen, die in dieser Patientengruppe besonders häufig sind, brauchen Erklärung, Aufmunterung und den klaren Hinweis, daß nur eine konsequente Einnahme der Medikation erfolgreich sein wird.

### 6.1.8 Einzelsubstanzen

Die Antidepressiva gehören zu einer Klasse von Psychopharmaka, die zentral wirksam sind. Sie greifen in den Neurotransmitterstoffwechsel ein. Die Neurotransmitter (z.B. die Katecholamine, Noradrenalin und Adrenalin, Serotonin, Dopamin, Azetylcholin, Histamin) haben die Aufgabe, einen Nervenimpuls von einer Nervenzelle zur nächsten weiterzuleiten. Dies geschieht dadurch, daß ein elektrischer Reiz in einen chemischen Reiz mit Hilfe der Neurotransmitter übersetzt wird und dadurch der synaptische Spalt mit Hilfe dieser Überträgersubstanzen überwunden wird. Mit Hilfe dieses „Transformatorsystems", das dem Stromübertragungsprinzip in der elektrischen Industrie entspricht, kann eine rasche Weiterleitung erfolgen und eine Quervernetzung sowie eine Rückkopplung und ein Feedback der hirneigenen Information ist garantiert.

Außer dieser Übertragungsproblematik kann freilich die Membranöffnung, die 2. Funktionsebene, die Zusammensetzung der Membran, die elektrische Ladung und Zusammensetzung, die zusätzliche Information von Hormonen und direkten Vernetzungsimpulsen, gestört sein, allerdings soll von dieser 2. Ebene hier nicht die Rede sein, weil das Wirkprinzip der jetzt verfügbaren Antidepressiva auf den Neurotransmitterstoffwechsel abzielen (mit der Ausnahme Lithium und Carbamazepin, die in der 2. Funktionsebene – Phosphoinositolstoffwechsel der Zellmembranen, Kalziumkanal etc. – eingreifen). Allerdings bleibt diese Ebene weiterführender Literatur vorbehalten.

Die Antidepressiva sind also wirksam im Neurotransmitterstoffwechsel, und sie greifen im limbischen System im Gehirn an. Das limbische System ist verantwortlich für den „Hintergrund des seelischen Erlebens", für die „Tönung der Gefühle", für die Lust- oder Unlusttönung seelischer und körperlicher Vorgänge. Es besteht neuroanatomisch aus dem Fornix, dem Hippocampus, den Corpora mamillaria und den Amygdalae und steht im engen Zusammenhang zum Hypothalamus. Diese Angriffsebene der Antidepressiva ermöglicht eine Einflußnahme auf seelische Wertigkeit und Verarbeitung von Erlebtem, Informationen und täglichen Ereignissen. Nur über diesen Gefühlsfilter kann Information gespeichert und verarbeitet werden. Ein ausgewogenes seelisches Gleichgewicht, ein Wohlbehagen dem Leben an sich gegenüber, ist die Voraussetzung für eine adäquate Informationsverarbeitung und die adäquate Bereitschaft zu reagieren und zu handeln. Antidepressiva haben die Aufgabe, die aus dem Gleichgewicht geratenen Neurotransmitterfunktionen wieder in Balance zu bringen und die Tönung der Gefühle wieder zu normalisieren.

#### 6.1.8.1 Erste Generation: trizyklische Antidepressiva und nichtselektive irreversible MAO-Inhibitoren

a) Amitriptylin,
b) Clomipramin,
c) Desipramin,
d) Dibenzepin,
e) Dosulepin,
f) Doxepin,
g) Imipramin,
h) Melitracen,
i) Nortriptylin,
j) Trimipramin,
k) Tranylzypromin.

Die ersten Medikamente umfassen die chemisch trizyklisch aufgebauten Antidepressiva, die auf alle Neurotransmittersysteme wirken und entsprechend stark wirksam sind mit ebenso starken Nebenwirkungen insbesonders im anticholinergen Bereich (Tremor, Trockenheit der Schleimhäute, orthostatische Dysregulation, Störung der Herzrhytmik, Störung der Blasenfunktion, Obstipation, delirogene Eigenschaften). Die anticholinerge Nebenwirkung läßt jedoch nicht auf die Wirksamkeit des Medikaments schließen, wie ursprünglich vermutet und wissenschaftlich zunächst angenommen. Außerdem bergen diese Medikamente die Gefahr in sich, daß die Phasen der Erkrankung immer rascher wiederholen und medikamentös ein „rapid cycling" erzeugt wird. Diese ersten Medikamente umfassen die MAO-Hemmer, die in den Abbau der Neurotransmitter eingreifen. Sie kamen durch 2 Tatsachen in Verruf und haben heute keine Bedeutung mehr, außer in extrem therapieresistenen, ausgewählten Fällen. Sie verursachen eine irreversible Hemmung der MAO und damit in Kombination mit tyraminhaltigen Lebensmitteln den „Käseeffekt“: schwere hypertensive Krisen und damit Todesfälle, wenn ein MAO-Hemmer gleichzeitig mit Rotwein und Schimmelkäse (Beispiel für tyraminhaltige Lebensmittel) eingenommen wird. Die Tatsache, daß wissenschaftliche Publikationen in den 50er Jahren die Wirksamkeit der MAO-Hemmer in Frage stellten, führte zu minimaler Anwendung dieser Substanzen und zum Siegeszug der trizyklischen Antidepressiva.

Allerdings können die trizyklischen Antidepressiva auch nicht als anwendungssicher eingestuft werden. Sie sind toxisch, und bei Suizidgefahr reicht eine große Handlungspackung aus, um möglicherweise tödlich zu wirken. Sie verursachen viele Nebenwirkungen, so daß sie die Substanzklasse geworden sind, die am wenigsten (neben den Kardiaka) von den Patienten genommen wird.

Aufgrund der geringen Compliance der Patienten, die auf die hohe Nebenwirkungsrate und die lange Wirklatenz der Medikamente zurückzuführen ist, wurden Antidepressiva der 2. Generation entwickelt, die geringere Nebenwirkungen haben, allerdings um den Preis der schwächeren Wirksamkeit.

### ➤ Amitriptylin

Amitriptylin ist ein klassisches trizyklisches Antidepressivum, das alle Eigenschaften sehr ausgeprägt besitzt.

1. Es ist stark dämpfend und schlafanstoßend. Im niederen Dosisbereich (10–50 mg) ist eine angstlösende, entspannende und schlafanstoßende Wirkung zu bemerken. Ab einer Dosierung von 100 mg und insbesondere im Dosisbereich über 200 mg ist die zentrale Dämpfung, die schlaffördernde Wirkung und eine Herabsetzung der Reaktionsfähigkeit bis zur Somnolenz zu erwarten.
2. Es ist stark antidepressiv wirksam, also im Vergleich zu anderen Antidepressiva – in der Dosierung ab ca. 75–250 mg – ein hochwirksames, stimmungsaufhellendes Medikament. Dieser Effekt ist nach etwa 10–20 Tagen zu erwarten.
3. Die Nebenwirkungen sind stark anticholinerg: trockener Mund, trockene Haut, Schwitzen, Akkomodationsstörungen, Störung des Reizleitungssystems im Herzen, blutdrucksenkende Wirkung, orthostatische Dysregulation, Herabsetzung des Reaktionsvermögens, Kopfschmerzen, Taubheitsgefühl, Benommenheit, Schwindel, Tremor, Blasenstörung bis zur Atonie möglich, insbesondere bei Prostatahyperplasie kommen Blasenentleerungsstörungen vor, Restharnbildung, Gewichtszunahme, Appetitsteigerung, insbesondere Gier nach Süßem, Libidoverlust, Orgasmusstörungen, Erektionsstörungen, Ejakulationsunfähigkeit, Obstipation, Menstruationsstörungen. Vorsicht bei Engwinkelglaukom; Leber- und Nierenstörungen; vorgeschädigtem Herzen.
4. Bei hoher Dosierung erhöht sich die Gefahr der delirogenen Wirkung und der Darmatonie, der Myokardschädigung, Benommenheit und Sinustachykardie. Bei schweren Intoxikationen sind irregulärer Puls, Blasenstörungen, generalisierter Tremor, reaktionslose Pupillen, Unruhe, supraventrikuläre Tachykardien möglich.

   Ambulant sollte eine Dosis von 75 mg nicht überschritten werden, bei alten

Patienten ist besondere Vorsicht geboten, eine absolute Kontraindikation besteht im ambulanten Bereich bei kardialer Vorschädigung, Prostatahyperplasie, Pylorusstenose und Engwinkelglaukom.
Tagsüber kann eine Dosis von 10–25 mg verordnet werden, eine höhere Dosis beeinträchtigt das Reaktionsvermögen insbesondere zu Beginn der Behandlung so weit, daß ein alltägliches Leben nicht mehr möglich ist. Abends können 50–75 mg verordnet werden.
Im stationären Bereich kann die Dosis bis 250 mg gesteigert werden, wenn eine extreme Sedierung aus vitalen Gründen indiziert ist. Es ist jedoch mit Benommenheit und starken Nebenwirkungen zu rechnen. Parenteral steht die Substanz für eine i.m. Injektion zur Verfügung, allerdings ist die Gefahr einer lokalen Reaktion hoch, und die Indikation sollte sehr eng gestellt und spätestens nach 3 Tagen beendet werden. Intravenös kann in Tropfinfusionen ein lokal weniger belastender Ausweg gefunden werden bei gleicher Sedierungsmöglichkeit.
Bei Verordnung von Amitryptilin muß die Familienanamnese besonders genau erhoben werden, weil eine hochpotente Substanz eine Manie auslösen kann, wenn in der Familie 1. Grades bipolare Störungen vorkommen oder der Patient eine hypomanische oder manische Phase hatte. Ein Lithium- oder Carbamazepinschutz ist in diesen Fällen dringend begleitend zu empfehlen (s. Kap. 6.1.7.7 „Phasenprophylaxe“).

### ➤ Clomipramin

Clomipramin ist ein klassisches trizyklisches Antidepressivum, sehr wirksam und nebenwirksam.

1. Als anfängliche Wirkung steht eine geringe Sedierung in der oralen Verabreichung im Vordergrund, in der parenteralen Verabreichung als Tropfinfusion die sedierende und schlafanstoßende Wirkung. In einer Anfangsdosis von 10–25 mg ist v.a. eine angstlösende und entspannende Wirkung zu sehen.
2. Nach etwa 10–20 Tagen setzt der stark stimmungsaufhellende Effekt ein ab einer Dosis von 50 mg, in schweren Fällen auch höher dosiert bis zu 150 mg.
3. Die Nebenwirkungen sind deutlich, insbesondere zu Beginn der Therapie, wobei v.a. anticholinerge Nebenwirkungen im Vordergrund stehen: trockener Mund, trockene Haut, Schwitzen, Akkomodationsstörungen, Störung des Reizleitungssystems im Herzen, blutdrucksenkende Wirkung, orthostatische Dysregulation, Herabsetzung des Reaktionsvermögens, Kopfschmerzen, Taubheitsgefühl, Benommenheit, Schwindel, Tremor, Blasenstörung bis zur Blasenatonie möglich, insbesondere bei Prostatahyperplasie kommen Blasenentleerungsstörungen vor, Restharnbildung, Gewichtszunahme, Appetitsteigerung, Libidoverlust, Orgasmusstörungen, Erektionsstörungen, Ejakulationsunfähigkeit, Obstipation, Menstruationsstörungen. Vorsicht bei Engwinkelglaukom, Leber- und Nierenstörungen, vorgeschädigtem Herzen.
4. Bei hoher Dosierung erhöht sich die Gefahr der orthostatischen Dysregulation, die Gefahr der delirogenen Wirkung und der Darmatonie, der Myokardschädigung, Benommenheit und Sinustachykardie.

Bei schweren Intoxikationen sind Benommenheit, Bewußtseinsverlust, irregulärer Puls, Blasenstörungen, generalisierter Tremor, reaktionslose Pupillen, Unruhe, supraventrikuläre Tachykardien und Herzstillstand möglich.
Ambulant sollte eine Dosis von 75 mg nicht überschritten werden, bei alten Patienten ist besondere Vorsicht geboten, eine absolute Kontraindikation besteht im ambulanten Bereich bei kardialer Vorschädigung, Prostatahyperplasie, Pylorusstenose und Engwinkelglaukom.
Tagsüber kann eine Dosis von 10–50 mg verordnet werden, eine höhere Dosis beeinträchtigt das Reaktionsvermögen insbesondere zu Beginn der Behandlung soweit, daß ein alltägliches Leben nicht mehr möglich ist. Abends können 50–75 mg verordnet werden, wobei sich abends die Retardform am besten eignet.
Im stationären Bereich kann die Dosis bis 200 mg gesteigert werden, wenn eine hohe Dosierung aus vitalen Gründen indiziert ist. Allerdings ist mit Benommenheit, Schwindel, orthostatischer Dysregulation, Senkung der Krampfschwelle und insgesamt starken Nebenwirkungen zu rechnen. Parenteral steht die Substanz sowohl für eine i.m. Injektion, die klinisch jedoch nicht relevant ist, als auch für eine i.v. Verabreichung zur Verfügung. Diese ist besonders als sehr langsame, in schweren Fällen Dauertropfinfusion, zu empfehlen, weil die sedierende Komponente aufgrund der Umgehung der intestinalen Verabreichung im Vordergrund steht und so eine Entängstigung bei vital gefährdeten Patienten rasch eintritt. Abends hat die Tropfinfusion einen ein- und durchschlaffördernden Effekt, allerdings ist eine Kreislaufüberwachung angezeigt.
Bei Verordnung von Clomipramin ist extrem genau auf die Familienanamnese zu achten sowie darauf, ob in der Anamnese des Patienten eine hypomanische oder manische Vorphase bestand, weil ein rasches Kippen in einen manischen Zustand wahrscheinlich ist und innerhalb von Stunden geschehen kann. Liegt eine manische Vorphase oder eine manische Phase in der Familie 1. Grades vor, ist also eine bipolare Erkrankung gesichert oder wahrscheinlich, dann sollte die Substanz nur unter Lithium- oder Carbamazepinschutz gegeben werden.
Die Substanz ist gesichert wirksam bei chronischen Schmerzzuständen, sie ist ebenso wirksam bei phobischen Erkrankungen, Zwangssymptomen und Panikattacken. In diesen Indikationsbereichen kommt man in der Regel mit einer oralen Applikation aus, die Dosis liegt zwischen 25 und 75 mg.
Weitere Indikationen sind Anorexia nervosa, Ejaculatio praecox und Enuresis nocturna.

### ➤ Desipramin

Dieses Medikament ist ein klassisches trizyklische Antidepressivum, das gegenüber Imipramin und Nortriptylin keine neuen Aspekte bietet.

### ➤ Dibenzepin

Dipenzepin ist ein klassisches trizyklisches Antidepressivum, allerdings sind die Nebenwirkungen etwas geringer ausgeprägt.

1. Zu Beginn der Behandlung ist eine geringe entängstigende Eigenschaft zu beobachten, die Sedierung und Beeinträchtigung von Reaktionsvermögen und Kreislauf sind eher gering.
2. Die antidepressive Wirkung, der stimmungsaufhellende Effekt tritt nach etwa 10–20 Tagen in den Vordergrund und ist im Dosisbereich 240 mg bis 480 mg am stärksten zu erwarten.
3. Die Nebenwirkungen sind anticholinerg: trockener Mund, Akkomodationsstörungen, Störung des Reizleitungssystems im Herzen, geringe blutdrucksenkende Wirkung, geringe Herabsetzung des Reaktionsvermögens, Kopfschmerzen, Benommenheit, Schwindel, Tremor, Blasenstörung bis zur Atonie möglich, insbesondere bei Prostatahypertrophie kommen Blasenentleerungsstörungen vor, Restharnbildung, Gewichtszunahme, Obstipation, Menstruationsstörungen. Vorsicht bei Engwinkelglaukom, Leber- und Nierenstörungen, vorgeschädigtem Herzen.
4. Bei hoher Dosierung erhöht sich die Gefahr der psychomotorischen Unruhe oder Erregung, Benommenheit und Sinustachykardie.
   Bei schweren Intoxikationen sind irregulärer Puls, Blasenstörungen, Tremor, Unruhe, Benommenheit, Bewußtseinsverlust, reaktionslose Pupillen, supraventrikuläre Tachykardien möglich.
   Ambulant sollte eine Dosis von 240 mg nicht überschritten werden, bei alten Patienten ist besondere Vorsicht geboten; eine absolute Kontraindikation besteht im ambulanten Bereich bei kardialer Vorschädigung, Prostatahypertrophie, Pylorusstenose und Engwinkelglaukom.
   Tagsüber kann eine Dosis von 240–480 mg verordnet werden, allerdings kann dies in Einzelfällen zu Müdigkeit führen. Wenn die Substanz nach 16 Uhr eingenommen wurde, ist Schlaflosigkeit möglich. Zu Beginn der Behandlung steht eine leichte Benommenheit und Beeinträchtigung des Reaktionsvermögens im Vordergrund.
   Im stationären Bereich kann die Dosis von 240–480 mg auch in langsamer Tropfinfusion verabreicht werden, dies führt in den meisten Fällen zu einer schlafanstoßenden Wirkung, in einzelnen Fällen kann auch eine Schlafstörung verursacht werden.

### ➤ Dosulepin

Dieses Medikament ist ein klassisches Antidepressivum, das leicht sedierend wirkt und gegenüber Imipramin keine neuen Aspekte bringt.

### ➤ Doxepin

Doxepin ist ein klassisches trizyklisches Antidepressivum, sehr wirksam und nebenwirksam. Es steht nur in der oralen Verabreichungsform zur Verfügung.

1. Anfänglich wirkt Doxepin stark entängstigend und schlafanstoßend, am besten in einer Dosierung von 25–100 mg.
2. Die stimmungsaufhellende Wirkung tritt nach ca. 1 Woche bis 20 Tagen in den Vordergrund, die sedierende Komponente zugleich etwas in den Hintergrund.

3. Die Nebenwirkungen sind deutlich, insbesondere Sedierung, Benommenheit, Einschränkung des Reaktionsvermögens sowie anticholinerge Nebenwirkungen wie: trockener Mund, trockene Haut, Schwitzen, Akkomodationsstörungen, Störung des Reizleitungssystems im Herzen, blutdrucksenkende Wirkung, orthostatische Dysregulation, Kopfschmerzen, Taubheitsgefühl, Schwindel, Tremor, Blasenstörung bis zur Blasenatonie möglich, insbesondere bei Prostatahypertrophie kommen Blasenentleerungsstörungen vor, Restharnbildung, Gewichtszunahme, Beinödeme, Appetitssteigerung, insbesondere Gier nach Süßem, Obstipation, Menstruationsstörungen. Vorsicht bei Engwinkelglaukom, Leber- und Nierenstörungen, vorgeschädigtem Herzen.
4. Bei hoher Dosierung erhöht sich die Gefahr der delirogenen Wirkung und der Darmatonie, der Myokardschädigung, Benommenheit und Sinustachykardie.
   Bei schweren Intoxikationen sind Benommenheit, Bewußtlosigkeit, Herzrhytmusstörungen, irregulärer Puls, Blasenstörungen, generalisierter Tremor, reaktionslose Pupillen, Unruhe, supraventrikuläre Tachykardien und Krämpfe möglich.
   Ambulant sollte eine Dosis von 100 mg nicht überschritten werden, bei alten Patienten ist besonders Vorsicht geboten, eine absolute Kontraindikation besteht im ambulanten Bereich bei kardialer Vorschädigung, Prostatahyperplasie, Pylorusstenose und Engwinkelglaukom.
   Tagsüber kann eine Dosis von 10–50 mg verordnet werden, eine höhere Dosis beeinträchtigt das Reaktionsvermögen insbesondere zu Beginn der Behandlung soweit, daß ein alltägliches Leben nicht mehr möglich ist. Abends können 50–100 mg verordnet werden.
   Nach Drogen oder Alkoholentzug eignet sich das Medikament gut für die Behandlung des depressiven Syndroms, und es können ambulant auch bis 200 mg verordnet werden, insbesondere, um den sedierenden und entängstigenden Effekt auszunützen.
   Im stationären Bereich wird das Medikament bis zu einer Dosis von 300 mg verwendet und eignet sich auch für psychosomatische Beschwerden sowie stationäre Entzugsbehandlungen. Die Gefahr der delirogenen Wirkung dürfte geringer sein.

### ➤ Imipramin

Imipramin ist ein klassisches trizyklisches Antidepressivum, das alle Eigenschaften sehr ausgeprägt besitzt und als antriebssteigernd bezeichnet wird.

1. Es ist im niedrigen Dosisbereich gering angstlösend und gering antriebssteigernd. In höherer Dosierung kann ab etwa 100 mg eine psychomotorische Unruhe und Erregung auftreten, die besonders zu Beginn der Behandlung die Gefahr in sich birgt, daß der vorhandene Antrieb bei noch unbeeinflußter Stimmung zur Suizidgefahr wird. Diese Gefahr ist allerdings nicht substanzspezifisch, sondern generell eine Gefahr, die durch die Wirklatenz der Antidepressiva entsteht.

2. Es ist stark antidepressiv wirksam, es hat eine hochpotente stimmungsaufhellende Wirkung, die ab einer Dosierung von ca. 75–250 mg und nach 10–20 Tagen zu erwarten ist.
3. Die Nebenwirkungen sind stark anticholinerg: trockener Mund, trockene Haut, Schwitzen, Akkomodationsstörungen, Störung des Reizleitungssystems im Herzen, blutdrucksenkende Wirkung, Herabsetzung des Reaktionsvermögens, Kopfschmerzen, Taubheitsgefühl, Benommenheit, Schwindel, Tremor, Blasenstörung bis zur Antonie möglich, insbesondere bei Prostatahypertrophie kommen Blasenentleerungsstörungen vor, Restharnbildung, Gewichtszunahme, Libidoverlust, Obstipation, Menstruationsstörungen. Vorsicht bei Engwinkelglaukom, Leber- und Nierenstörungen, vorgeschädigtem Herzen.
4. Bei hoher Dosierung erhöht sich die Gefahr der delirogenen Wirkung und der Darmatonie, der Myokardschädigung, Benommenheit und Sinustachykardie. Bei schweren Intoxikationen sind irregulärer Puls, Blasenstörungen, generalisierter Tremor, reaktionslose Pupillen, Unruhe, Benommenheit, Bewußtseinsverlust und supraventrikuläre Tachykardien möglich.
   Ambulant sollte eine Dosis von 100 mg nicht überschritten werden, bei alten Patienten ist besonders Vorsicht geboten, eine absolute Kontraindikation besteht im ambulanten Bereich bei kardialer Vorschädigung, Prostatahypertrophie, Pylorusstenose und Engwinkelglaukom.
   Tagsüber kann eine Dosis von 10–75 mg verordnet werden, eine höhere Dosis beeinträchtigt das Reaktionsvermögen insbesondere zu Beginn der Behandlung soweit, daß ein alltägliches Leben nicht mehr möglich ist. Abends können 50 mg verordnet werden, allerdings ist dies eher unvorteilhaft, weil eine Schlafstörung möglich ist.
   Im stationären Bereich kann die Dosis bis 250 mg gesteigert werden, und eine Kombination mit Mianserin z.B. kann in therapieresistenten ausgewählten Fällen vorteilhaft sein (s. S. 116).
   Imipramin kann in chronischen Schmerzzuständen, bei der Enuresis nocturna und bei Panikattacken wirksam sein.

### ➤ Melitracen

Dieses Medikament ist ein klassisches trizyklisches Antidepressivum, das gegenüber Imipramin keine neuen Aspekte bietet.

### ➤ Nortriptylin

Dieses Medikament ist ein klassisches trizyklisches Antidepressivum, das leicht antriebssteigernd wirkt. Es bietet gegenüber Imipramin keinen neuen Aspekt.

### ➤ Trimipramin

Dieses Medikament ist ein klassisches, trizyklisches Antidepressivum.

1. Es ist stark dämpfend und schlafanstoßend. Auch im niederen Dosisbereich wird hauptsächlich eine schlaffördernde Wirkung erzielt. Es ist daher lediglich eine abendliche Anwendung möglich.
2. Das Medikament ist im Dosisbereich 100–400 mg antidepressiv wirksam und stimmungsaufhellend nach etwa 10–20 Tagen.

3. Die Nebenwirkungen sind starke Sedierung, Müdigkeit, Schläfrigkeit und stark anticholinerg: trockener Mund, trockene Haut, Schwitzen, Akkomodationsstörungen, Störung des Reizleitungssystems im Herzen, blutdrucksenkende Wirkung, orthostatische Dysregulation, Herabsetzung des Reaktionsvermögens, Kopfschmerzen, Taubheitsgefühl, Benommenheit, Schwindel, Tremor, Blasenstörung bis zur Atonie möglich, insbesondere bei Prostatahypertrophie, Gewichtszunahme, Appetitsteigerung, insbesonders Gier nach Süßem, Libidoverlust, Orgasmusstörungen, Erektionsstörungen, Obstipation, Menstruationsstörungen. Vorsicht bei Engwinkelglaukom, Leber- und Nierenstörungen, vorgeschädigtem Herzen.
4. Bei hoher Dosierung erhöht sich die Gefahr der orthostatischen Dysregulation, der delirogenen Wirkung, Darmatonie, Benommenheit, starken Reaktionsbeeinträchtigung und Sinustachykardie.
   Bei schweren Intoxikationen sind irregulärer Puls, Blasenstörungen, generalisierter Tremor, Benommenheit, Bewußtseinsverlust, reaktionslose Pupillen, supraventikuläre Tachykardien möglich.
   Ambulant sollte eine Dosis von 100–200 mg abends nicht überschritten werden, weil das Reaktionsvermögen insbesondere zu Beginn der Behandlung soweit beeinträchtigt wird, daß ein alltägliches Leben nicht mehr möglich ist.
   Bei älteren Patienten sollte es ambulant nicht verwendet werden.
   Im stationären Bereich kann die Dosis bis 400 mg gesteigert werden, wenn eine extreme Sedierung aus vitalen Gründen indiziert ist, allerdings ist mit Benommenheit und starken Nebenwirkungen zu rechnen. Parenteral steht die Substanz für eine i.m. Applikation zur Verfügung, allerdings ist diese Applikationsform eher klinisch relevant. Eine langsame Tropfinfusion bietet eine hohe Sedierung, die im Einzelfall vital indiziert ist.

**➤ Tranylzypromin**

Tranylzypromin ist ein klassischer, irreversibler unselektiver Monoaminoxidasehemmer.

1. Zu Beginn der Behandlung tritt eine geringe Sedierung und eine geringe Blutdrucksenkung auf. Nach 1–4 Tagen tritt dies in den Hintergrund, und eine antriebssteigernde Wirkung beginnt.
2. Nach 4–7 Tagen wirkt die Substanz stimmungsaufhellend in einem Dosisbereich von 40–80 mg. Hochdosierungen sind in therapieresistenten Fällen möglich.
3. Die Nebenwirkungen sind zu Beginn der Behandlung Müdigkeit, hypotensive Störungen; im Lauf der Behandlung kann Unruhe, Nervosität und Schwitzen auftreten, im höheren Dosisbereich ist eine Appetitsteigerung und Gewichtszunahme möglich. Die Störung des Reizleitungssystems ist möglich, ebenso Kopfschmerzen, Benommenheit, Schwindel, Tremor. Vorsicht bei vorgeschädigtem Herzen.
   Eine absolute Kontraindikation besteht für bestimmte Lebensmittel, Antihypotensiva sowie das Trizyklikum Clomipramin sowie Serotonin-re-uptake-Inhibitoren wie Fluvoxamin und Fluoxetin.

Diätvorschriften und Medikamentenunverträglichkeiten während der Einnahme von Tranylzypromin:
- kein Blauschimmelkäse,
- keine Paranüsse,
- kein tyraminhaltiger Rotwein (= z.B. Chianti),
- keine in Öl konservierten Nahrungsmittel (Ölsardinen, Ölpeperoni, Dauerwürste),
- keine großen Mengen von Joghurt,
- keine Antihypotensiva vom Mutterkornalkaloidtyp (Dihydroergotamin etc., z.B. das Handelspräparat: Dihydergot®,
- keine Antidepressiva, die Serotonin aktivieren, v.a. kein Clomipramin, Fluvoxamin, Fluoxetin, Sertralin, Ipsapiron, Paroxetin, Citalopram.

4. Bei hoher Dosierung erhöht sich die Gefahr der Myokardschädigung, der supraventrikulären Tachykardien und Reizleitungsstörungen, peripherer Durchblutungsstörungen, Benommenheit und in der langfristigen Anwendung der hypertensiven Krise, wenn die Diät nicht sorgsam eingehalten wird. In schweren Intoxikationen sind hypertensive Krisen, supraventrikuläre Tachykardien, Arrhythmie, Benommenheit und Bewußtseinsverlust möglich. Ambulant sollte eine Dosis von 80 mg nicht überschritten werden, bei alten Patienten ist besondere Vorsicht geboten, eine absolute Kontraindikation besteht im ambulanten Bereich bei kardialer Vorschädigung.
Die Substanz sollte tagsüber verordnet werden, weil ansonsten Schlaflosigkeit auftreten kann. Am Anfang der Therapie ist jedoch auch Müdigkeit möglich.
Im stationären Bereich ist in therapierefraktären deppressiven Zuständen eine hochdosierte Anwendung (80–180 mg) möglich, ebenso eine Kombination mit trizyklischen Antidepressiva (vornehmlich Amitriptylin, Cave Clomipramin!) in therapieresistenten Fällen. Außerdem kann bei atypischen Depressionen, die eher als Charakterneurosen oder Persönlichkeitsstörungen bezeichnet werden, eine Erfolgschance bestehen. Eine weitere Indikation besteht für „rapid cycler", also bei Depressionsformen, in denen Depression und Manie in regelmäßiger, rascher Reihenfolge einander abwechseln.

### 6.1.8.2 Zweite Generation: tetra- und bizyklische Antidepressiva

Die chemisch tetrazyklisch und bizyklisch aufgebauten Antidepressiva sind im Vergleich zu den trizyklischen schwächer wirksam und geringer nebenwirksam. Sie sind geringer toxisch, jedoch noch immer nicht ungiftig, aber weniger kardial gefährlich. Allerdings ist die Compliance der Patienten für diese Substanzen nur unwesentlich besser. Dies dürfte auf die lange Wirklatenz, die ausgeprägte Sedierung und die orthostatische Dysregulation und die hypotensive Wirkung zurückzuführen sein. Die Wirkstoffe dieser Antidepressiva sind:

a) Maprotilin,
b) Mianserin,
c) Trazodon.

### ➤ Maprotilin

Maprotilin ist ein tetrazyklisches Antidepressivum. Maprotilin ist nicht auf alle Neurotransmitter wirksam, sondern v.a. auf die Katecholamine. Diese Substanz war für die Katecholaminhypothese von entscheidender Bedeutung und brachte für die β-down-Regulation besonders interessante neue Erkenntnisse.

1. Es ist stark sedierend und schlafanstoßend. Im niederen Dosisbereich 10–50 mg steht eher die sedierende und die entängstigende Komponente im Vordergrund, am Abend gegeben in einer Dosis von 50–75 mg eher die schlaffördernde Wirkung.
2. Die Substanz ist antidepressiv wirksam als ein stimmungsaufhellendes Medikament, das nach etwa 10–20 Tagen diesen Effekt zeigt.
3. Die Nebenwirkungen sind anticholinerg: trockener Mund, trockene Haut, Schwitzen, Akkomodationsstörungen, Störung des Reizleitungssystems im Herzen, blutdrucksenkende Wirkung, orthostatische Dysregulation, Herabsetzung des Reaktionsvermögens, Kopfschmerzen, Taubheitsgefühl, Benommenheit, Schwindel, Tremor, Blasenstörung, insbesondere bei Prostatahypertonie, Restharnbildung, Gewichtszunahme, Appetitsteigerung, insbesondere Gier nach Süßem, Obstipation. Exantheme, Hautausschläge und allergische Reaktionen kommen vor. Blutbildveränderungen sind möglich, und daher ist zu Beginn der Behandlung eine Überwachung des Blutbilds angezeigt (im wöchentlichen Abstand). Vorsicht bei Engwinkelglaukom, Leber- und Nierenstörungen, vorgeschädigtem Herzen.
4. Bei hoher Dosierung erhöht sich die Gefahr der Blasenentleerungsstörungen, der Darmatonie, Benommenheit und Sinustachykardie.

   Bei schweren Intoxikationen sind irregulärer Puls, Blasenstörungen, generalisierter Tremor, Akatisie, Konvulsionen, Unruhe, Muskelzuckungen, reaktionslose Pupillen, Benommenheit, Bewußtseinsverlust und supraventrikuläre Tachykardien möglich.

   Ambulant sollte eine Dosis von 75 mg nicht überschritten werden, bei alten Patienten ist besondere Vorsicht geboten, auch ist die Dosis bei etwa 30 mg zu begrenzen, eine absolute Kontraindikation besteht im ambulanten Bereich bei kardialer Vorschädigung, Prostatahyperplasie, Pylorusstenose und Engwinkelglaukom.

   Tagsüber kann eine Dosis von 10–25 mg verordnet werden, eine höhere Dosis beeinträchtigt das Reaktionsvermögen insbesondere zu Beginn der Behandlung soweit, daß ein alltägliches Leben nicht mehr möglich ist. Abends können 50–75 mg verordnet werden.

   Im stationären Bereich kann die Dosis auf 150 mg gesteigert werden, wenn eine Sedierung gewünscht ist, allerdings ist mit Benommenheit und starken Nebenwirkungen zu rechnen. Parenteral steht die Substanz für eine i.v. Tropfinfusion zur Verfügung, die besonders bei Patienten mit Resorptionstörung angezeigt ist sowie bei alten Patienten, wobei die Dosis entsprechend halbiert werden sollte.

   Maprotilin ist v.a. bei somatischen Beschwerden, die bei manchen depressiven Bildern (das Konzept der larvierten Depression) sogar im Vordergund stehen können, wirksam. Bei sog. larvierten Depressionen stehen folgende somatische Beschwerden im Vordergrund: verschiedenste Schmerzsyndrome, Einzelsymptome, wandernde Schmerzen, neuralgische Schmerzen, sehr häufig Zervikal- und Schulterschmerzen, Kopfschmerzen, Lumbalgien und Ischialgien. Diese Beschwerden sprechen v.a. auf die gesicherte Anwendung an, wenn i.v. behandelt wird, sowie auf die psychagogische Wirkung des „Infusions-settings" und der Betonung der Körperlichkeit der Beschwerden.

### ➤ Mianserin

Mianserin ist ein tetrazyklisches Antidepressivum, das weniger anticholinerge Nebenwirkungen aufweist.

1. Initial wirkt Mianserin sehr dämpfend und sollte daher nur abends gegeben werden. In Einzelfällen können bereits 10 mg deutliche Hang-over-Effekte am Tag auslösen, so daß eine Testdosis verabreicht werden sollte, die extrem niedrig (5 mg, das entspricht einer halben 10-mg-Tbl., die im Handel ist) liegen sollte. Der Schlaf wird gefördert, und insbesondere für Durchschlafstörungen wirkt die Substanz positiv.
   Die Testdosis ist im Einzelfall auch deshalb nötig, weil orthostatische Beschwerden auftreten können und dies nicht durch eine gute Ausgangssituation (normaler oder eher am oberen Rand der Norm liegender Blutdruck) vorausgesagt werden kann.
2. Nach etwa 7 Tagen, wahrscheinlich etwas früher als bei Antidepressiva der 1. Generation, tritt im Dosisbereich 30–90 mg die antidepressive Wirkung ein. Die schlaffördernde Wirkung bleibt bestehen.
3. Die Nebenwirkungen betreffen v.a. den Kreislauf: Schwindel, Benommenheit, „weiche Knie", Blutdrucksenkung, orthostatische Dysregulation, Appetitsteigerung, insbesondere Gier nach Süßem, Gewichtszunahme, Beinödeme, trockener Mund, Obstipation, Libidoverlust, Menstruationsbeschwerden, Blutbildveränderungen (daher ist am Beginn der Behandlung eine wöchentliche Blutbildkontrolle anzuregen).
   Bei hoher Dosierung erhöht sich die Gefahr der orthostatischen Dysregulation, Sinustachykardie, Erbrechen und Krampfanfällen.
   Bei schweren Intoxikationen sind irregulärer Puls, Blasenstörungen, generalisierter Tremor, reaktionslose Pupillen, Unruhe, Benommenheit, Erbrechen, „grand mals", Bewußtseinsverlust und respiratorische Komplikationen möglich.
   Ambulant sollte aufgrund großer interindividueller Reaktionsunterschiede eine geringe Testdosis verwendet werden, die allmählich, je nach Wirksamkeit bzw. Nebenwirkungen, gesteigert werden sollte bis zu 30–60 mg. Bei älteren Patienten mit kardialer Vorschädigung oder bei Patienten mit Leberschäden sollte eine Dosis von 30 mg nicht überschritten werden.
   Tagsüber sollte kein Mianserin verordnet werden. Zu Beginn der Behandlung können Hang-over-Effekte auftreten, so daß ein besonders langsamer Beginn in kleinen Dosen (5–10 mg) zu empfehlen ist.
   Im stationären Bereich kann die sedierende und schlaffördernde Wirkung gut ausgenützt werden. Die Dosis kann bis 90 mg gesteigert werden.

In therapieresistenten Fällen kann eine Kombination mit Imipramin einen antidepressiven Effekt erzielen.

### ➤ Trazodon

Diese Substanz ist eine bizyklische, die dem Wirkprofil der tetrazyklischen Medikamente am ähnlichsten ist.

1. Es ist zu Beginn sehr sedierend und schlafanstoßend. Genauso wie bei Mianserin sind die interindividuellen Unterschiede in Wirkung und Nebenwirkung groß, und auch bei dieser Substanz ist eine Testdosis (50 mg) angebracht. Es wirkt schlafffördernd und dämpfend und sollte daher nur abends verwendet werden. Eine Blutdrucksenkung und orthostatische Dysregulation ist möglich, jedoch ist mit Hilfe einer Testdosis dieses Problem beherrschbar.
2. Die Substanz wirkt nach 10–20 Tagen antidepressiv und behält weiterhin die schlaffördernde und dämpfende Wirkung. Die Dosis kann auf 300 mg gesteigert werden und auch i.v. als Abendinfusion verwendet werden. Ein antidepressiver Effekt dürfte im Dosisbereich 100–300 mg erzielt werden.
3. Die Nebenwirkungen betreffen v.a. den Kreislauf: blutdrucksenkend, orthostatische Dysregulation, Hang-over-Effekte, „weiche Knie", Sedierung, Dämpfung, Schwindel, Müdigkeit, trockener Mund, Unruhe, Übelkeit, Verdauungsbeschwerden, Libidosteigerung, Priapismus.
4. Bei hoher Dosierung erhöht sich die Gefahr der orthostatischen Dysregulation und Nausea, Erbrechen und Unruhe.
   Schwere Intoxikationen führen zu Erbrechen, Unruhe, Bewußtseinsverlust.
   Ambulant sollte der starke interindividuelle Unterschied im Wirkprofil beachtet und eine Testdosis (50 mg) verabreicht werden.
   Tagsüber sollten lediglich 50 mg ambulant verordnet werden, eine höhere Dosis beeinträchtigt das Reaktionsvermögen insbesondere zu Beginn der Behandlung soweit, daß ein alltägliches Leben nicht mehr möglich ist. Abends können 50–100 mg verordnet werden.
   Im stationären Bereich kann eine abendliche Dosis von 100–300 mg als langsame Tropfinfusion oder als orale Dosis verwendet werden, wenn eine deutliche Wirkung auf den Schlaf erzielt werden soll und eine Tagesmüdigkeit in Kauf genommen werden kann oder erwünscht ist.

### 6.1.8.3 Dritte Generation der neurotransmitterspezifischen Antidepressiva

a) MAO-A-Hemmer: Moclobemid,
b) MAO-B-Hemmer: Selegilin,
c) dopaminaktivierend: Sulpirid, Amisulprid, Nomifensin,
d) Serotonin-reuptake-Hemmer: Zimelidin, Fluvoxamin, Fluoxetin, Ipsapiron, Sertralin, Paroxetin, Citalopram, Nefazodon,
e) unspezifisch, atypisch: Opipramol.

Allen gemeinsam ist, daß diese Substanzen ein erheblich geringeres Toxizitätspotential und geringere Nebenwirkungen haben mit Ausnahme von Zimelidin und

Nomifensin, die nicht in den Handel kamen bzw. zurückgezogen wurden. Diese Substanzen erzielen eine erheblich bessere Compliance, weil sie rasch wirken (MAO-A- und MAO-B-Hemmer) oder ebenso wirksam sind wie die alten Triyzyklika bei deutlich geringeren Nebenwirkungen (z.B. Fluoxetin).

Allerdings ist zu beachten, daß MAO-A-Hemmer nicht gemeinsam mit Serotonin-reuptake-Hemmern verwendet werden sollten, weil sie in denselben Wirkmechanismus eingreifen und dann ihre Nebenwirkungen wiederum zu einem erheblichen Schweregrad verstärkt werden können. In der Kombination mit Serotonin-reuptake-Hemmern (Ausnahme Paroxetin) kommt es insbesondere bei klassischen Trizyklika (z.B. Clomipramin, Nortriptylin, Amitryptylin) zu Plasmaspiegelerhöhungen. Dies kann zu mehr Nebenwirkungen führen. Positiv formuliert kann man mit niederen Dosen von trizyklischen Substanzen plus Serotonin-reuptake-Hemmern eine bessere Wirkung erzielen als mit Trizyklika allein.

### ➤ Moclobemid

Moclobemid ist ein spezifischer MAO-A-Inhibitor, der nur auf die A-Typen der MAO wirkt und reversibel gebunden wird, d.h. daß der tyraminpotenzierende Effekt, oder klinisch gesprochen der „Käseeffekt", der hypertensive Krisen auslösen kann, ausbleibt.

1. Moclobemid hat zunächst einen leicht aktivierenden Effekt, der bei zu hoher Ausgangsdosis in Unruhe und Nervosität umschlagen kann. Daher empfiehlt sich eine einschleichende Dosis von 50 mg (1/2 Tbl. von 100 mg) am Morgen. Alle 3 Tage kann die Dosis um 50 mg erhöht werden bis 600 mg.
2. Es wirkt leicht antidepressiv und stimmungsaufhellend nach ca. 7 Tagen, allerdings kann auch dieses Medikament, insbesondere bei alten Menschen, oft auch 20 Tage benötigen, um die Stimmungsaufhellung zu bewirken.
3. Die Nebenwirkungen sind gering und insgesamt als extrem günstig zu bezeichnen. Am Anfang können Nervosität, Unruhe und Magenbeschwerden wie Sodbrennen und „Unwohlsein" im Bauchbereich auftreten. Kopfschmerzen, Schwindelgefühl und Müdigkeit können vorkommen, ebenso Mundtrockenheit und Schwitzen.
4. Bei hoher Dosis erhöht sich die Gefahr der Unruhe und Nervosität, daher sollte einschleichend begonnen werden mit ca. 100 mg als Obergrenze.
   Keinesfalls sollte dieses Medikament mit Serotonin-reuptake-Hemmern kombiniert werden, weil Unverträglichkeitsreaktionen (hypertensive Krisen, Hautreaktionen) nicht ausgeschlossen werden können. Nach Anwendung von Moclobemid sollte ein Mindestsicherheitsabstand zu Serotonin-reuptake-Hemmern von 4 Tagen eingehalten werden.
   Ambulant sollte gering dosiert begonnen werden. Beide Reaktionen (entweder Müdigkeit oder Nervosität) können anfangs auftreten und sollten dem Patienten als mögliche Nebenwirkungen bekannt sein. Eine geringfügige Blutdrucksenkung ist anfangs möglich.
   Tagsüber kann eine Dosis von 100–450 mg verordnet werden. Anfangs kann es im Einzelfall günstig sein, mit der Einahme abends zu beginnen, ansonsten ist abends eher die geringste Dosis oder gar keine zu empfehlen.

Die letzten Ergebnisse lassen darauf schließen, daß Moclobemid eine antipanische Wirkung hat und auch in generalisierten Angstzuständen gut wirksam ist.

Im stationären Bereich ergeben sich keine neuen Aspekte.

### ➤ Selegilin

Selegilin ist ein selektiver MAO-B-Inhibitor, der frei ist von „Käseeffekten", allerdings in der psychiatrischen Psychopharmakabehandlung keine Rolle spielt, sondern, eher in der Anti-Parkinson-Behandlung. Vereinzelte Berichte sprechen auch von positiven Effekten in depressiven Zustandsbildern, eine Routineanwendung ist im klinischen Alltag jedoch nach dem jetzigen Wissensstand nicht sinnvoll.

Dasselbe gilt auch für andere MAO-B-Inhibitoren, die z.Z. zur Verfügung stehen.

### ➤ Pargylin

Pargylin ist ein teilselektiver MAO-B-Inhibitor, allerdings ist er klinisch im Einsatz bei Parkinson-Kranken: auch bei depressiven Erkrankungen ist Pargylin anwendbar. Zur Zeit kann nichts Endgültiges für den klinischen Gebrauch empfohlen werden.

### ➤ Nomifensin (aus dem Handel gezogen)

Nomifensin war das einzige hauptsächlich dopaminerg wirkende Antidepressivum mit ausgezeichnetem Wirkprofil. Allerdings mußte die Substanz wegen immunologischer Komplikationen und Fieberzuständen aus dem Handel gezogen werden, und eine Nachfolgesubstanz ist z.Z. nicht in Sicht.

### ➤ Sulpirid

Diese Substanz ist den Neuroleptika zuzuordnen und wird auch dort genau behandelt.

Ein geringer antidepressiver Effekt wird sichtbar in Einzelfällen, wenn additiv Sulpirid verwendet wird in ausgewählten therapieresistenten Fällen. Eine Dosis von 200–400 mg ist sinnvoll. Allerdings ist mit Nebenwirkungen (Galaktorrhö, Libidoverlust) zu rechnen.

Ein ähnliches Wirkprofil zeigt Amisulprid (s. Kap. 6.3 „Neuroleptika").

### ➤ Zimelidin (aus dem Handel gezogen)

Zimelidin war der Vorläufer der serotonergen Substanzen, die später als Antidepressiva auf den Markt kamen. Es war effektiv in depressiven Erkrankungen, Migräne und chronischen Schmerzzuständen. Allerdings mußte die Substanz aufgrund von Fieberzuständen, allergischen Hautreaktionen, grippeähnlichen Zuständen und Blutbildveränderungen in der Entwicklung gestoppt werden.

### ➤ Fluvoxamin

Fluvoxamin ist ein selektiver Serotonin-reuptake-Blocker.

1. Es wirkt zunächst dämpfend und beruhigend. Daher sollten die ersten Dosen (50–100 mg) abends gegeben werden.
2. Es wirkt antidepressiv nach etwa 2 Wochen im Dosisbereich von 100–300 mg. Allerdings kann die Wirkung oft auch erst nach 3–4 Wochen einsetzen.
3. Die Nebenwirkungen sind ab einer Dosis von 100 mg anfangs stark ausgeprägt, daher sollte eine geringe Dosis von 50 mg langsam gesteigert werden. Müdigkeit, innere Unruhe, Nervosität, Kopfschmerzen, Übelkeit bis zum Erbrechen, Magendruck, Bauchbeschwerden, Diarrhö, Blutdruckabfall, Konzentrationsstörungen, Aufmerksamkeitsschwankungen, Reaktionszeitbeeinträchtigungen und psychomotorische Veränderungen kommen vor.
4. Bei hoher Dosierung erhöhen sich die Nebenwirkungen Übelkeit, Nervosität und Müdigkeit.
   Insgesamt ist die Substanz anwendungssicher und kaum toxisch.
   Ambulant sollte zunächst mit einer Abenddosis begonnen werden (50 mg) und je nach Verträglichkeit und Wirksamkeit langsam gesteigert werden bis etwa 150–200 mg. Am günstigsten ist die abendliche Einmalanwendung.
   Tagsüber kann die Substanz dann verwendet werden, wenn in Einzelfällen Schlafstörungen auftreten.
   Im stationären Bereich ergeben sich keine neuen Aspekte.
   Neben einer antidepressiven Wirkung ist eine Besserung bei psychosomatischen Beschwerden möglich. Außerdem wird diskutiert, ob die Substanz einen „Anti-gier-effekt" bei Alkoholmißbrauch aufweist. Allerdings ist dies erst in einem Dosisbereich von 200–300 mg zu erwarten.

### ➤ Fluoxetin

Fluoxetin ist ein selektiver Serotonin-reuptake-Inhibitor.

1. Zunächst ist die Wirkung eher darauf beschränkt, daß eine geringe Antriebssteigerung, innere Unruhe und leichte Übelkeit auftritt.
2. Die Substanz ist stark antidepressiv und als hochwirksames stimmungsaufhellendes Medikament zu bezeichnen im Dosisbereich 20–80 mg, wobei nur im Einzelfall über 20 mg gesteigert werden sollte und der stimmungsaufhellende Effekt nach ca. 10–20 Tagen zu erwarten ist. Fluoxetin ist nun als Flüssigkeit mit einem Dosierlöffel verfügbar, sodaß individuell die Dosis angepaßt werden kann. Insbesondere bei alten Patienten kann mit 5–10 mg begonnen werden (1/4–1/2 Meßlöffel). Bei besonders empfindlichen Patienten ist ebenfalls eine einschleichende Dosis mit 1/2 Meßlöffel zu empfehlen.
3. Die Nebenwirkungen sind v.a. auf den Gastrointestinaltrakt beschränkt. Zunächst treten Übelkeit, Nausea und Magenkrämpfe auf sowie Nervosität, Unruhe und evtl. Kopfschmerzen. Schwitzen und Zittrigkeit kommen vor. Benommenheit, Konzentrationsstörungen und Beeinträchtigungen der Reaktionszeit sind sehr selten. Appetitstörungen, Appetitverlust, Bauchbeschwerden, Diarrhö und Sodbrennen sowie Gewichtsverlust sind möglich, allerdings hauptsächlich im Dosisbereich von über 20 mg. Die gastrointestinalen Nebenwirkungen können stark gemildert bzw. verhindert werden, wenn das Medikament nach dem Essen mit viel Flüssigkeit, wenn nötig auch aufgelöst ohne Kapselhülle in viel Flüssigkeit (250 ml), eingenommen wird.

4. Bei hoher Dosierung erhöht sich die Gefahr des Gewichtsverlusts und der Appetitlosigkeit sowie der inneren Unruhe.
   Insgesamt kann die Substanz als wenig toxisch und sehr sicher in der Anwendung eingestuft werden.
   Ambulant sollte die Dosis von 20 mg nicht überschritten werden, weil hier die antidepressive Wirkung im günstigsten Verhältnis zu den Nebenwirkungen steht. Es ist auch eine noch geringere Dosis (20 mg jeden 2. Tag) oft wirksam und bei Auftreten von Nebenwirkungen zu empfehlen.
   Die Dosis kann tagsüber eingenommen werden, es ist jedoch auch eine abendliche Einnahme möglich und bei gastrointestinalen Nebenwirkungen anzuraten.
   Im stationären Bereich kann die Substanz in der Dosis gesteigert werden bis 80 mg. Dabei kann der Gewichtsverlust auch therapeutisch bei Adipositas ausgenützt werden. Eine gesicherte Wirkung hat das Präparat in diesem Dosisbereich auch bei der Zwangserkrankung.
   Bei hochdosierter Medikation muß die Familienanamnese genau erhoben werden, weil eine hochpotente Substanz eine Manie auslösen kann, wenn in der Familie 1. Grades bipolare Störungen vorkommen oder der Patient eine hypomanische oder manische Phase hatte. Ein Lithium- oder Carbamazepinschutz ist in diesen Fällen dringend begleitend zu empfehlen (s. Kap. 6.1.7.7 „Phasenprophylaxe").

### ➤ Ipsapiron (noch nicht im Handel)

Ipsapiron ist ein selektiver 5-HT-1A-Blocker. Das heißt eine Untergruppe der Serotoninrezeptoren wird selektiv von dieser Substanz angesprochen, so daß zu erwarten ist, daß die Nebenwirkungen wiederum geringer sind und die antidepressive Wirkung erhalten bleibt.

Zur Zeit sind Galenikexperimente zur Einmalverabreichung der bisher extrem kurzlebigen Substanz im Gang, um Nebenwirkungen zu minimieren; die Substanz ist noch in klinischer Erprobung.

Erste klinische Ergebnisse erbrachten eine antidepressive Wirkung, auch eine gute Wirkung bei generalisierten Angstsyndromen und bei dysthymen Störungen scheint sich abzuzeichnen.

### ➤ Sertralin (nur in der Schweiz erhältlich)

Sertralin ist ein selektiver Serotonin-reuptake-Inhibitor.

### ➤ Paroxetin

Paroxetin ist ein selektiver Serotonin-reuptake-Inhibitor.

1. Zu Beginn der Behandlung ist die Substanz eher leicht anregend, die Aufmerksamkeit wird nicht negativ beeinflußt, bei gesunden Probanden wurden eher Effekte in Richtung Aufmerksamkeitserhöhung gesehen. Eine eher aktivierende Potenz ist zu erwarten.
2. Der antidepressive Effekt tritt nach etwa 2 Wochen ein und scheint mittelgradig zu sein. Etwa 30–50 mg werden klinisch verwendet, allerdings liegen in Österreich noch keine großen klinischen Studien vor, die genauere Analysen zulassen. In der Behandlungspraxis werden 20 bis 60 mg verschrieben. Diese

Dosis wird in der Regel gut vertragen und kann entweder als Einmaldosis am Abend oder über den Tag verteilt gegeben werden.

3. Als häufigste Nebenwirkung ist Übelkeit, Nausea, Schwindelgefühl, Unruhe und Schlaflosigkeit zu erwarten. Außerdem ist Müdigkeit, Schwitzen und Zittern möglich. Insgesamt scheinen die Nebenwirkungen mild zu sein, und auch bei alten Patienten scheint die Toleranz gut zu sein. Die Anwendungssicherheit der Substanz ist hoch, insbesondere durch das Fehlen anticholinerger Erscheinungen.

### ➤ Citalopram

Citalopram ist ein hochselektiver Serotonin-reuptake-Inhibitor, der eine hochaffine Bindung am Rezeptor aufweist und chemisch zu den selektivsten Antidepressiva zählt.

1. Zu Beginn der Anwendung zeigt Citalopram kaum einen Einfluß auf das kognitive bzw. psychomotorische Leistungsprofil. Es hat keinerlei sedierende Eigenschaften und wirkt sich auf das Schlafprofil leicht schlafverkürzend aus. Den Beginn der Wirkung zeigt eine geringe Angstlösung an.
2. Nach etwa 2 Wochen zeigt sich eine leichte bis mittelgradige antidepressive Wirkung, die sowohl nach i.v. als auch nach oraler Gabe in einem Dosisbereich von 20–60 mg erreicht wird. Auch 80 mg wurden in klinischen Studien verwendet.
3. Als häufigste Nebenwirkung kommt Völlegefühl im Magen bis hin zu Übelkeit und in einigen Fällen auch Erbrechen. Als zweithäufigstes Problem ist eine Schlafstörung möglich. Auch mäßig stark Kopfschmerzen, Schläfrigkeit, verringerte Speichelbildung, und Schwindel, erhöhte Schweißbildung, innere Unruhe und Spannungsgefühle treten auf. Zu den eher seltenen Erscheinungen zählen Akkomodationsstörungen, Verstopfung und Sedierung.
4. Insgesamt ist das Medikament anwendungssicher, und Intoxikationserscheinungen sind mild und durch Übelkeit und Erbrechen gekennzeichnet.
5. Stationär hat die Substanz den Vorteil, weil sie i.v. verabreicht werden kann und bei Resorptionsproblemen, bei alten Patienten oder bei Patienten mit schlechter Compliance besser überwacht werden kann. Außerdem liegen die Patienten am Morgen zur i.v. Behandlung und überstehen die morgendliche schlechte Stimmung umsorgter und geschützter.

### ➤ Nefazodon (noch nicht im Handel im deutschsprachigen Raum)

Nefazodon ist ein selektiver Serotonin-reuptake-Hemmer.

Bei guter Wirksamkeit scheinen die SSRI-typischen Nebenwirkungen des Gastrointestinaltrakts gering und auch Nervosität und Unruhe nur schwach vorhanden zu sein. Dieses Präparat könnte eine wichtige Indikation in der Behandlung der Depressionn im Alter haben, weil seine Verträglichkeit besonders gut zu sein scheint.

### ➤ Opipramol

Diese Substanz ist trizyklisch aufgebaut und nichtselektiv atypisch wirksam.

1. Zu Beginn der Behandlung ist die Substanz leicht dämpfend und leicht schlafanstoßend. Eine Dosis von 50–200 mg (1–5 Drg.) sollten abends verordnet werden. Eine leicht anxiolytische Wirkung ist ebenfalls zu erwarten.
2. Die antidepressive Wirkung ist mild und auch in höheren Dosen nicht nennenswert.
3. Die Nebenwirkungen sind mild anticholinerg: trockener Mund, trockene Haut, Schwitzen, Akkomodationsstörungen, Herabsetzung der Konzentration, Verlangsamung, Schwindel, Benommenheit, Senkung des Blutdrucks, Appetitsteigerung, Obstipation und Müdigkeit sind möglich.
4. Bei hoher Dosis ist Vorsicht geboten bei Myokardschädigung, Engwinkelglaukom, Prostatahypertrophie, Leber- und Nierenschädigung.
   Bei schweren Intoxikationen sind Blasenstörungen, Sinustachykardie, Darmstörungen, Benommenheit und Bewußtseinsverlust möglich.
   Ambulant sollte eine Dosis von 200 mg abends nicht überschritten werden. Dabei ist die schlaffördernde und angstlösende Wirkung am ausgeprägtestem, und auch eine Dosissteigerung erzielt keine weiteren Vorteile.
   Tagsüber sollte kein Opipramol verordnet werden, weil Müdigkeit und Einschränkung des Reaktionsvermögens im Vordergrund stehen.
   Als alleiniges Antidepressivum ist die Substanz eher ungeeignet, es hat einen geringen und leicht entspannenden Effekt ohne Suchtgefahr. Daher ist es geeignet im leichten Abstinenzsyndrom bei Alkoholentzug und in leicht depressiven Zuständen nach Alkoholentzug.
   Stationär ergeben sich keine neuen Aspekte.

## 6.2 Angstlösende Substanzen: „minor tranquilizers"

### Indikationen der Tranquilizer

Diese Frage steht im engen Zusammenhang mit der Geschichte der Anxiolytika. Seit altersher wurden sedierende Drogen eingesetzt, um die alltäglichen Sorgen, die unerklärlichen, schweren Angstzustände, die Angstneurosen oder Angsterkrankungen und die daraus folgende Schlaflosigkeit zu behandeln.

Zu Beginn unseres Jahrhunderts wurden Bromide, Barbiturate und Chloralhydrat verwendet. Doch Kumulation, toxische Delire und Toleranzentwicklung, Todesfälle nach Überdosierung und physische Abhängigkeit erforderten die Suche nach neuen, sicheren Medikamenten. Vergleicht man die klinische Wirksamkeit der Benzodiazepine mit denen von Barbituraten, Meprobamat und Plazebo, so ergibt sich ein einheitliches Bild. Benzodiazepine zeigen die meisten, Placobehandlungen die geringsten Verbesserungen.

Es sollte jedoch klar sein, daß nicht jeder Patient, der Benzodiazepine bekommt, auch tatsächlich gebessert wird. Eine mittlere bis gute Verbesserung der Symptome wird nur von 65–75% der behandelten Patienten unter Benzodiazepinen erreicht. Viele Patienten berichten eine mittelmäßige Verbesserung, 40% der Patienten erreichen bei weitem nicht ihren Normalzustand vor Ausbruch der Krankheit.

Daher ist eine klare Indikationsstellung eine unabdingbare Voraussetzung für eine erfolgreiche Therapie, und verschwommene unabgeklärte Bilder bringen ein Ungleichgewicht zwischen Nutzen und Risiko.

## 6.2.1 Klinische Erscheinungsbilder der Angsterkrankung

### 6.2.1.1 Panikerkrankung

**Fallbeispiel.** Eine 52jährige Patientin erlebt bei einer Autofahrt einen bedrohlichen Zustand mit Angstgefühlen bis zur Todesangst, Übelkeit sowie dem Gefühl, die Kontrolle zu verlieren, Zittern und Herzklopfen. Sie verspürt ein Vernichtungsgefühl und interpretiert dies als möglichen Herzinfarkt. Es gelingt ihr an den Straßenrand zu fahren; später sucht sie ein Krankenhaus auf, wo sich kein pathologischer Befund zeigt.

Innerhalb von 2 Monaten wiederholen sich die Anfälle häufiger, und die Patientin wagt nicht mehr, Auto zu fahren oder das Haus allein zu verlassen. Sie begibt sich in stationäre Behandlung einer internen Abteilung. Dort wird ein regelrechter physischer Zustand konstatiert und der Psychiater beigezogen.

Es ergibt sich ein psychopathologisch vollkommen unauffälliger Befund. Die Patientin berichtet über ihr ausgefülltes, erfolgreiches Leben, in dem eine starke Bindung an die Mutter auffällt, deren Tod vor 8 Jahren die Patientin nur schwer verkraftete, sowie eine absolut geheimgehaltene Liebesbeziehung zu einem verheiratetem Mann.

Die Gespräche über die Bewertung und Verarbeitung der „verbotenen Beziehung" verlaufen entlastend, und die Patientin kann sich vorstellen, daß eine psychische Krankheit existieren könnte. Allerdings kommen weiterhin mitigierte Panikattacken vor und eine Therapie mit einem Benzodiazepin, zunächst täglich, nach etwa 2 Monaten mit minimaler Dosis und schließlich nur noch fallweise, bei ersten Anzeichen einer Attacke, die die Patientin gut erkennen lernt, zeigt Erfolg. Psychotherapeutische Gespräche finden schließlich auch nur noch fallweise statt, die Patientin kann ihr gewohntes Leben wieder fortsetzen.

Die Panikerkrankung ist durch Panikattacken gekennzeichnet. Es handelt sich dabei um ein plötzlich auftretendes Angstgefühl, wobei das Maximum der Beschwerden innerhalb von Sekunden bis 10 min erreicht wird. Diese beinhalten zahlreiche vegetative Symptome, oft begleitet von der Angst zu sterben, verrückt zu werden bzw. die Kontrolle über die Situation zu verlieren. Da in vielen Fällen Beschwerden im Thoraxbereich im Vordergrund stehen (Palpitationen, Druck und Schmerzen in der Brust), befürchten die Patienten, an einem Herzinfarkt erkrankt zu sein. Anamnestische Auskünfte, daß derartige Zustände bereits wiederholt auftraten und bei Untersuchungen nie etwas gefunden wurde, können zur richtigen Diagnose beitragen.

Obwohl Patienten, die schon mehrfach derartige Panikattacken erlitten haben, „wissen", daß nicht wirklich eine organische Veränderung vorliegt, glauben sie jedoch jedesmal wieder, daß es sich um eine bedrohliche, körperliche Erkrankung handelt. Deswegen besteht, obwohl die Panikattacken spontan abklingen, oft die Notwendigkeit, therapeutisch einzugreifen, sei es durch ein beruhigendes und entängstigendes Gespräch, bis die Symptome geringer werden, sei es u.U. auch durch die Gabe von Tranquilizern. Zur langfristigen Prophylaxe stehen heute eine medikamentöse Behandlung mit Antidepressiva oder Benzodiazepinen und/oder Verhaltenstherapie (kognitive Therapie) zur Verfügung.

Als Tranquilizer kommen Alprazolam oder Clonazepam in Frage. Die Dosis von Alprazolam liegt jedoch je nach Schweregrad und Dauer der Erkrankung zwischen 1,5 und 6 mg in 3 Tagesdosen und ist auch abhängig von der Frage, ob zwischen den Panikanfällen Angst bestehen bleibt.

Clonazepan kann im Dosisbereich 2–6 mg verwendet werden.

#### 6.2.1.2 Phobien

**Fallbeispiel.** Eine 30jährige Patientin ist nicht mehr in der Lage, ihre Arbeit zu erledigen, weil sie häufig das Gefühl hat, umzufallen. Dies führt zu gehäuften Krankheitszuständen und die Angst umzufallen ist stärker als die Vernunft, nämlich zu sehen, daß dies noch niemals geschehen ist. Auch die klare Einsicht, daß dann jemand da wäre, der sie aufheben würde, kann die Angst nicht beherrschen.

Die Krankenstände führen zur Kündigung, und die Patientin kann auch zu Hause kaum noch arbeiten, weil sie auch dort Angst hat, ihr könnte das Baby aus der Hand fallen. Sobald sie das Bügeleisen in die Hand nimmt, spürt sie Schwindel und bekommt Angst, sich zu verbrennen. So ist sie bald nicht mehr in der Lage, einen Haushalt zu führen, weil z.B. Kochen, Bügeln und das Kleinkind zu versorgen zu unüberwindlichen Hindernissen werden.

Sie begibt sich in stationäre Behandlung, und der Zustand bessert sich unter Tranquilizertherapie, dann fortführender antidepressiver Behandlung und einem verhaltenstherapeutischen Konzept.

Klinisch äußert sich auf öffentlichen Plätzen, in bestimmten sozialen Situationen oder bei bestimmten Handlungen ein Gefühl der Angst, der Peinlichkeit, der Furcht etwas Lächerliches oder Unsinniges zu tun bzw. hilflos zu sein. Solche Befürchtungen führen zur Vermeidung dieser Stimuli, was sich bisweilen sehr negativ und einschränkend auf das soziale Leben der Patienten auswirkt.

Hier sollen v.a. psychotherapeutische Maßnahmen (Verhaltenstherapie, Entspannungstechniken, Gesprächstherapien, etc.) im Vordergrund der therapeutischen Überlegungen stehen, eine Koupierung der Symptome sowie eine medikamentöse Erstversorgung zu Beginn der Therapie sind oftmals hilfreich.

Zunächst kann Clobazam (10–50 mg), Oxazepam (10–100 mg), Bromazepan (3–9 mg) oder Alprazolam (0,5–3 mg) hilfreich sein.

#### 6.2.1.3 Zwangserkrankung

**Fallbeispiel.** Eine junge Patientin wird für ihre Familie dadurch auffällig, daß sie in ihrem Zimmer nicht mehr tolerieren kann, wenn jemand ihre gesammelten Gegenstände (kleine Puppen, Souvenirs aus allen erdenklichen Ländern, die der Vater von Dienstreisen nach Hause bringt) berührt. Sie gerät in Aufregung und gereizte Ungeduld, wenn etwas zu Boden fällt oder sie selbst, z.B. durch das Öffnen eines Kleiderschranks, etwas verändert. Mit gewaschenen und eingeseiften Händen versucht sie dann, die Gegenstände wieder aufzubauen. Sie wird unfähig, den Kleiderschrank zu öffnen, um frische Wäsche zu entnehmen.

Pro Tag werden immer mehr Seifenstücke verwendet, und schließlich kann sie ein Seifenstück nur einmal verwenden und muß auch im Badezimmer und in der Toilette alles vor der Benützung mit Seife waschen. Dies führt zur zunehmenden Irritationen sowohl der Patientin als auch der übrigen Familienmitglieder.

Schließlich ist sie nur noch im eigenen Zimmer in der Lage, das Bett zu benützen, alles andere darf nicht mehr berührt werden. Auch das Wechseln der Bettwäsche gestaltet sich als unüberwindliches Hindernis, weil dadurch Gegenstände umfallen könnten bzw. die Patientin aus dem Bett aufstehen muß, was sie zunehmend zu vermeiden versucht, um sofort an Ort und Stelle zu sein, sollten sich irgendwelche Veränderungen im Zimmer einstellen. Eine verhaltenstherapeutische Intervention führt nur zur Exazerbation der Symptome, Handgreiflichkeiten gegenüber der Familie und schweren Auseinandersetzungen. Tiefenpsychologisch orientierte Gespräche blockt die Patientin mit der Bemerkung, es gäbe kein Problem und sie wolle auch nichts ändern, vollkommen ab.

Schließlich gelingt es, durch einfühlende Gespräche mit dem Psychotherapeuten eine tragfähige Beziehung herzustellen, wobei die Liebe zu kleinen Tieren immer wieder angesprochen und die Anschaffung eines solchen erwogen wird. Schließlich kommt ein kleiner Hund ins Haus, der zunächst keinen Zutritt zum Zimmer der Patientin hat. Durch die innige Zuwendung darf er schließlich auch dort schnüffeln und herunterwerfen, was er möchte.

Zunächst, in der Auseinandersetzung mit dem Therapeuten, kommen Tranquilizer (fallweise, geringe Dosierung) zum Einsatz. Eine weiterführende Therapie wird angeraten, jedoch von der Patientin abgelehnt.

Besonders genau muß in der Differentialdiagnose nach depressiven oder schizophrenen Leitsymptomen gefahndet werden, weil hier häufig eine zweite Dimension der Erkrankung vorliegt.

Therapeutisch gelten die gleichen Überlegungen und Empfehlungen wie bei den phobischen Störungen.

An Tranquilizern können Clobazam (10–50 mg), Oxazepam (10–100 mg), Alprazolam (0,5–3 mg) oder Bromazepam (3–9 mg) zum Einsatz kommen.

Außerdem sind bei diesen Störungen oft Antidepressiva hilfreich; insbesondere Clomipramin und Fluoxetin sind für diesen Indikationsbereich gut untersucht.

### 6.2.1.4 Anpassungsstörungen

**Fallbeispiel.** Ein junges Mädchen verliert den Freund bei einem Autounfall. Sie trauert um ihn und besucht die Unfallstelle an einer vielbefahrenen Ausfallstraße täglich. Sie entwickelt ein Ritual, nahezu ununterbrochen an dieser durch ein Kreuz markierten Stelle zwischen zwei Fahrbahnen zu verweilen, im Schlafsack zu kampieren, im Gras zu liegen und so in der Nähe des Unfallkreuzes eine Art „Wohnung" zu haben. Die Autos rasen in Dreierreihen vorbei, und selbst im Winter verbringt das Mädchen die Zeit, wenn irgend möglich, an dieser unwirtlichen Stelle. Therapieversuche werden mit der Begründung, dem Freund nahe sein zu wollen und damit die Verbindung aufrecht zu halten, abgewehrt.

Es handelt sich hier um eine Persönlichkeitsstörung, die nicht psychischen Störungen zuzuordnen ist und nosologisch den abnormen Persönlichkeiten zugerechnet wird.

Diese Störungen können auch ängstlich gefärbt sein oder depressiv, bzw. körperliche Beschwerden können im Vordergrund stehen.

Von einer medikamentösen Therapie ist eher abzuraten.

### 6.2.1.5 Posttraumatische Belastungsstörungen

**Fallbeispiel.** Ein Patient durchlebt die Greuel des Holocaust. Er wird nur zufällig gerettet, weil er bei der Flucht vom Todesmarsch in Auschwitz von einem sterbenden Flüchtling zu Boden gerissen wird und unter diesem liegend von den Lageraufsehern nicht als noch am Leben bemerkt wird. Es gelingt ihm, ohne daß er später sagen kann wie, die Flucht, und er baut sich gemeinsam mit seiner Frau in Israel eine neue Existenz auf.

Als alles in Ordnung zu sein scheint, beginnen nächtliche Alpträume, und bei „ähnlichen" Situationen, z.B. langen Spaziergängen, patroullierenden Polizisten etc., die ihn an die grauenhaften Begebenheiten erinnern, treten heftige Zitteranfälle auf mit Angstzuständen, Schlaflosigkeit und der Unfähigkeit, sich mit etwas abzulenken oder zu beruhigen.

Therapeutische Gespräche und eine fallweise Schlafmedikation beruhigen die Situation, so daß der Patient schließlich wieder seiner Arbeit nachgehen kann und die Ehefrau auch wieder in der Lage ist, mit dem Gatten andere Dinge, als dieses furchtbare Erlebnis zu besprechen.

Hier handelt es sich um eine Angsterkrankung, die im Anschluß an eine traumatische Situation (Gefährdung des eigenen Lebens oder jenes der Kinder, des Ehepartners, enger Freunde oder der eigenen sozialen Existenz), auftritt. Das traumatische Erlebnis wird in Träumen und im Fühlen immer wieder erlebt und führt zu einem erhöhten Erregungsniveau und einer anhaltenden Vermeidung von Stimuli, die mit dem Trauma in Verbindung stehen.

Hier sollten psychotherapeutische Maßnahmen, insbesondere Gespräche, die die amnesierten Anteile des schrecklichen Erlebnisses zu Tage fördern, im Vordergrund stehen und Medikamente eher für einen erholsamen Schlaf sorgen. Auch Antidepressiva sollten verwendet werden.

Selbsthilfegruppen, soziale Aktivitäten, Gruppentherapien und andere Maßnahmen sind ebenfalls geeignet im Therapiekonzept.

Als Hypnotika kommen Brotizolam (0,25 mg), Lormetazepam (1 mg) und Triazolam (0,25 mg) in Frage, wobei bei der Hypnotikatherapie darauf geachtet werden soll, daß sie als Intervalltherapie eingesetzt wird und immer wieder „Medikamentenferien" gemacht werden.

### 6.2.1.6 Generalisierte Angststörung

**Fallbeispiel.** Eine etwa 50jährige Patientin schildert, daß sie ständig in Angst lebt, ohne eigentlich beschreiben zu können, wovor sie sich fürchtet. Sie ist oft nicht in der Lage, ihren Haushalt zu führen und kann sich kaum konzentrieren, weil sie sich ständig „wie am Sprung" fühlt. Phantasien wie die Befürchtung, dem heißgeliebten Sohn werde etwas passieren bis zu es könnte zu finanziellen Engpässen kommen, können, wider besseres Wissen der Patientin, nicht durch rationale Überlegungen gestoppt werden.

In ihrer Jugend gab es durch die Kriegswirren viele große Probleme, die es für sie und ihre Mutter schwer machten zu überleben. Sie lebten in einem Haushalt, in dem die Mutter als Haushaltshilfe arbeitete und in dem die Patientin, damals 7jährig, nur geduldet war. Sie verhielt sich damals zurückhaltend und still, um den Arbeitsplatz der Mutter und damit die gemeinsame Existenzgrundlage nicht zu gefährden.

Später litt sie ständig unter Kopfschmerzen, die mit der Eheschließung aufhörten. Nach der Geburt des ersten Kindes stellten sich dann Angstzustände, depressive Verstimmung und Schlaflosigkeit ein. Die Depressivität besserte sich wieder, aber die dauernde Angst, die ständige Befürchtungen, Schlafstörungen, die Anspannung und die Unruhe blieben.

Therapieversuche mit Antidepressiva und Tranquilizern brachten keine Erleichterung. Lediglich die Schlafstörung und muskuläre Verspannung seien gebessert. Migräneattacken kämen einmal im Monat vor. Ein wirklich beschwerdefreies Intervall gab es nicht mehr. Medikamente lehnte die Patientin, weil sie keine Abhängigkeit von Beruhigungsmitteln riskieren wollte, eher ab. Mit Hilfe geringer Dosen von Oxazepam und Clomipramin ist sie in der Lage, den sozialen Erfordernissen nachzukommen und sich an den erfreulichen Dingen (Ehe, Erfolge des Sohnes) festzuhalten.

Bei dieser Erkrankung handelt es sich um unrealistische, übertriebene Angst und Besorgnis gegenüber mehreren Lebensumständen, wobei Gefahren gesehen werden, die nicht der realistischen Einschätzung der Situation entsprechen.

Die Angst bezieht sich dabei nicht auf eine Panikattacke, wie sie bei der Panikerkrankung auftritt, sondern tritt, ohne daß eine depressive oder schizophrene Erkrankung vorliegt, auf.

Die Erkrankung ist durch motorische Spannung (Zittern, Muskelspannung, leichte Ermüdbarkeit, Ruhelosigkeit etc.) vegetative Übererregbarkeit (Atemnot, Tachykardie, Schwitzen, Benommenheit, Übelkeit etc.), Hypervigilanz und erhöhte Aufmerksamkeit (sich angespannt fühlen, Konzentrationsstörungen, Reizbarkeit, Schlafstörungen) gekennzeichnet.

Besonders zu Beginn psychotherapeutischer Maßnahmen ist eine Tranquilizertherapie indiziert, um den sozialen Schaden durch diese Erkrankung gering zu halten. Eine genaue Differentialdiagnose, insbesondere eine genaue Anamneseerhebung und Beobachtung phasischer Schwankungen, die auf die affektive Komponente der Erkrankung hinweisen, ist unabdingbar.

Als Tranquilizer ist Clobazam (30–60 mg), Oxazepam (30–150 mg), Alprazolam (1–4 mg) oder Bromazepan (3–9 mg) empfehlenswert.

### 6.2.1.7 Angsterkrankungen auf organischer Basis

#### Demenz

Primär degenerative Erkrankungen gehen selten mit Angstsymptomen einher, und die möglicherweise vorhandenen Schlafstörungen sollten kaum bzw. sehr eingeschränkt (*Dosisreduktion!*) mit Benzodiazepinen behandelt werden, und zwar auch aus einem morphologischen Grund: weil bei der Plaquebildung in der Alzheimer-Krankheit ohnehin ein Überwiegen der GABA-Inhibition zu sehen ist und das organische Bild daher durch Substanzen, die die GABA-Inhibition verstärken, weiter verschlechtert wird.

Antihypoxische Maßnahmen (Kreislaufstimulation, Verbesserung der Blutfließeigenschaften und Verbesserung der Schlafhygiene), sind hier die Therapie der ersten Wahl.

Meprobamat in geringen Dosen (200–600 mg), Choraldurat (250–1000 mg) sowie evtl. Nitrazepam (1–2 mg) oder Clobazam (5–30 mg) können zielführend sein.

#### Psychotrope Substanzen (z.B. Alkohol, Drogen, Medikamente)

Bei Mißbrauch von Alkohol, Amphetaminen, Kokain, Opiaten, Sedativa und Hypnotika treten im Entzug oft schwere Angstzustände auf, die ein eingehendes, meist auf die Vitalfunktionen gerichtetes Therapiekonzept erfordern und eine krampflösende, antiepileptische Einstellung sowie eine Verbesserung der nootropen Leistung notwendig machen.

Medikamentös wird man in leichten Fällen mit Nootropika auskommen.

In mittelgradig schweren Entzügen ist eine antiepileptische Einstellung mit Carbamazepin (300–600 mg über 14 Tage), die per se günstig gegen Entzugsbeschwerden wirkt, oder Hydantoin empfehlenswert sowie eine sedierende Abendmedikation neben sedierenden Neuroleptika und sedierenden Antidepressiva (z.B. 100–200 mg Doxepin), in geringer Dosis auch Tranquilizer.

Abends können 500 mg–2,5 g Meprobamat oder 50–200 mg Oxazepam, 2–6 mg Nitrazepam oder 2–8 mg Clonazepam in fallender Dosis über 14 Tage gegeben werden.

Eine Alternative stellt die Behandlung mit intensivem Licht dar, wobei hier keinerlei Gefahr einer Suchtverschiebung auftritt und gemeinsam mit Maßnahmen wie Nootropika und/oder Carbamazepin auch schwere Entzüge bewältigt werden können.

Bei schweren Entzügen können auch tagsüber Tranquilizer gegen Angstzustände, Schwitzen, Nervosität und Unruhe sowie Herzbeschwerden, Magen- und Darmbeschwerden, Übelkeit und Schmerzzustände eingesetzt werden. Daneben müssen oft hochpotente Neuroleptika gegen produktive Symptome verwendet werden oder Clonidin im akuten Opiatenentzug.

Meprobamat kann bis auf 8 g gesteigert werden, Oxazepam auf 150–500 mg oder Chloralhydrat auf 4 g. Allerdings ist auf eine kurzfristige Anwendung zu achten, um die hohe Gefahr der Umsteigsucht zu vermeiden.

**Angst bei somatischen Notfällen**

Sehr häufig treten beim akuten Herzinfarkt oder bei Lungenerkrankungen/Lungenödemen, Lungeninfarkt usw. heftige Angstzustände auf, wo neben der vitalen Behandlung eine akute Verabreichung von Tranquilizern eine wesentliche Erleichterung für den Patienten darstellt.

Diazepam kann i.v. verabreicht werden (Cave: Atemsuppression) oder p.o. stark wirksame Anxiolytika wie Alprazolam (1–3 mg), Bromazepan (3–9 mg) oder, wenn eine stärkere Sedierung erwünscht ist, Lorazepam (1–5 mg).

### 6.2.1.8 Angst als wichtiger Faktor in der affektiven Erkrankung

Insbesondere bei manischen Zuständen sind zornig getönte Erregungszustände möglich. Es kann zu unvermutet raschem Stimmungswechsel kommen (Mischbild).

Depressivität und Suizidalität können bei fast allen psychiatrischen Krankheitsbildern vorhanden sein. Die Unterscheidung in neurotische und endogene Depression ist für das Suizidrisiko auch nicht von Relevanz, es ist lediglich wichtig, die Antriebslage zu beurteilen und „gehemmte“ von „agitierten“ Zuständen zu unterscheiden. Wenn die Antriebslage gesteigert ist, dann muß eine adäquate Krisentherapie und Krisenintervention betrieben werden.

Die Pharmakotherapie ist sinnvoll, und der Therapeut muß sofort sehr aktiv und direkt intervenieren, um den Betroffenen zu stützen, ihm im Bearbeiten von Problemen, möglichst unter Einbeziehung der Angehörigen und Mobilisierung der Unterstützung der Familie, behilflich zu sein.

Neben einer adäquaten antimanischen Therapie (Lithium, Neuroleptika etc.) oder einer adäquaten antidepressiven Therapie (Lithium, Antidepressiva etc.) sollen möglichst hochpotente Tranquilizer kurzfristig verwendet werden.

Clonazepam (2–10 mg), peroral oder parenteral, insbesondere bei Erregungszuständen), Alprazolan (3–9 mg), Lorazepam (2,5–10 mg), Flunitrazepam (2–8 mg) sowie Diazepam auch in der intravenösen Verabreichungsform (30–60 mg) sollen zur Anwendung kommen.

Stationär bieten die Tranquilizer hier die beste Alternative sowie die Ergänzung zu Neuroleptika und Antidepressiva, und sie sind besonders in der Hochdosierung auch besser steuerbar, insbesondere deshalb, weil ein wirksames spezifisches Antidot jederzeit verfügbar ist (Flumazenil, auch i.v. anwendbar), falls eine zu starke Sedierung einsetzt. Dies ist häufig bei manischen Patienten der Fall, wo der Grad zwischen manischer Unruhe und schwerer Benommenheit und Bewußtseinstrübung schmal ist und diese Zustände einander rasch abwechseln. Daher ist zu Beginn der Behandlung die Benzodiazepinbehandlung besonders wertvoll., i.v. mit Diazepam und/oder Clonazepam, weil die Sedierung gut gesteuert werden kann und bei gleichzeitiger unvermeidlicher Gabe von Levomepromazin in der schweren Manie, die Nebenwirkungen begrenzt und für den Patienten tolerabel gehalten werden können (s. Kap. 6.3 „Neuroleptika").

**Fallbeispiel.** Ein junger Patient kam zur Erkenntnis, daß sich sein sexuelles Bedürfnis auf männliche Jugendliche fixiert hatte und begann eine Analyse. Diese brachte Konflikte mit der sehr ambivalent geliebten Mutter, dem strengen Vater und massive Angst vor sexueller Bestätigung zu Tage. Eine jahreszeitliche Bindung von depressiven Verstimmungen fiel auf, und der Patient wurde auf Lithium eingestellt. Daraufhin besserte sich das Zustandsbild deutlich, und eine Beziehung zu einem jungen Mann gestaltete sich befriedigend. Allerdings traten immer wieder Schuldgefühle auf, der Patient grübelte über viele Dinge nach, z.B. über seine Arbeit, die er schließlich kurz entschlossen kündigte, über den Sinn der Analyse, die ihn nicht befreien konnte, über Glückspielsysteme, die ihn nicht mehr losließen, und nach dem Ende der sexuellen Beziehung stellte sich die Sinnfrage im Leben.

Es entstand eine Tranquilizerabhängigkeit, welche die Ängste und Zwangsgedanken beherrschen konnte, allerdings bildete sich immer mehr eine depressive Verstimmung aus, und die Anwendung von Antidepressiva verbesserte lediglich die Schlafstörung, MAO-Inhibitoren und eine EKT (Elektrokrampftherapie) brachten ebenfalls nur einen geringen Erfolg. Trotz fortgesetzter Lithiumtherapie konnte keine Verringerung der depressiven Symptomatik erzielt werden. Die Angstzustände wurden für den Patienten unerträglich, und eine präsuizidale Einengung führte zu einer Ultima-ratio-Therapie, nachdem sämtliche Antidepressiva gescheitert waren. Der Patient hatte bereits einen Suizidversuch unternommen.

Zunächst wurde eine niedrig dosierte Oxazepamtherapie gemeinsam mit Lithium und Tranylzypromin angewandt (unselektiver MAO-Inhibitor), wobei die Dosis strikt überwacht und der Patient über das Risiko einer erneuten Abhängigkeit aufgeklärt wurde. Diese Therapie ermöglichte, trotz Weiterbestehen der Beschwerden, einen beruflichen Neubeginn und eine bessere soziale Bewältigung der Beschwerden.

Nach einem erneuten Selbstmordversuch wurde Lithium und Oxazepam abgesetzt, ein erneuter Psychotherapieversuch mit dem erklärten Ziel, die sexuellen Wünsche nicht zu unterdrücken und im Rahmen der gesetzlichen Möglichkeiten zu leben. Eine hochdosierte MAO-Inhibitortherapie (140 mg Tranylzypromin tgl.) sowie die klare Bekenntnis zur Sexualtherapie brachten einen entscheidenden Schritt und eine massive Verbesserung der ängstlichen und depressiven Symptomatik.

#### 6.2.1.9 Angst als wichtiger Faktor in der schizophrenen Erkrankung

Bei akuten psychotischen Schüben, insbesondere in Begleitung produktiver Symptome, treten schwerste Angst- und Spannungszuständen auf, die zu den psychiatrischen Notfällen zählen. Typisch sind schwere Erregungszustände (bis zum Amoklauf), wie sie plötzlich aus einem Stupor heraus auftreten können. Bewegungs- und Sprachstereotypie, Grimassieren, Befehlsautomatismen, Echolalie, Echopraxie und Echomimie (Patient imitiert den Untersucher in Sprache, Gestik und Mimik).

Neben den Medikamenten erster Wahl, den Neuroleptika, sind in der akuten Situation stark anxiolytisch und sedierend wirksame Tranquilizer indiziert:

Lorazepam (2,5–12 mg), Diazepam (20–60 mg), auch i.v. Alprazolam (3–10 mg) und Flunitrazepam (2–8 mg, auch parenteral).

### 6.2.2 Anxiolytika

Zu Beginn unseres Jahrhunderts wurden Bromide und Barbiturate verwandt. Der Mißbrauch der Bromide und ihre Kumulation mit folgendem toxischem Delirium schränkten ihren Gebrauch ein, so daß das Feld den langwirkenden Barbituraten überlassen war. Auch diese verursachten eine Reihe von Problemen. Toleranzentwicklung, physische Abhängigkeit, mit Alkohol vergleichbare Entzugserscheinungen und Todesfälle nach Überdosierung erforderten die Suche nach neuen sicheren Medikamenten. Als erstes „neues" Anxiolytikum kam Meprobamat auf den Markt. Obwohl anfänglich sehr gepriesen, zeigte dieser Tranquilizer sehr bald ähnliche Probleme wie die Barbiturate.

Vergleicht man die klinische Wirksamkeit der Benzodiazepine mit derjenigen von Barbituraten, Meprobamat und Plazebo, so ergibt sich ein einheitliches Bild. Benzodiazepine zeigen die meisten, Plazebobehandlungen die geringsten Verbesserungen.

Es sollte jedoch klar sein, daß nicht jeder Patient, der Benzodiazepine bekommt, auch tatsächlich gebessert ist. Eine mittlere bis gute Verbesserung der Symptome wird nur von 65–75% der behandelten Patienten unter Benzodiazepinen erreicht. Viele Patienten berichteten eine mittelmäßige Verbesserung, 40% der Patienten erreichten bei weitem nicht ihren Normalzustand vor Ausbruch der Erkrankung (Rickels et al. 1985).

#### Normale Angst

Angst beginnt mit einem erhöhten Erregungsniveau, mit erhöhter Aufmerksamkeit als Antwort auf einen inneren oder äußeren Stressor. Dies kann eine neue Situation, Schmerzwahrnehmung, ein innerer Konflikt oder ein äußerer Anlaß, der das Individuum bedroht, sein.

Die physischen Zeichen sind verstärkte Atmung, epigastrische Beschwerden, Schwäche, Zittern, Schwitzen, trockener Mund, Schwindel, plötzlicher Harn- oder Stuhldrang, Schreien, panisches Davonlaufen.

Bei Angst vor Schmerzen kommt es zu einer Pulsbeschleunigung und zwar umso stärker, wenn die Versuchsperson Art und Ausmaß des Schmerzes nicht kennt. Dasselbe gilt für Unerfahrene (z.B. Piloten oder Fallschirmspringer), die mit stärkeren Pulsbeschleunigungen und einer Vasokonstriktion in den Fingern, Hautleitveränderungen und Blutdruckanstiegen reagieren als erfahrene Personen. Außerdem sind die Veränderungen bei Unerfahrenen nicht nur größer, sondern auch früher und länger andauernd als bei Trainierten.

Erklärungsversuche, warum Angst entsteht, führten über Freud und dessen Annahme, daß sich Libido bei Störungen im sexuellen Erregungsablauf direkt in Angst umwandelt, zu vielschichtigen Erklärungsversuchen: Angst entsteht überall dort, wo menschliche Lebensstrebungen in irgendeiner Weise an der Entfaltung behindert sind oder das Individuum, von dem dieses Streben ausgeht, als ganzes bzw. in seinem Ich infolge von Konflikten, ungenügendem Selbstwerterleben oder körperlicher Krankheit gefährdet ist. Das heißt, Triebkonflikte in der Kindheit, in der das Ich noch nicht ausgebildet ist, sind besonders belastend; oder anders gesprochen: je ausgewogener die Triebentwicklung in der Kindheit ist, um so belastender muß die Umweltsituation sein, damit es im Erwachsenenalter noch zu einer Angsterkrankung kommt.

## Angstentstehung im Gehirn

Wenn der menschliche Körper einen Reiz („exzitatorischer Stimulus", z.B. Furcht, Schmerz) wahrnimmt, dann meldet er diesen rasch an das limbische System. Dieses limbische System liegt tief im Gehirn und sendet chemische Boten, die Neurotransmitter, zur weiteren Verständigung. Katecholamine (griech. d.h. Noradrenalin) leisten diese Arbeit, und ein rasches Nervenverständigungssystem führt zur systematischen Reaktion mit Pulsanstieg, Blutdruckanstieg, peripherer Vasokonstriktion. Ein Feedbacksystem vermittel über $\alpha_2$-adrenerge und $\beta$-adrenerge Rezeptoren, aber auch über andere neuronale Systeme, besonders über GABA-Benzodiazepinrezptorkomplex, ein Abklingen der Reaktion und ein neues Gleichgewicht.

GABA („gamma amino butyric acid") ist der „inhibierende Neuotransmitter" im Gehirn. Es sorgt für eine Bearbeitung eines exzitatorischen Stimulus, und damit des Reizes, durch einen speziellen Raktionsweg über einen Chloridionenkanal, wo die Erregbarkeit einer Zelle vermindert werden kann.

Benzodiazepine (s. S. 109) scheinen genau in diesen Wirkkreislauf eingebaut zu werden und die GABA dabei zu unterstützen, daß die Chloridionenkanäle geöffnet werden und nach Reizantwort und Bearbeitung rasch ein neues Gleichgewicht der Ruhe wiederhergestellt werden kann.

Die Rezeptorbindungsstellen von GABA und den Benzodiazepinen sind strukturell verknüpft. Wenn ein Benzodiazepin am Rezeptor vorhanden ist, dann öffnet der Chloridkanal in Antwort auf die GABA schneller, und die Erregbarkeit des Neurons reduziert sich. Das heißt, die Angstreaktion bleibt begrenzt, geht rasch zu Ende, und nach Adaption auf die neue Situation stellt sich – beim Gesunden, mit Benzodiazepinen auch bei vielen Kranken – ein neues Gleichgewicht ein.

### Angst, die als pathologisch bezeichnet werden muß, weil Furcht als Erklärung nicht ausreicht

Bei angsterkrankten Patienten fällt in der Untersuchung auf, daß sie sowohl in Hautleitgeschwindigkeiten, in Puls, Blutdruck als auch in Parametern wie Fingertremor, EMG, EEG-Wellen, evozierten Potentialen oder endokrinen Meßwerten (z.B. Kortisol) mit rascheren, höheren und längerdauernden Anstiegen reagieren und überdies stärkere Schwankungen aufweisen. Es zeigt sich also eine komplexe überschießende Reaktionsweise, wobei emotional labile Patienten andere Reaktionsschwerpunkte zeigen als rigide Persönlichkeiten, aber alle Angsterkrankungen sowohl von der psychischen Symptomatologie als auch in Streßverhalten und in der physischen Antwort unterscheidbar sind.

Außerdem kommt es zur Interaktion zwischen kognitiven Faktoren und physiologischer Übererregbarkeit. Wenn gesunde Probanden Adrenalin verabreicht bekommen, dann beschreiben sie ihren Zustand „als ob sie Angst hätten", wenn Angsterkrankte Adrenalin bekommen, dann können sie diesen Zustand nicht von „echter" Angst unterscheiden. Es gelingt also nicht, Distanz zu dem Gefühl zu halten, und eine ängstliche Grundgestimmtheit fördert weitere Interpretationen in diese Richtung, wenn Gefühle – welchen Ursprungs auch immer – entstehen.

Angstpatienten sind in einem Zustand von Überwachheit und Übererregbarkeit und „Überbereitschaft" – dies drückt sich in psychischen Komponenten (Gefühl, psychische Tests, Leistung) wie in somatischen (Puls, Blutdruck, EMG, EEG) aus. Übererregtheit ist wieder mit langsamer Gewöhnung und Anpassung assoziiert, was wiederum Übererregtheit perpetuiert. Lebensstreß mag dann eine chronische Anpassungsproblematik mit chronischen Angstzuständen fördern, wobei phobische Angst und psychotische Angst unterscheidbare Phänomene sein dürften.

Der Hauptunterschied zwischen Angstpatienten und Gesunden dürfte der sein, daß Stimulation (durch Schmerz, Gefahr, Trieb) der physiologischen Veränderung zugeordnet wird, während Angstpatienten ihre Körpersymptome nicht erklären können und sie umso genauer registrieren und damit die Angstspirale höher schrauben.

### Angststörungen durch psychotrope Substanzen

Bei Mißbrauch von Alkohol, Amphetaminen, Kokain, Opiaten, Sedativa und Hypnotika treten im Entzug oft schwere Angstzustände auf, die ein eingehendes, meist auf die Vitalfunktionen gerichtetes Therapiekonzept erfordern. Eine krampflösende antiepileptische Einstellung sowie eine Verbesserung der nootropen Leistung müssen im Vordergrund stehen. Es ist in erster Linie darauf zu achten, keine „Alternativsucht" zu erzeugen, weil eine Suchtverschiebung eine hohe Wahrscheinlichkeit hat. Möglichst zurückhaltend und sehr kurzfristig sollten Tranquilizer verwendet werden und nur während des physischen Entzugs, der meist innerhalb 24–60 h abgeschlossen ist. Allerdings sind besonders die Entzüge der polytoxikomanen Patienten langwierig und schwierig. Die Polytoxikomaniepatienten sind, gemeinsam mit Heroinpatienten, in Methadonprogrammen, die Gruppe mit dem höchsten Risiko, Alternativsüchte zu entwickeln. Die schwierigsten Heroinpatienten werden mit Methadon eingestellt und haben oft, bevor sie überhaupt in das Methadonprogramm aufgenommen werden, mehrere erfolglose Entzugsversuche hinter sich, so daß sich schon aus der Auswahl der Patienten die höchste Risikowahrscheinlichkeit ergibt, die auch während der Methadoneinstellungszeit sichtbar bleibt.

Insbesondere Benzodiazepine und Alkohol werden mißbraucht (Griffiths u. Sannerud 1987). Medikamentös wird man in leichten Fällen mit Nootropika auskommen. In mittelgradig schweren Entzügen ist eine antiepileptische Einstellung mit Carbamazepin (300–600 mg/die) oder Phenytoin (Dosierung 200–400 mg) empfehlenswert sowie eine sedierende Abendmedikation neben sedierenden Neuroleptika (s. Kap. 6.3 „Neuroleptika") und sedierenden Antidepressiva (s. Kap. 6.1 „Antidepressiva"), in geringer Dosis auch Tranquilizer.

- Meprobamat abends 500 mg–5 g (1–10 Tbl.),
- Oxazepam abends 50–200 mg (1–4 Tbl.),
- Nitrazepam abends 2–6 mg (1–3 Tbl.).

Beim schweren Entzug müssen auch tagsüber gegen Angstzustände, Schwitzen, Nervosität und Unruhe sowie Herz-, Magen- und Darmbeschwerden Nootropika, Neuroleptika, Antihistaminika etc. verwendet werden.

### Differentialdiagnose der Schlafstörungen

#### Insomnien

(Siehe ausführliches Kap. 3.3.5.)
Die vorherrschenden Beschwerden bestehen in Einschlaf- und Durchschlafstörungen oder nicht erholsamem Schlaf, d.h. der Patient fühlt sich trotz adäquater Schlafdauer nicht erholt. Die Schlafstörung dauert länger als 1 Monat und führt zur deutlichen Erschöpfung während des Tages, Irritabilität und eingeschränkter Leistungsfähigkeit. Häufige Faktoren wie Mißbrauch von Alkohol und Medikamenten sowie organische Ursachen wie epileptische Störungen, Schlafapnoe, „restless legs" und depressive Schlafstörungen müssen diagnostisch abgeklärt werden. Umweltfaktoren wie Lärm, „jet-lag" nach Fernflugreisen etc. müssen berücksichtigt werden.

Kurzfristig, insbesondere während der diagnostischen Abklärung zur Erleichterung der Symptome, können Tranquilizer verwendet werden.

## 6.2.3 Zusammenfassung und Gegenüberstellung der Benzodiazepinpräparate

Eine Reihe von Unterschieden ergeben sich aus den physikochemischen und pharmokokinetischen Eigenschaften der einzelnen Wirkstoffe. Fettlöslichere Benzodiazepine wie Diazepam fluten am Wirkort schneller an und rufen eine promptere Wirkung als z.B. das hydrophilere Oxazepam hervor. Sogenannte „prodrugs“ wie Chlorazepat, Medazepam, Prazepam müssen metabolisch erst in die aktiven Wirkstoffe umgewandelt werden.

Zunächst sollte man zwischen Anxiolytika und Hypnotika unterscheiden; die Trennung zwischen Antikonvulsiva und Muskelrelaxantien ist für die Psychiatrie von nachgeordneter Bedeutung und sollte in anderen Quellen unter dem Aspekt der antiepileptischen Wirkung nachgelesen werden. Antikonvulsiva wie Clonazepam sind in der Psychiatrie wertvolle Anxiolytika und kommen zur Phasenprophylaxe möglicherweise in Frage und werden auch von diesem Aspekt her betont. Diese Antikonvulsiva, genauso wie Carbamazepin und Valproinsäure, scheinen einen besonderen psychotropen Effekt zu haben. Dieser Gesichtspunkt wird hier betont.

Unter den Begriff Tranquilizer fallen psychoaktive Substanzen, die eine beruhigende Wirkung haben. Gleichzeitig sind die „major tranquilizer“, unter denen die Neuleptika verstanden werden, ausgeschlossen. Auch andere Substanzklassen wie Opiate und Barbiturate, die früher als Beruhigungsmittel verwendet wurden, gehören nicht zu diesem Begriff.

Der Begriff Tranquilizer umfaßt Substanzen, die eine hohe Anwendungssicherheit bieten, d.h. eine geringe Toxität aufweisen und vergleichsweise giftige Vorgänger abgelöst haben. Die hohe Anwendungssicherheit dieser Substanzgruppen, wobei es sich vorwiegend um Substanzen der Benzodiazepinklasse handelt, führte zu einer enorm häufigen und unkritischen Verschreibung in der Praxis vieler Ärzte, ohne daß genau hinterfragt wird, wofür diese Medikamente eigentlich gebraucht werden.

In den Kap. 6.2.1 („Klinische Erscheinungsbilder der Angststörungen“) und 3.3.5 („Schlafstörungen“) wurde versucht, eine „Führung“ durch die Diagnosegruppen mit Hinweisen auf empfohlene Substanzklassen und Dosierungen zu geben.

Tranquilizer der Benzodiazepingruppe wirken sofort, d.h. innerhalb von 10–20 min, sie wirken entspannend, beruhigend und sedierend. Die Hauptnebenwirkungen Benommenheit und herabgesetztes Reaktionsvermögen sind vergleichsweise gering.

Die Zufriedenheit der Patienten mit dieser Substanzklasse ist groß, und die Forderung an den Mediziner des 20. Jahrhunderts, sofort und ohne Forderung an den Patienten zu helfen, einfach mit einer Pille zu helfen, ist erfüllt.

Epidemiologische Untersuchungen zur Prävalenz psychischer Erkrankungen haben gezeigt, daß nosologisch neurotische und psychosomatische Störungen den Hauptanteil psychischer Erkrankungen ausmachen und daß diese Patientengruppe eine überdurchschnittlich hohe Arztkonsultationsrate aufweist. Mit einem Anteil zwischen 11 und 25% sind diese Störungen in der Bevölkerung vorhanden und machen einen hohen Anteil der Erkrankungen in Nervenarztpraxen aus. Der überwiegende Teil wird in den ärztlichen Praxen mit Psychopharmaka behandelt. Die Frage, ob primär psychotherapeutisch oder auch pharmakotherapeutisch zu behandeln ist, stellt sich in der Praxis als ein ständiges Dilemma dar.

Nicht wenige Ärzte fühlen sich in Konflikte gedrängt, da ihnen von Fachvertretern und den Medien zu verstehen gegeben wird, bei einer psychopharmakotherapeutischen Behandlung von Neurosen, die per definitionem psychogene, konflikt- und umweltbedingte Störungen seien, handle es sich eigentlich um eine Fehlbehandlung und höchstens um Symptomsuppression. Nach eigenen Angaben z.T. „mit schlechtem Gewissen" werden demgegenüber in der Praxis aus den Anforderungen des Alltags heraus und aufgrund positiver Behandlungsergebnisse der Mehrzahl dieser Patienten Psychopharmaka rezeptiert.

Das zweite praktische Ergebnis ist, daß nicht selten, auch wenn die Indikation Psychotherapie gestellt wird, und eine solche Therapie durchgeführt wird, oftmals ein Abbruch oder eine Ineffizienz der psychotherapeutischen Interventionen festgestellt werden muß, und sich ein Behandlungsbedarf also ein weiteres Mal stellt. Eine Analyse der Psychotherapieforschung ergibt zwischen 44 und 83% Besserung, wobei hier schon geringe Erfolge Eingang gefunden haben (Saletu 1989). Eine gute Besserung bleibt für etwa 50% der psychotherapeutischen Behandlungen. Die Besserungsraten bei psychopharmakologischen Behandlungen liegen bei etwa 70%. Sie liegen hier auch über die Behandlung hinaus über der 50%-Rate. Ob es sich bei der Angsterkrankungsbehandlung um eine Überverschreibung oder zu geringe Verschreibung handelt, wird nach wie vor kontravers diskutiert, zumal nur etwa 1/4 der Patienten mit Angsterkrankungen medikamentös behandelt wird.

Bei der Behandlung von generalisierten Angstsyndromen zeigen 70–90% der Studien eine Überlegenheit von Benzodiazepinen gegenüber einer Plazebobehandlung, 70% der Patienten weisen eine deutliche Besserung auf. Der Schweregrad der Erkrankung ist ausschlaggebend für den Therapieerfolg. Bei leichtgradiger Symptomatik scheinen unspezifische Therapiefaktoren sowie verhaltenstherapeutische Interventionen Behandlungserfolge aufzuweisen.

### Benzodiazepine

In der „Benzodiazepinstory" hat Leo Sternbach (in Linde 1988) eindrucksvoll die Entdeckung der 1,4-Benzodiazepinderivate beschrieben. Chlordiazepoxid (Librium) und Diazepam waren die ersten Vertreter dieser neuen Medikamentenklasse. Von ihrer Entdeckung im Jahr 1957 bis zur klinischen Prüfung und Einreichung verstrichen nur 3 Jahre. Die gute Verträglichkeit und das Wirkungsprofil der Benzodiazepine waren derart überzeugend, daß sie zur Behandlung von Angstneurosen, als Muskelrelaxantien und als potente Antiepileptika und Schlafmittel eingesetzt werden konnten. Zur Zeit der Einführung wußte man wenig über den Wirkungsmechanismus der Benzodiazepine. Erst im Jahr 1967 konnten die Elektrophysiologen Schmidt et al. zeigen, daß sie die sog. Hemmung im Rückenmark verstärken konnten. Damals kannte man den Neurotransmitter, der die präsynaptische Hemmung bewirkt, nicht. Erst Anfang der 70er Jahre wurde die Bedeutung der Aminosäureneurotransmitter erkannt. $\gamma$-Aminobuttersäure (GABA) ist derjenige Botenstoff, der beim Säugetier die synaptisch inhibitorische Wirkung vermittelt. Ein Drittel aller Synapsen im ZNS sind GABAerg, und ihre Hemmung führt zu Angst, Erregung, Invulsion, Spastizität und schließlich zum Tod. Forscher der Firma Hoffmann-La Roche (Sternbach, in Linde 1988) konnten zeigen, daß die Wirkung der Benzodiazepine auf einer Verstärkung der GABAergen Transmission beruht. Mit radioaktiv markiertem Diazepam konnte eine spezifische Benzodiazepinbindung im Bereich der GABAergen Synapsen nachgewiesen werden, die weitverteilt im ZNS, insbesondere im zerebralen Kortex, dem limbischen System und im Kleinhirn vorkommt. Sie deckt sich mit der Verteilung der $GABA_A$-Rezeptoren. Überraschenderweise hemmen Benzodiazepine die Bindung von GABA nicht. Benzodiazepine verdrängen den Neurotransmitter nicht von seiner Bindungsstelle, im Gegenteil, sie verstärken diese sogar. Umgekehrt wird auch die Bindung der Benzodiazepine in Anwesenheit von GABA verstärkt. Diese Befunde weisen auf eine funktionelle Verbindung beider Rezeptoren hin. GABA bewirkt die Öffnung eines membranständigen Chloridkanals. Der folgende Chlorideinstrom senkt das Membranpotential ab und führt zur stärkeren Hemmung der Nervenzelle. Als Folge wird die Erregungsbildung und ihre Weiterleitung erschwert. Benzodiazepine verstärken die Wirkung von GABA auf den Chloridionenflux über eine sog. allosterische Modulationsstelle. Allosterisch bedeutet, daß die Wirkung der Benzodiazepine und von GABA nicht über die gleiche Stelle, aber auf dem gleichen Komplex erfolgt. Mittlerweile konnte mit Hilfe der Gentechnologie die Struktur des Benzodiazepin-GABA-Chloridkanalkomplexes aufgeklärt werden (Schofield et al. 1987). Der Rezeptorkomplex besteht aus verschiedenen Untereinheiten (6 $\alpha$, 3 $\beta$, 2 $\gamma$ Untereinheiten), die in bestimmten Zusammensetzungen vorkommen müssen, um einen funktionierenden Komplex (der auf GABA und die Benzodiazepine anspricht) zu bilden. GABA und der Benzodiazepinrezeptor bilden demnach eine molekulare und eine funktionelle Einheit. Der supramolekulare Benzodiazepin-GABA-Rezeptorkomplex hielt einige pharmakologische Überraschungen bereit. 1981 wurde mit Flumazenil ein Benzodiazepinantagonist entdeckt. Dieser war in der Lage, alle pharmakologischen Wirkungen der Benzodiazepine aufzuheben oder bei vorheriger Gabe zu verhindern, ohne wesentliche erkennbare Eigenwirkungen zu besitzen. Mittlerweile wurde eine Reihe chemisch anderer Substanzen mit vergleichbaren Eigenschaften entdeckt. Sie besitzen alle eine große Bindungsaffinität zum Rezeptor ohne die typischen angst- und krampflösenden sowie sedierenden Eigenschaften der Benzodiazepinagonisten. Der Benzodiazepinrezeptor hielt jedoch noch weitere Überraschungen bereit. Die dänischen Forscher Braestrup et al. (1980, 1982) isolierten auf der Suche nach endogenen Liganden aus Urin eine Verbindung, die eine große Affinität zum Benzodiazepinrezeptor besitzt. Dieses $\beta$-Carbolinderivat erwies sich als ein Artefakt, das durch die Urinaufarbeitung entstanden war und zeigte überraschende pharmakologische Eigenschaften. Die Verbindung konnte nicht nur die Benzodiazepineinwirkung antagonisieren, sie zeigte auch Eigenwirkungen, die den Benzodiazepinen spiegelbildlich entgegengesetzt waren. So konnten mit einem metabolischen stabileren Derivat beim Menschen intensive Angstzustände ausgelöst werden (Dorow et al. 1983). Andere sog. Inversagonisten wirkten beim Tier anxiogen stimulierend und konnten sogar Muskelspasmen und Konvulsionen erzeugen. Die Gabe von Benzodiazepinen oder Benzodiazepinrezeptorantagonisten konnten die inversen Wirkungen aufheben bzw. verhindern. Dies deutet wiederum auf eine spezifische benzodiazepinrezeptorvermittelte Wirkung hin. Wie ist ihre Wirkung am vorher skizzierten Modell zu verstehen? Über die allosterische Modulationsstelle wird die Wirkung von GABA auf den Chloridioneneinstrom abgeschwächt. Begriffe wie „negative Modulation" oder „negativ intrinsische Wirksamkeit" sollen diesen Effekt beschreiben. Es ergab sich somit für den Rezeptorkomplex und seine Liganden eine überraschende Eigenschaft. Entgegengesetzte Wirkungen können über Benzodiazepinrezeptorliganden ausgelöst werden. Neuere Untersuchungen ergeben zusätzliche erstaunliche Möglichkeiten. Es zeigte sich nämlich, daß eine Reihe von Verbindungen zwischen diesen Extremen angesiedelt waren. Sogenannte Partialagonisten und Partialinversagonisten besitzen vorerst in tierexperimentellen Untersuchungen Teilwirkungen der gegensätzlichen Pole. So nährt sich die Hoffnung, daß eine anxiolytische Therapie ohne die häufig unerwünschten sedierenden und relaxierenden Nebenwirkungen gefunden werden könnte. Umgekehrt versprechen Partialinversagonisten im Tierversuch Einfluß auf kognitive Funktionen. Die so Behandelten können lernen und das Gedächtnis verbessern.

Zusammenfassend läßt das Kontinum der Liganden des Benzodiazepinrezeptors eine neue differenzierte Therapiemöglichkeit erhoffen. Ungeklärt ist die Frage nach der physiologischen Rolle der entwicklungsgeschichtlich alten Benzodiazepinrezeptoren. Damit verbindet sich die Frage nach körpereigenen Liganden. Dies ist natürlich auch eine wichtige Frage bei der Entstehung von Angst, Schlaflosigkeit oder der Epilepsie. Ist der endogene Ligand eine benzodiazepinähnliche Substanz, oder wirkt sie stimulierend im Sinne des Inversagonisten? In den letzten Jahren wurden eine Reihe potentativer körpereigener Verbindungen entdeckt, sowohl von inversagonistischem Profil, wie der Diazepambindungsinhibitor DBI (Costa et al. 1975) als auch agonistische Verbindungen. Spektakulär war die Entdeckung von Benzodiazepinen in Gehirnen von Menschen, die lange vor der Ära der Synthese der Benzodiazepine verstorben waren. Obwohl sie in ihrer Konzentration unter dem therapeutisch erwarteten Spiegel lagen, ergab sich natürlich die Frage, woher diese körpereigenen Benzodiazepine stammen. Wildmann et al. (1987a, b) entdeckten kürzlich in verschiedenen Pflanzen, u.a. in Kartoffel- und Weizenarten, eine Reihe von Benzodiazepinen, u.a. das Diazepam, das Lormetazepam, aber auch Verbindungen, die industriell in großen Mengen nie synthetisiert wurden. Die Zukunft wird zeigen, welche Rolle die Natur den Benzodiazepinen zugeteilt hat.

Die Benzodiazepine haben ihre Hauptindikation bei der generalisierten Angsterkrankung und bei schweren Schlafstörungen. Phobien, Panik- und Zwangserkrankungen sprechen eher auf trizyklische Antidepressiva an, wobei Alprazolam, ein trizyklisches Benzodiazepin, hier eine Sonderstellung beansprucht.

Sogenannte atypische Depressionen wie dysphorische Zustände und Dysthymien sprechen eher auf MAO-Hemmer an, neuere Antidepressiva mit dem Wirkprinzip serotoninstoffwechselaktivierend und alternative Therapiemöglichkeiten wie bei der saisonalen affektiven Erkrankung mit Licht werden angewandt. Neuroleptika finden alternativ zu Benzodiazepinen bei Angsterkrankungen und bei diagnostisch heterogenen Gruppen von psychosomatischen Störungen und somatisierter Angst Anwendung. Situative Ängste wie Streßangst, Erwartungsangst und Sprechangst werden eher mit β-Rezeptorblockern oder psychotherapeutischen Interventionen behandelt.

### 6.2.4 Anwendungsnutzen

Die Benzodiazepine haben ihre Hauptindikation bei der generalisierten Angsterkrankung und bei schweren Schlafstörungen. Phobien, Panik- und Zwangserkrankungen sprechen eher auf trizyklische Antidepressiva an, wobei Alprazolam, ein trizyklisches Benzodiazepin, hier eine Sonderstellung beansprucht.

Die Argumente für und gegen eine begleitende Psychopharmakatherapie bei einer Psychotherapieindikation sind vielfältig, die wichtigsten positiven und negativen Argumente seien hier angeführt:

**Positiv:**
Die symptomatische Besserung (Beruhigung, Angstreduktion) macht den Patienten besser therapiefähig.

Autogene Ich-Funktionen, wie Sprache und Aufmerksamkeit, werden v.a. bei Psychotikern gestärkt.

Medikamente haben eine symbolische Bedeutung: der Arzt gibt mir etwas, hilft mir.

Medikamente sind Teil der gewohnten Interaktion zwischen Arzt und Patient. Eine psychische Erkrankung fällt diesbezüglich nicht aus dem Rahmen.

**Negativ:**
Die rasche symptomatische Besserung verhindert die Auseinandersetzung mit Problemen und Konflikten.

Der Patient glaubt, ohne Medikamente nicht mehr auskommen zu können; er wird von ihnen abhängig.

Die unerwünschte Abhängigkeit vom Arzt wird verstärkt; dieser wird zu autoritärem Vorgehen ermutigt.

Der Patient wird in seinem Gefühl, krank zu sein, bestärkt.

Zusammenfassend kann an der Wirksamkeit einer Psychopharmakatherapie neurotischer Störungen nicht gezweifelt werden. Unbefriedigende Ergebnisse sind sowohl für Pharmaka wie für Psychotherapie insbesondere bei hysterischen und hypochondrischen Neurosen häufig. Ein adäquates Vorgehen in der Therapie liegt wohl in einem mehrdimensionalen Therapieansatz mit Kombination und Integration psychopharmakologischer und psychotherapeutischer Verfahren. Es hat sich gezeigt, daß die positiven Einflüsse einer Psychopharmakatherapie auf eine Psychotherapie die negativen in den allermeisten Fällen überwiegen.

Patienten, die zu einer Sucht neigen, oder solche, die auf eine andere Substanzklasse süchtig sind oder waren, sollen keinesfalls in der Praxis ein Benzodiazepin verschrieben erhalten. Insbesondere Alkoholkranke sollen keine Benzodiazepine rezeptiert bekommen.

#### Anwendung von Benzodiazepinen bei Alkoholkranken

Im akuten Entzug, wenn ein schwerer körperlicher Entzug mit Schwitzen, Tremor, Unruhe, Desorientierung und Schlaflosigkeit einsetzt, können Benzodiazepine im stationären Bereich über kurze Zeit verwendet werden, wobei darauf zu achten ist, daß diese Substanzklasse möglichst kurzfristig und in der Kombination mit anderen Maßnahmen (Nootropika, Vitamin-B-Gabe, Flüssigkeitsersatz, Lichttherapie etc.) verwendet wird und damit die Gefahr einer Suchtverschiebung gering gehalten wird. Droht ein Delirium, ist es jedoch indiziert, Benzodiazepine oder Meprobamat in ausreichender Dosis zu verwenden, weil die Sterblichkeit durch die Anwendung der Psychopharmakatherapie und die übliche interne Überwachung und Betreuung eindeutig gesunken ist.

In der ambulanten Betreuung soll auf den Einsatz von Benzodiazepinen bei Alkoholkranken ganz verzichtet werden.

## 6.2.5 Begleitmaßnahmen und Kombinationspräparate

### 6.2.5.1 Begleitmaßnahmen

Zu wissen, in welchem Dosisbereich eine psychotrope Substanz wirkt, ist mindestens ebenso wichtig wie die Wahl der Ausgangssubstanz. Dies kann eindrucksvoll am Beispiel von Diazepam demonstriert werden. Schon in sehr geringen Dosen (im 2-mg-Bereich) fällt die muskelrelaxierende Wirkung auf. Im mittleren Dosisbereich überwiegen sedierende und anxiolytische Eigenschaften, und im hohen Dosisbereich, der bei Studien an Schizophrenen (Langer u. Heimann, 1983) bis 200 mg und mehr Tagesdosis ging, wurde eine stark anxiolytische, euphorisierende Komponente beschrieben. Antikonvulsive Eigenschaften sind insbesondere für die i.v. Applikationsart nachgewiesen, während sie oral, zumindest im niedrigen Dosisbereich, nur schwach ausgeprägt sind.

Es ergeben sich große Unterschiede in der Wirkung durch die Dosis und die Geschwindigkeit, in der ein Medikament die Blut-Hirn-Schranke überwindet, durch die Art, in der es an zentralen Bindungsstellen bindet und in der der Blutspiegel mit der ZNS-Wirkung korreliert.

### 6.2.5.2 Kombinationspräparate

Über den Einsatz von Kombinationspräparaten werden unterschiedliche Anwendungspraktiken diskutiert.

Einerseits werden sie aufgrund ihrer milden Wirkung und guten Verträglichkeit besonders gern bei leichten Verstimmungen und leichten Angstzuständen verschrieben, andererseits wird der Wirkanteil der antidepressiven Komponente wegen der niedrigen Dosis öfter in Frage gestellt.

Diese Medikamente sind dann von Vorteil, wenn die Compliance des Patienten schlecht ist und angenommen werden muß, daß der Patient nur zur Einnahme eines Medikaments pro Tag zu bewegen ist. Allerdings sollte es im Laufe der Betreuung eines Patienten gelingen, den Patienten soweit zu motivieren und ein Vertrauensverhältnis aufzubauen, daß eine spezifische Monotherapie möglich wird.

### 6.2.6 Anwendungsrisiko

Früh in der Behandlung können Benommenheit bzw. Beeinträchtigung der motorischen Koordination und des Gedächtnisses auftreten, die im Laufe der Behandlung abnehmen oder auch völlig verschwinden. Der Patient muß darauf hingewiesen werden, daß die gleichzeitige Einnahme anderer sedierender Substanzen oder Medikamente wie Alkohol, Antihistaminika oder Barbiturate zur Potenzierung der ZNS-depressiven Symptomatik führen kann.

Insbesondere werden Warnhinweise für die Verkehrstüchtigkeit und das Bedienen komplizierter Maschinen gegeben. Seltener rufen Benzodiazepine sog. paradoxe Begleiterscheinungen wie Erregungs- und Verwirrtheitszustände oder depressive Episoden hervor.

*Patienten, die zu einer Sucht neigen, oder solche, die auf eine andere Substanzklasse süchtig sind oder waren (Analgetika, Abführmittel etc.) sollen keinesfalls ein Benzodiazepin verschrieben erhalten. Insbesondere gilt dies für Alkoholkranke.*

Das Risiko, von einem Benzodiazepin abhängig zu werden, ist gering, wobei sich dieses Risiko aus Persönlichkeit, Umwelt und Substanz als Risikodreieck zusammensetzt. Wenn man die Verläufe neurotischer Störungen analysiert, dann fällt auf, daß je begabter und lebenstüchtiger die prämorbide Persönlichkeit ist, je akuter der Krankheitsbeginn und je verstimmter und emotionell beteiligt das Zustandsbild ist, um so günstiger ist sowohl die Syndrom-, als auch die Persönlichkeitsprognose. Neurosen gehen auffallend selten in Suchterkrankungen über.

Bisherige Erfahrungen zeigen, daß stationäre Benzodiazepinentzüge nötig sind bei Patienten, die langjährig ununterbrochen z.T. in hohen Dosen Benzodiazepine verwendeten. Manche Substanzen sind weit verbreitet und bergen möglicherweise sowohl aus pharmakodynamischen als auch aus pharmakokinetischen Gründen ein höheres Abhängigkeitspotential. Sie haben eine Eliminationshalbwertzeit von ca. 10–30 h, kumulieren bei mehrmaliger Anwendung täglich und haben eine hohe Affinität zum Benzodiazepinrezeptor. Vergleichsweise geringer ist das Abhängigkeitspotential von Benzodiazepinen, die kurze Halbwertszeiten haben wie Oxazepam, Prazepam, Clobazam, Temazepam, Triazolam, wobei bei den ultrakurz wirksamen Benzodiazepinen wiederum verstärkt ein Reboundeffekt, also ein Wiederauftreten der ursprünglichen Ausgangssymptomatik, zu erwarten ist und die Forderung der ausschleichenden Anwendung bei Behandlungsende zu beachten ist.

Stellt man bei Pharmako-EEG-Messungen ein Rangsummenscore der gesamten EEG-Veränderungen in Abhängigkeit zur Plasmakonzentration eines Präparates in der üblichen zweidimensionalen graphischen Form für kinetische/dynamische Vergleiche dar, so erhält man des öfteren zunächst keinen offensichtlichen Zusammenhang. Berücksichtigt man aber die Zeiten der Messungen in einer solchen Graphik, so zeigt sich plötzlich ein System in diesen zusammenhanglos erscheinenden Punkten. Es ergibt sich eine schleifenartige Kurve, die besagt, daß die ZNS-Wirkung weniger am aufsteigenden als am absteigenden Schenkel der kinetischen Kurve eines Präparates ausgeprägt ist. Dieses Phänomen wurde bereits als „Hysteresisschleife“ bezeichnet und besagt: je größer die Fläche innerhalb dieser Schleife ist, um so größer ist die Verzögerung oder „Hysteresis“ zwischen Blutspiegel- und pharmakodynamischen Veränderungen. Diese Hysteresis kann folgendermaßen erklärt werden: es bilden sich aktive Metaboliten, und der verzögerte Medikamenteneffekt spiegelt die Konzentration der Substanz am tiefen Kompartimentrezeptor wider. Da eine psychoaktive Substanz die Blut-Hirn-Schranke passieren muß, bevor sie ihren signifikanten ZNS-Effekt entfaltet, muß diese letztere Annahme in jedem Fall zutreffen.

Bei gesunden Probanden und bei Angstpatienten konnte in EEG-Untersuchungen festgestellt werden, daß eine unterschiedliche Wirkung objektivierbar war. Bei gesunden Probanden konnte durchgehend eine Vermehrung von Delta- und Theta-Aktivitäten und eine damit einhergehende Sedierung objektiviert werden, während bei Patienten dies nicht beobachtet wurde. Daraus kann geschlossen werden, daß bei Patienten, z.B. bei Schizophrenen, bei einer Übererregung des Gehirns die Sedierung vergleichsweise gering und die Anxiolyse vorrangig vorhanden sein könnte und der Ausgangswert oft entscheidend für die Wahl eines stark sedierenden Benzodiazepins oder eines nur vorwiegend anxiolytisch wirksamen Benzodiazepins ist.

Mittels der quantitativen computerunterstützten Analyse des menschlichen Elektroenzophalogramms nach Verabreichung von Medikamenten in Verbindung mit statistischen Verfahren gelingt es Benzodiazepine zu klassifizieren und deren Verfügbarkeit im Zielorgan – dem Gehirn – objektiv und quantitativ zu erfassen. Insbesondere kann entschieden werden, ob ein Anxiolytikum oder ein Hypnotikum vorliegt. Außerdem kann eine Zeit-Wirkungs-Relation wie oben beschrieben werden. Diese Einteilung, die aufgrund der Pharmako-EEG-Analysen erstellt wurde, deckt sich weitgehend mit der klinischen Unterteilung nach Pöldinger u. Wider (1983).

Eine weitere Gruppe von Substanzen ergibt sich aus den Anteilen partieller Benzodiazepinrezeptoragonisten und -antagonisten: die beschriebenen Benzodiazepine sind Agonisten am Benzodiazepinrezeptor, d.h. sie aktivieren diesen, wenn sie sich an ihn binden. 1981 wurden hochpotente spezifische Antagonisten am Benzodiazepinrezeptor entdeckt, die sich ebenfalls an diesen binden, aber ihn nicht aktivieren, wodurch die Agonisten kompetitiv gehemmt werden.

In den letzten Jahren hat man nun versucht, partielle Agonisten bzw. gemischte Agonisten/Antagonisten zu entwicklen, die beide Eigenschaften in sich vereinigen: vorwiegend agonistisch an denjenigen Rezeptoren zu wirken, die anxiolytische und antikonsulsive Effekte vermitteln, und vorwiegend antagonistisch an solchen Rezeptoren zu wirken, die für sedierende und muskelrelaxierende Eigenschaften verantwortlich sind.

Der erste vollständige Antagonist Flumazenil ist bereits unter dem Handelsnamen Anexate® zugelassen. Er ist in der Lage, die Benzodiazepinwirkung in der i.v. Applikation vollständig und rasch zu antagonisieren und damit bei Benzodiazepinüberdosierung, Resten von Anästhesiemitteln postoperativ und bei unerwünschten Wirkungen von Benzodiazepinen sofort einen Wirkstopp zu erzielen. Die Benzodiazepinwirkung wird sofort vollständig aufgehoben, und Vergiftungen mit Benzodiazepinen sind somit sofort kausal therapierbar, was die Anwendungssicherheit der Benzodiazepingruppe weiter hebt.

Kontraindikation besteht bei akuter Alkohol-, Schlafmittel-, Analgetika- und Psychopharmakaintoxikation. Gleichzeitiger Alkoholgenuß, eine Myasthenia gravis, Ataxie und schwere Leberfunktionsstörungen sind ebenfalls als Kontraindikation anzusehen.

### 6.2.6.1 Benzodiazepin Anxiolytika

#### ➤ Alprazolam

Alprazolam ist besonders anxiolytisch und nimmt insofern eine Sonderstellung ein, da es als gut wirksam gegen Panikerkrankungen und Panikattacken beschrieben ist.

Eine ausreichende Anxiolyse kann im Dosisbereich 0,5–2 mg erzielt werden, bei schweren Panikattacken ist in der Regel eine Tagesdosis von 2–3 mg (bis 6 mg sind möglich) erfolgreich.

Als Nebenwirkung sind Schwindel, Übelkeit, Benommenheit, Kopfschmerzen und mnestische Symptome (Konzentrationsstörungen, Gedächtnisstörungen) zu erwarten.

Anfangs sollte die Substanz abendlich verordnet werden, weil bei Beginn der Behandlung häufig Müdigkeit auftritt, die nur in schweren Erkrankungsfällen unbeachtet bleiben kann.

Absetzeffekte sowie Reboundphänomene sind am besten durch ein genaues Ausschleichschema (Reduktion um 0,25 mg jeden 3. Tag) zu vermeiden.

#### ➤ Bromazepam

Bromazepam ist gut anxiolytisch, eine ausreichende Wirkung ist normalerweise im Dosisbereich zwischen 3 und 9 mg zu erzielen.

Als Nebenwirkungen sind Sedierung, Muskelschwäche, Ataxie, Schwindel, trockener Mund und Artikulationsstörungen sowie mnestische Störungen (Konzentrationsstörungen, Gedächtnisstörungen) zu nennen.

Anfangs sind auch eher sedierende Effekte zu erwarten, so daß dieses Medikament eher abends oder in kleinen Dosen (1/2 3-mg-Tbl.) tagsüber verwendet werden soll.

Absetzeffekte sowie Reboundphänomene sind am besten durch ein langsames Ausschleichen zu vermeiden.

#### ➤ Clobazepam

Das Wirkprofil dieser Substanz zeichnet sich durch besonders geringe Beeinflussung des Reaktionsvermögens und sehr schwache sedierende Komponenten aus. Die anxiolytische Potenz dieser Substanz ist schwächer als die der übrigen Anxiolytika, jedoch ist das Abhängigkeitsrisiko ebenfalls deutlich geringer.

Für leichte und mittelschwere Erkrankungsfälle ist dieses Medikament hervorragend geeignet, weil das Risiko und Nutzen in einem sehr guten Verhältnis stehen und stark anxiolytische Substanzen den Spezialisten und ausgewählten Krankheitsfällen (z.B. nach Nichtansprechen) vorbehalten bleiben sollte.

Eine ausreichende Anxiolyse ist im Bereich von 10–30 mg erzielbar, die Tagesdosis kann auf 60 mg gesteigert werden.

Die häufigsten Nebenwirkungen sind Muskelschwäche, Benommenheit, „weiche Knie", Schwindel und undeutliche Sprache.

Das Medikament kann tagsüber eingesetzt werden und wird dann im Dosisbereich bis 20 mg normalerweise auch toleriert.

Um Absetzeffekte zu vermeiden, sollte dieses Mittel ebenfalls langsam abgesetzt werden.

### ➤ Clonazepam

Clonazepam ist in seiner ersten Indikation ein Antiepileptikum. Es ist eine Halbwertszeit von 19–30 h und ist sehr gut anxiolytisch wirksam.

Weiters scheint es in Panikattacken und Erregungszuständen sehr gut zu wirken. Besonders Konversionssymptome scheinen gut anzusprechen. Die Wirkung in der Phasenprophylaxe des manisch-depressiven Krankseins, besonders in „Rapid-cycler-Fällen", scheint positiv zu sein, allerdings bleibt abzuwarten, wie weitere Studien ausfallen. Berichte über Erfolge bei „restless legs" und essentiellem Tremor liegen vor, allerdings fehlen systematische Arbeiten.

Zu Beginn der Behandlung insbesondere i.v. verabreicht ist die Wirkung sehr sedierend, allerdings nur in höheren Dosen (ab 2 mg), im niederen Dosisbereich wirkt Clonazepam nur anxiolytisch.

Die häufigsten Nebenwirkungen sind Benommenheit, Schwindel, Einschränkung der Reaktionszeit, mnestische Störungen (Konzentrationsstörungen, Gedächtnisstörungen), Ataxie und Müdigkeit. Absetzeffekte sind möglich, daher sollte langsam abgesetzt werden.

### ➤ Oxazepam

Oxazepam hat ein anxiolytisches Wirkprofil bei dem ein geringeres Abhängigkeitsrisiko erwartet wird. Es weist eine kurze Halbwertszeit von 4–15 h auf und ist zwischen 30 und 100 mg Tagesdosis gut anxiolytisch wirksam.

Bei länger bestehenden Angstformen, wie der generalisierten Angst, empfiehlt sich eine intermittierende Gabe. Eine ununterbrochene Verabreichung sollte 6 Wochen nicht überschreiten, weil auch Substanzen mit geringerem Abhängigkeitsrisiko bei längerfristiger Behandlung und bei hoher Dosierung (über 50 mg) zu Absetz-, Rebound- und Gewöhnungseffekten führen können.

Bei Behandlungsbeginn sind Beeinträchtigungen des Reaktionsvermögens, Schläfrigkeit, Schwindel, Kopfschmerzen und Übelkeit möglich, später auch ataktische und Artikulationsstörungen. Mnestische Störungen (Konzentrationsstörungen, Gedächtnisstörungen) sind zu erwarten. Bei chronischem Gebrauch hoher Dosen ist an die Ausbildung einer pharmakologischen Abhängigkeit zu denken, auch wenn die Substanz ein verhältnismäßig geringes Abhängigkeitsrisiko hat.

### ➤ Prazepam

Das Wirksamkeits- und Nebenwirkungsprofil von Prazepam ähnelt jenem des Oxazepam.

Allerdings hat es eine bei weitem längere terminale Halbwertszeit von bis zu 200 h ist daher schwerer zu dosieren und somit weniger anwendungssicher, außerdem entfaltet nur der Metabolit die Wirkung, und damit ist die Metabolisierung komplizierter und leichter störbar.

Als Dosierung werden 10–30 mg eingesetzt.

#### 6.2.6.2 Benzodiazepin Anxiolytika mit starker sedierender Komponente bzw. hypogener Wirkung

**➤ Chlordiazepoxid**

Diese Substanz ist historisch interessant, weil sie das erste Benzodiazepin war, das 1960 auf den Markt kam unter dem Namen Librium® (Hoffmann-La Roche): Heute ist es in der Psychiatrie eher ungeeignet, nur in der Neurologie wird die muskelrelaxierende Wirkung von Chlordiazepoxid bei schmerzhaften Muskelspasmen und spastischen Lähmungen therapeutisch ausgenützt. In psychiatrischen Indikationen ist der muskelrelaxierende Effekt eher unerwünscht, ebenso die Sedierung.

Unter Chlordiazepoxid kann es zu Paradoxreaktionen mit gesteigerter Aktivität, Reizbarkeit und Wutreaktionen kommen. Als Nebenwirkungen sind Schläfrigkeit, Einschränkung des Reaktionsvermögens, Kopfschmerzen, Übelkeit, Gewichtszunahme, Ataxie und undeutliche Sprache zu nennen. Absetzeffekte sind zu erwarten.

**➤ Diazepam**

Diazepam ist die Substanz, die alle 4 Benzodiazepineigenschaften am ausgewogensten besitzt, es wirkt anxiolytisch, antikonvulsiv, sedierend, hypnotisch und muskelrelaxierend. Außerdem ist am deutlichsten die dosis- und applikationsabhängige Wirkung sichtbar. Parenteral verabreicht flutet das Medikament rasch an, zeigt deutlich einen euphorisierenden Effekt und hat in dieser Applikationsform eine hohe Suchtgefahr. Diazepam wird als eines der wenigen Benzodiazepine noch als Antiepileptikum eingesetzt, und zwar im epileptischen Status und evtl. als Mittel zweiter oder dritter Wahl in der antiepileptischen Therapie. Im epileptischen Status werden i.v. bis zu 70 mg verabreicht, auch bei akuten psychotischen Erregungs- und Angstzuständen kommt diese Applikationsform gemeinsam mit Neuroleptika zum Einsatz. Intramuskulär ist die Substanz nicht günstig, weil die Resorption langsamer als oral metabolisiert wird und lokal schlecht verträglich ist (Nekrosegefahr).

Als Suppositorium wird sie sehr rasch resorbiert und kann daher speziell bei Kindern im Notfall eine Applikationsalternative sein.

Diazepam ist ein Medikament, das sich bei psychiatrischen Notfällen wie psychotischen Spannungszuständen, Raptus und ähnlichen Ereignissen bewährt.

Es hat eine lange terminale Halbwertszeit von bis zu 200 h und ein hohes Abhängigkeitsrisiko. Daher sollte die Anwendung nur kurzfristig erfolgen und auf die notfallmedizinische Indikation oder Spezialindikationen wie Muskelrelaxierung oder antileptische Behandlung beschränkt werden. Als ernstzunehmende

Nebenwirkung kann bei kardialer Vorschädigung, besonders in der raschen i.v. Verabreichungsform, ein Herzstillstand auftreten sowie eine akute Atemsuppression, allerdings ist bei rascher Erstehilfeleistung mit einem schnellen Wiedereinsetzen der Atmung und der normalen Herzfunktion zu rechnen. Dennoch sollte diese Möglichkeit bedacht werden und eine komplette Notausrüstung bei hohen i.v. Dosen zur Verfügung stehen.

Schläfrigkeit und Beeinträchtigung der Aufmerksamkeit und des Reaktionsvermögens sind die Hauptnebenwirkungen. Mnestische Störungen (Konzentrationsstörungen, Gedächtnisstörungen), Ataxie, undeutliche Sprache, muskuläre Schwäche und die Gefahr einer pharmakologischen Abhängigkeit mit der Möglichkeit einer Entzugssymptomatik sind zu beachten.

**➤ Lorazepam**

Dieses Benzodiazepin ist stark sedierend und anxiolytisch. Es ist besonders geeignet, psychotische Angst zu behandeln und bei psychotischen Panik- und Reizzuständen (schizophrene Patienten, melancholische Patienten) sedierend und entspannend zu wirken. Aufgrund der starken Wirksamkeit sollte die Indikation besonders genau gestellt werden und dieses Mittel erst bei Therapieversagen mit anderen Medikamenten dieser Gruppe zum Einsatz kommen.

Der Dosisbereich liegt zwischen 1 und 10 mg, die Halbwertszeit der Substanz bei 8–14 h. Am günstigsten ist eine einmalige abendliche Applikation.

Das Medikament erweist sich bei neurotischen Erkrankungen, die den Schweregrad einer Psychose erreichen, als wirksam, allerdings sollte die Gefahr der „low dose dependency“, also der Abhängigkeit im therapeutischen Bereich, bedacht werden und eine klare Indikationsstellung Nutzen und Risiko abwägen.

Aufgrund der hohen Wirksamkeit sollte dieses Medikament den psychotischen Erkrankungen vorbehalten bleiben und nur im Ausnahmefall in höherer Dosis (über 1 mg) und/oder längerfristig eingesetzt werden, um das Abhängigkeitsrisiko gering zu halten.

Anfängliche Schläfrigkeit mit Beeinträchtigung des Reaktionsvermögens, Schwindel, Kopfschmerzen, Ataxie und mnestische Störungen sind häufig. Absetzeffekte und Reboundeffekte sind zu erwarten.

### 6.2.6.3 Benzodiazepin Hypnotika

Ein ideales Hypnotikum sollte schnell zum Einschlafen führen, das normale Schlafmuster nicht stören, lange genug wirken, um die Häufigkeit des nächtlichen Erwachens zu reduzieren, am Tag nicht nachwirken, möglichst keine Gewöhnung und Sucht hervorrufen und in Überdosen nicht tödlich wirken.

**➤ Brotizolam**

Brotizolam ist ein kurzwirksames Hypnotikum, das auch anxiolytisch wirken kann. Es ist im niedrigen Dosisbereich wirksam zwischen 0,2 und 0,4 mg und hat eine Halbwertszeit von etwa 5 h.

Es ist als modernes Hypnotikum zu bezeichnen, das kurzfristig verwendet werden kann und längerfristig eher nicht oder nur intermittierend zu Anwendung kommen soll.

Absetzeffekte und Reboundeffekte sind zu erwarten. Als häufigste Nebenwirkung sind Benommenheit, mnestische Störungen (Konzentrationsstörungen, Gedächtnisstörungen), Einschränkung der Reaktionszeit und bei längerer Anwendung Gedächtnislücken und undeutliche Sprache möglich.

### ➤ Cinolazepam

Cinolazepam ist ein kurz- bis mittellangwirksames Benzodiazepin mit 4–9 h Halbwertszeit.

Die hypnotische Wirkung ist bei dieser Substanz am ausgeprägtesten, die anxiolytische und muskelrelaxierende Potenz nur gering und kurz.

Es kann als modernes Schlafmittel gelten, weil die Aufwachqualität verbessert wird und die Schlafstadien (S3, S4 und REM) kaum beeinflußt werden.

Die Dosierung beträgt i.allg. 40 mg und soll wie alle Benzodiazepine in der Insomniebehandlung nur kurzfristig empfohlen werden.

Als Nebenwirkungen sind v.a. Konzentrationsstörung, Schläfrigkeit und Mundtrockenheit zu erwarten. Selten kommen Agitation, depressive Stimmung, Verwirrtheit und Schwindelgefühl sowie Übelkeit, Kopfschmerzen und Muskelschwäche vor.

### ➤ Flurazepam

Diese hypnotisch wirksame Substanz ist nach modernen Gesichtspunkten nur noch beschränkt als Hypnotikum geeignet, weil die Halbwertszeit zwischen 40 und 240 h liegt und daher eine Beeinträchtigung am Tag gegeben ist.

Eine Dosis von 30 mg wird empfohlen. Die Einsetzbarkeit dieser Substanz ist auf den stationären Bereich beschränkt, sofern auch tagsüber eine Sedierung erwünscht ist, bzw. auf Patienten, die aufgrund ihrer Übererregtheit geringe sedierende Effekte erwarten lassen (z.B. psychotische Patienten).

### ➤ Flunitrazepam

Flunitrazepam ist ein außerordentlich wirksames Hypnotikum, das als Ultima ratio eingesetzt werden sollte. Es birgt aufgrund der Wirksamkeit und der langen Halbwertszeit (zwischen 20 und 30 h) das Risiko der Kumulation und der Gewöhnung. Flunitrazepam wirkt rasch, flutet sehr rasch an und kann i.v. und oral verabreicht werden. Sowohl i.v. als auch als Trinkampulle ist die Wirkung unmittelbar und stark.

Ein Einsatz sollte nur kurzfristig im stationären Bereich bei der Behandlung psychotischer, therapieresistenter Schlafstörungen erfolgen oder bei Sedierungsproblemen (z.B. manischen Erregungszuständen). Die Dosis liegt i.allg. bei 1–2 mg und kann in schweren Fällen auf 6 mg gesteigert werden.

Als Nebenwirkungen sind Benommenheit, Schwindel, Ataxie, Muskelschwäche und ein mnestisches Syndrom (Gedächtnis- und Konzentrationsstörungen, Erinnerungslücken) beschrieben. Bei langfristigem Gebrauch sind starke Reboundphänomene und die Möglichkeit einer „low dose dependency" zu beobachten.

Dabei kommt es trotz therapeutischer Dosen, die allerdings jahrelang verwendet wurden, zu starken Abstinenzerscheinungen mit schweren Schlafstörungen, Unruhezuständen, Dysphorie und vegetativen Beschwerden.

Mißbräuchlich wird die Substanz auch wegen ihres paradoxen Effektes, genauso wie Diazepam (euphorisierend, aufputschend), sowohl oral als i.v. verwendet, wobei die sehr rasche Wirksamkeit und die Möglichkeit, hohe Dosen zu verwenden, eine Rolle spielt.

### ➤ Lormetazepam

Lormetazepam entspricht einem modernen Hypnotikum. Es hat eine kurze terminale Halbwertszeit von 8–14 h, führt schnell zum Einschlafen, stört das normale Schlafmuster kaum, wirkt lang genug, um die Häufigkeit des nächtlichen Erwachens zu reduzieren und wirkt am Tag kaum nach.

Die übliche Dosis beträgt 1 mg.

Obwohl ein geringeres Abhängigkeitsrisiko diskutiert wurde, sollte, um Absetz- und Reboundeffekte zu vermeiden, auf eine kurzfristige Anwendung oder im Ausnahmefall auf eine intermittierende Anwendung gedrungen werden.

Als Nebenwirkungen sind Schwindel, Müdigkeit, Benommenheit und Einschränkung des Reaktionsvermögens möglich.

### ➤ Midazolam

Midazolam ist ein Benzodiazepin mit besonders raschem Wirkungseintritt und wird daher, insbesondere auch weil es sehr kurz wirksam ist, vornehmlich in der Anästhesie eingesetzt.

Insbesondere i.v. angewendet ist es ein wertvolles Anästhetikum, das ungfähr eine Halbwertszeit von 1 1/2–2 1/2 h bei gesunden Probanden aufweist.

Es muß je nach Anwendungszweck entsprechend unterschiedlich und individuell dosiert werden. Vereinzelt kann es auch als Einschlafhilfe verwendet werden. Allerdings sei auf Rebound- und angstinduzierende Effekte ultrakurz wirksamer Benzodiazepine verwiesen.

### ➤ Nitrazepam

Nitrazepam ist eine schlafinduzierende Substanz, die eine Halbwertszeit von ca. 30 h hat. Schon aufgrund der langen Halbwertszeit und der nachfolgenden Tageswirkung sollte also dieses Benzodiazepin nicht mehr als Hypnotikum verwendet werden.

Es hat am ehesten einen Platz in der Sedierung psychotischer Patienten, wobei eine gute Verträglichkeit diesen Platz unterstreicht. Bei sehr unruhigen Patienten kann diese Substanz auch tagsüber zur Sedierung verwendet werden, was in der Dosierung von 10–20 mg erreicht wird. Auch bei organischen Vorschädigungen (Alter, Hypoxie, organische Hirnschäden u.ä.) wird die Substanz gut vertragen und führt eher selten zu paradoxen Effekten. Eine vorsichtige Dosierung ist zu Beginn der Behandlung empfehlenswert, weil paradoxe Effekte dennoch nicht ausgeschlossen werden können. Die Wirkung ist begleitet von den zu erwartenden Benzodiazepinnebenwirkungen, v.a. Beeinträchtigung der Konzentrationsfähigkeit, Merkfähigkeits- und Gedächtnisstörungen, Müdigkeit, Muskelrelexation, anterograde Amnesie und selten Benommenheit.

Als Hypnotikum bei kurzfristigen Schlafstörungen ist es eigentlich nicht mehr indiziert.

Eine mögliche neurologische Indikation besteht in Einzelfällen bei Epilepsiepatienten.

### ➤ Quazepam

Quazepam ist eine schlafinduzierende Substanz, die eine Halbwertszeit von zirka 41 h hat und am ehesten für die Behandlung von chronischen Schlafstörungen geeignet ist.

Die Dosis sollte zwischen 15 und 30 mg liegen. Mit einer Akkumulation der Substanz muß aufgrund der langen Halbwertszeit gerechnet werden. Ähnlich wie nach Nitrazepam muß mit Hangovereffekten am Morgen gerechnet werden wie verlangsamter Psychomotorik, leichter Benommenheit, Konzentrationsstörungen, Müdigkeit und Benommenheit.

Quazepam wirkt und bindet hauptsächlich an Benzodiazepin-1-Rezeptoren, was v.a. die sedierend-hypnotische Aktion der Benzodiazepine verursacht. Die Substanz ist daher für Forschungszwecke interessant. Sie kann sowohl regional als auch in ihrer Selektivität zu Benzodiazepin-1-Rezeptoren weiterführend untersucht werden.

Am ehesten kann diese Substanz bei Sedierungsproblemen stationärer Patienten eingesetzt werden; bei ambulanten Patienten ist der Hangovereffekt zu beachten und die damit verbundene Leistungsbeeinträchtigung am Tag.

Quazepam ist in Österreich, in Deutschland und in der Schweiz nicht im Handel.

### ➤ Temazepam

Dieses Benzodiazepin entspricht einem modernen Hypnotikum. Es hat eine kurze Halbwertszeit von 8–14 h. Nach mehrwöchiger Anwendung sollte die Dosis, um Reboundphänomene zu vermeiden, schrittweise vermindert werden. Nach 3monatiger Anwendung mit Übergang auf Plazebo konnten keinerlei Absetzerscheinungen nachgewiesen werden, wohl aber nach 6 Monaten, so daß auch dieses Schlafmittel nicht längerfristig verwendet werden sollte. Der Dosisbereich liegt zwischen 10 und 40 mg.

Als Nebenwirkungen könnten Kopfschmerzen, Schläfrigkeit, Benommenheit, Schwindel und Bewegungsunsicherheit vorkommen. Bei alten Patienten ist eine paradoxe Reaktion, gesteigerte Erregbarkeit und Verwirrtheit, möglich.

### ➤ Triazolam

Triazolam entspricht einem modernen Hypnotikum. Es hat eine ultrakurze Halbwertszeit, führt zu keinerlei Beeinträchtigung am Tag und keiner Kumulation. Die Möglichkeit einer angsterzeugenden Komponente und der anterograden Amnesie wird bei ultrakurzwirksamen Benzodiazepinen mit 2–4 h Halbwertszeit, insbesondere im Zusammenhang mit Alkohol, diskutiert. Bei tierexperimentellen Untersuchungen mit Benzodiazepinen, insbesondere Triazolam, konnte bei

Phasenverschiebung der „inneren Uhr" ein Rückstellen in den normalen Zyklus beschleunigt werden. Dies spricht dafür, daß sich die Substanz bei „jet-lag" ganz besonders dafür eignet, die „innere Uhr" umzustellen auf die lokale Ortszeit und den Zeitsprung ohne Schlafstörung zu überstehen, allerdings ist striktes Alkoholverbot zu beachten.

Die Dosis von 0,25 mg ist fast immer für eine gute hypnotische Wirkung ausreichend. Eine kurzfristige Anwendung wird empfohlen um Absetz- und Reboundeffekte zu vermeiden. Als Nebenwirkungen sind Schwindel, Benommenheit, Kopfschmerzen und eine Einschränkung des Reaktionsvermögens zu nennen.

### 6.2.7 Zusammenfassung und Gegenüberstellung anderer „minor tranquilizer"

#### ➤ Chloralhydrat

Chloralhydrat ist eine alte Substanz, die aufgrund höherer Giftigkeit, insbesondere aufgrund der Lebertoxizität, nicht mehr den Sicherheitsansprüchen eines modernen Tranquilizers entspricht, jedoch im Ausnahmefall in der Klinik unter stationären Bedingungen zum Einsatz kommen kann. Gastrointestinale Nebenwirkungen und ein hohes Abhängigkeitspotential limitierte die Verwendung.

1869 wurde erstmals vom Berliner Pharmakologen Liebreich im Delirium tremens diese Substanz eingesetzt, als Hypnotikum war es lange Zeit in Gebrauch. Heute hat das Medikament kaum noch Bedeutung, es wird lediglich kurzfristig noch in Studien verwendet, weil es keine benzodiazepinähnliche Wirkung hat und in der Wash-out-Periode gegen Schlafstörungen verwendet werden kann.

#### ➤ Meprobamat

Meprobamat hat in der heutigen Behandlung weitgehend seine Bedeutung verloren, weil es den Sicherheitsansprüchen nicht mehr genügt und wegen der leberschädigenden Wirkung in Verruf geriet. Dennoch wird es im Alkoholentzug noch immer verwendet, jedoch zunehmend von anderen Therapieformen (Nootropika, Carbamazepin, Clonazepam etc.) verdrängt. Im Einzelfall ist die Anwendung sinnvoll, weil auch bei vorgeschädigtem Gehirn (Alter, Delirium tremens, organische Psychosen, organisch bedingte Unruhezustände) die Wirksamkeit gut und die Toxizität im Zentralnervensystem gering ist. Es kommen kaum paradoxe Effekte vor (wie bei den Benzodiazepinen), allerdings ist das Abhängigkeitspotential hoch und die Wirklatenz etwa 1 h. Im Entzug polytoxikomaner Patienten wird es noch verwendet, allerdings ist die Gefahr der Suchtverschiebung gegeben.

Als Nebenwirkung ist Schläfrigkeit, Schwindel, Blutdrucksenkung und Atemsuppression möglich. Die Steuerbarkeit bei schweren Prädelirien und bei starken Erregungszuständen ist ungünstig, daher ist eine Benzodiazepinmedikation, mit der Möglichkeit eines Antidots, in der Regel vorzuziehen.

Es können oral zwischen 200 mg und 4 g tgl. je nach Krankheitsbild, verwendet werden, allerdings ist im hohen Dosisbereich eine vitale Überwachung nötig.

*Barbiturate und Metaqualon sind aufgrund des hohen Abhängigkeitspotentials und der hohen Toxizität als absolut veraltet zu bezeichnen und in keiner psychiatrischen Indikation gerechtfertigt oder anzuraten. Diese Substanzen sind bereits aus dem Handel gezogen oder sollten auch in Mischpräparaten gänzlich aus dem Handel gezogen werden.*

### 6.2.8 Zusammenfassung und Gegenüberstellung von Tranquilizern und Hypnotika, die nicht den Benzodiazepinen zuzurechnen sind und in Zukunft von Bedeutung sein können

#### ➤ Buspiron

Buspiron war für die klinische Forschung eine der wichtigsten Neuerungen. Es ist ein Serotonin-1A-Partialagonist und Dopaminantagonist. Es hat einen anxiolytischen Effekt, allerdings nicht bei einer Benzodiazepinvorbehandlung. Erst wenn 4 Wochen zwischen letzter Benzodiazepinanwendung und erstmaliger Buspironanwendung liegen, erweist sich die Substanz als wirksam (10–30 mg tgl.). Allerdings ist die volle Wirksamkeit bei unbehandelten Patienten deutlicher. Es bindet nicht an GABA-Bindungsstellen und ist kein Antikonvulsivum oder Muskelrelaxans. Es zeigt außerdem geringe und kurz dauernde neuroleptische Effekte.

Besonders interessant ist die Substanz in Bezug auf Serotoninrezeptortypen und stand am Beginn der Serotoninrezeptorsubtypisierung.

#### ➤ Beta-Carboline

In der klinischen Erprobung sind eine Reihe von Substanzen, die selektiv an Benzodiazepinrezeptor-Subtypen binden. Zu ihnen gehören aus der Reihe der β-Carboline Substanzen, wie Abecarnil, die partialagonistische Wirkung zeigen. Tierexperimentelle Vorteile wie geringeres Abhängigkeitspotential, weniger sedierende Wirkungen, müssen in klinischen Studien noch bestätigt werden.

#### ➤ Zolpidem

Imidazoperidin-Derivat, das über Benzodiazepinrezeptoren wirkt und zur Behandlung von kurzdauernden symptomatischen Schlafstörungen eingesetzt wird.

Die Dosierung liegt je nach Alter bei 5 bis max. 20 mg.

#### ➤ Zopiclon (Hersteller: Rhône-Poulenc)

Zopiclon ist kein typisches Benzodiazepin, es ist ein Cyklopyrrolon, das strukturell anderen Hypnotika nicht ähnlich ist. Auch das Schlaf-EEG und übliche Screening-Methoden unterstreichen dies. Allerdings erweist es sich im Power-Spektrums-EEG als benzodiazepintypisch in seinen Wirkungen.

Es scheint ein gut wirksames Hypnotikum zu sein, allerdings bleibt abzuwarten, ob andere Aspekte als bei Benzodiazepinen in den Vordergrund kommen.

Die empfohlene Dosis liegt bei etwa 7,5 mg. Mnestische und Reboundeffekte scheinen geringer zu sein, allerdings bleiben hier weitere Studien abzuwarten. Eine häufige Nebenwirkung ist trockener Mund und bitterer Geschmack.

### 6.2.9 Benzodiazepinantagonisten zur Aufhebung und Beendigung der Wirkung von Benzodiazepinen

#### ➤ Flumazenil

Diese Substanz ist eine der ersten, die synthetisiert wurden als Antagonisten von Benzodiazepinen. Es ist geeignet, eine rasche Aufhebung der Wirkung von Benzodiazepinen zu erzielen. Es wird i.v. verabreicht und ist in der Lage, auch Intoxikationen (nach Selbstmordversuchen z.B.) aufzuheben und zu beherrschen. Die Wirkung läßt rasch nach, und je nach Aufhellung des Bewußtseins bzw. Wiederauftreten von Somnolenz oder Bewußtseinstrübung kann nochmals injiziert werden. Es ist v.a. deshalb so wertvoll, weil der Patient rasch ansprechbar ist und somit geklärt werden kann, was er eingenommen hat. Kurzfristig ist auch ein Ansprechen und eine Bewußtseinsaufhellung möglich, wenn andere Medikamente genommen wurden, die offensichtlich unspezifisch auch die Benzodiazepinrezeptoren betrafen. Eine Dosierungsempfehlung ist schwer theoretisch festzulegen (1–3 mg, je nach Wirkungsgrad).

Mit Hilfe von Flumazenil erhöht sich nochmals die Anwendungssicherheit der Benzodiazepine, weil die vorhandene Toxizität rasch unter Kontrolle gebracht werden kann und auch paradoxe Reaktionen sofort abgefangen werden können.

## Literatur zu Kapitel 6.2

Beckmann H, Haas S (1984) Therapie mit Benzodiazepinen: eine Bilanz. Nervenarzt 55:111–121

Benkert O, Hippius H (1986) Psychiatrische Pharmakotherapie. Springer, Berlin Heidelberg New York

Berner P (1982) Psychiatrische Systematik. Huber, Bern Stuttgart Wien

Braestrup C, Nielsen M, Olsen CE (1980) Urinary and brain b-carboline-3-carbocylates as potent inhibitors of brain benzodiazepine receptors. Proc Natl Acad Sci USA 77:2288–2292

Braestrup C, Schmiechen R, Neef G, Nielsen M, Petersen EN (1982) Interaction of convulsive ligands with benzodiazepine receptors. Science 216:1241–1243

Chase MH, Parmeggiani PL, O'Connor C (1991) Sleep research, vol 20 A. In: World Fed Sleep Res Soc, Found Congr, Cannes, Fr, Sept 21–25, 1991

Clarenbach P, Klotz U, Koella WP, Rudolf GAE (1991) Schering Lexikon der Schlafmedizin. Medizin, München

Costa E, Guidotti A, Mao CC (1975) New concepts on the mechanism of actions of benzodiazepines. Life Sci 17:167–186

Dorow R, Horowski R, Paschelke G, Amin M, Braestrup C (1983) Severe anxiety induced by FG 7142, a β-carboline receptor. Lancet II:98–99

Friedberg KD, Rüfer R (1986) Benzodiazepine. Urban & Schwarzenberg, München

Gillin JC, Byerley WF (1990) The diagnosis and management of insomnia. N Engl J Med 322 (4):239–247

Griffiths RR, Sannerud CA (1987) Abuse of and dependence on benzodiazepines and other anxiolytic/sedative drugs. In: Meltzer HY et al. (1987) Psychopharmacology: the third generation of Progress. Raven Press, New York, pp 1535–1541

Griffiths RR, Summerund JD (1985) The benzodiazepines. In: Smith DE, Wesson DR (eds) Current standards for medical practice. MTP, Lancaster, pp 209–225
Griffiths RR, McLeod D, Bigelow GE, Liebson IA, Roach JD (1984) Relative abuse liability of diazepam and oxazepam: behavioral and subjective dose effects. Psychopharmacology 84:147–154
Haase HJ (1982) Therapie mit Psychopharmaka und anderen psychotropen Medikamenten. Schattauer, Stuttgart
Hindmarch I, Ott H, Roth T (1984) Sleep, benzodiazepines and performance. Psychopharmacology Suppl. Springer, Berlin Heidelberg New York
Hippius H, Engel RR, Laakmann G (1986) Benzodiazepine. Rückblick und Ausblick. Springer, Heidelberg
Janke W, Netter P (1986) Angst und Psychopharmaka. Kohlhammer, Stuttgart
Kimbel KH (1984) Arzneimittel und Schlaflosigkeit: Stellungnahme einer amerikanischen Expertenkonferenz. 48 (40):2892–2897
Klotz U (1985) Tranquillantien. Therapeutischer Einsatz und Pharmakologie. Wissenschaftliche Verlagsgesellschaft, Stuttgart
Lader MH, Marks IM (1971) Clinical anxiety. Heinemann, London
Langer G, Heimann H (1983) Psychopharmaka. Springer, Wien
Laux G (1988) Psychopharmaka – ein Leitfaden. Fischer, Stuttgart New York
Laux G (1989) Tranquilizer; Psychiatrie für den Praxisalltag. Hippokrates, Stuttgart
Linde OK (1988) Pharmakopsychiatrie im Wandel der Zeit. Tilia, Klingenmünster
Müller C (1973) Lexikon der Psychiatrie. Springer, Berlin Heidelberg New York
Müller-Oerlinghausen B (1984) Benzodiazepine – wo liegen die Gemeinsamkeiten, wo die Unterschiede. Psycho 10:561–573
Pöldinger W, Gander G (1979) Psychopharmaka in der Praxis. Roche, Paris
Rickels K, Case WG, Downing RW, Winokur A (1985) Benzodiazepine Use and Abuse In: Hemali D, Racagni G (eds) Chronic treatments in neuropsychiatry. Raven, New York, pp 193–204
Rüther E et al. (1992) Epidemiologie, Pathophysiologie, Diagnostik und Therapie von Schlafstörungen. MHW 134, 28/29:460-466
Saletu B (1989) Biologische Psychiatrie. Thieme, Stuttgart
Schmidt LG (1988) Zur Häufigkeit primärer Benzodiazepinabhängigkeit; A-2598 (56) Dtsch Ärztebl 85:38
Schmidt RF, Vogel ME, Zimmermann M (1967) Die Wirkung von Diazepam auf die präsynaptische Hemmung und andere Rückenmarksreflexe. Arch Pharmakol Exp Pathol 258:69–82
Schofield PR, Darlison MG, Fujiita N, Burt DR, Stephenson FA, Rodriguez H, Rhel LM, Ramachandran I, Reale V, Glencorse TA, Seeburg PH, Barnard EA (1987) Sequence and functional expression of the GABA-A receptor shows a ligand-gated receptor super-family. Nature (London) 328:221–227
Sheehan DV (1982) Panic attacks and phobias. J Med 307:156–58
Sheehan DV (1983) The anxiety disease. Bantam, New York
Spector R, Rogers H, Roy D (1984) Psychiatry: common drug treatments; practical problems in medicine. Dunitz, London
Sternbach L (1988) Die Benzodiazepinstory. In: Linde OK (Hrsg) Pharmakopsychiatrie im Wandel der Zeit. Tilia, Klingenmünster, S 271–299
Wiegand M, Berger B (1987) Welche Bedeutung haben Antidepressiva in der Behandlung von chronischen Schlafstörungen. In: Hippius H, Rüther E (Hrsg) Antidepressiva und Depressionsbehandlung in der ärztlichen Praxis. Springer, Berlin Heidelberg New York, S 52–59
Wildmann J, Möhler H, Vetter W, Ranalder V, Schmidt K, Maurer K (1987a) Diazepam and N-desmethyldiazepam are found in rat brain and adrenal and may be of plant origin. J Neural Transmiss 70:383–398

## 6.3 Neuroleptika

### 6.3.1 Einführung

Psychopharmaka, besonders die Neuroleptika, sind reformbedürftige Medikamente. Die euphorische Befreiungszeit aus der Asylpsychiatrie ist vorbei. Psychopharmaka gewährleisten eine erfolgreiche psychiatrische Versorgung. Allerdings sind sie als chemische Zwangsjacke mißbräuchlich verwendbar und werden auch als solche wahrgenommen, wenn die Nebenwirkungen überwiegen. Das subjektive Befinden ist nicht so positiv, wie die Behandler sich das wünschen.

Neuroleptika sind Medikamente, die einerseits das Leben außerhalb von Großkrankenhäusern ermöglichen, andererseits nicht gern genommen werden, weil Nebenwirkungen spürbar und eine wirkliche Heilung von chronischen Erkrankungen nicht zu erhoffen sind.

Die Zeit des Slogans „Freiheit heilt" ist vorbei. Daß Neuroleptika heilen, sollte man auch nicht behaupten. Chronische psychische Erkrankungen sind jedoch eindeutig milder und weniger bedrohlich bei Anwendung dieser Medikamente.

Neuroleptika können einerseits gegen Halluzinationen, massive innere Erregung bis zum Amoklauf und ziellose Aggressionen gegen sich selbst oder andere erfolgreich wirken; andererseits sind ihre Nebenwirkungen so zahlreich, daß die Menschen, die am dringendsten die Wirkung bräuchten, sie immer wieder absetzen.

Die wichtigste Richtlinie in der Anwendung ist daher, Nebenwirkungen zu vermeiden. Lieber sollen Symptomreste der Erkrankung bestehen bleiben, als die Compliance der Patienten durch Nebenwirkungen aufs Spiel zu setzen.

Bevor ein Psychiater ein Neuroleptikum verordnet, muß er sich mit dem Complianceproblem intensiv auseinandersetzen, weil nicht der akute Erfolg, der den Patienten symptomfrei macht, zählt, sondern die Bereitschaft des Patienten, ein neuroleptisches Medikament über lange Zeit (Jahre) zu nehmen, um Rückfälle zu vermeiden.

Neuroleptika sollen dem Patienten helfen, seine Persönlichkeit in psychotischen Episoden zu retten, also dann, wenn die Krankheit einen Schweregrad erreicht, der geeignet ist, die Kritikfähigkeit der Person aufzuheben, und keinerlei Distanz zur Krankheit mehr gestattet. Beispielsweise erlebt der Patient nicht Halluzinationen, sondern er lebt in der halluzinierten Welt. Er hört Stimmen, die befehlen, nichts zu essen und nichts zu sprechen. Er ist unruhig und überwach, und die innere Spannung steigt ins Unermeßliche. Die Stimmen lassen jedoch keinen Ausweg und keine Pause. Ein anderer Patient wiederum fühlt sich so großartig wie noch nie, hat das Gefühl, voll sprühender Ideen zu stecken, benötigt höchstens eine oder zwei Stunden Schlaf, und die übrige Zeit beginnt er tausende Dinge, die bei weitem seine finanziellen Möglichkeiten übersteigen. Riesige Bankschulden, Entzug der Kreditwürdigkeit, Verlust des Arbeitsplatzes und des Vertrauens der Freunde sind die Krankheitsfolgen. Freunde, die er Tag und Nacht mit seinen Aktivitäten bombardierte und nicht verstehen konnte, warum diese um 4 Uhr früh unbedingt schlafen mußten, sind mißtrauisch und ängstlich verwirrt. Die sozialen Schäden einer solchen Krankheitsepisode sind katastrophal.

Solche Schäden überhaupt reparieren zu können setzt eine absolute Compliance des Patienten voraus und eine klare Aufklärung durch den behandelnden Arzt darüber, daß diese Krankheitsepisoden häufig wiederkommen können und daher ruinös sind, wenn nicht eine Prophylaxe medikamentös und psychotherapeutisch betrieben wird.

Um gesellschaftliches Leben wieder möglich zu machen und eine neue Arbeit zu finden, müssen alle erdenklichen Anstrengungen unternommen werden. Die größte Gefahr dabei ist, daß eine übertriebene Erwartung besteht, die Krankheitsepisode sei ein Einzelereignis, das man nur kurz behandeln müsse, und dann sei der Patient völlig gesund und könne nie wieder von seiner Krankheit bedroht werden. Das Gegenteil ist viel wahrscheinlicher. Es gibt psychisch kranke Menschen. Diese können immer wieder symptomfrei sein, aber dennoch kann ohne Anlaß, einfach von sich heraus wieder eine Psychose beginnen. Die psychische Empfindlichkeit ist eine Konstante in der Persönlichkeit. Verschiedene Einflußfaktoren können sich begünstigend oder schädigend auswirken. Die Anforderung an den Psychiater lautet: je länger ein psychisch kranker Patient in Behandlung ist, desto gesünder wird er. In der Regel kann diese Erwartung nicht erfüllt werden. Der Patient kann jedoch symptomfrei werden. Der Unterschied ist allerdings erheblich.

Der Psychiater muß mit dem Patienten daran arbeiten, daß der Beginn einer psychotischen Episode erkannt wird und psychotherapeutische, medikamentöse und soziale Schutzmaßnahmen (Krankenstand, sozialer Rückzug, Hilfe im Alltag) ergriffen werden, damit das Vollbild der Psychose nicht ausbricht und die gesundheitlichen Schäden gering bleiben. Dies ist bei optimaler Betreuung möglich. Allerdings ist die Realität der Betreuung trist. Statt der möglichen 80% Rückfallverhütung, die in Studien (mit besonders motivierten Ärzten und Patienten und 100%iger Aufklärung) erreicht werden, werden im „Feld" nur 18% erreicht, weil die Zeit und Anstrengungsbereitschaft aller Beteiligten nicht ausreicht, ein genaues Nebenwirkungsmanagement, Angehörigenarbeit und realistische Klarheit darüber zu verschaffen, daß nicht Heilung und völlige Gesundheit am Ende der Behandlung stehen, sondern möglichst geringe Beeinträchtigung durch die Krankheit und eine realistische Einschätzung der Prognose.

In der übrigen Medizin ist es völlig legitim, von Prognose und Aussichten auf Besserung zu reden. Es ist legitim, einem Herzkranken Überanstrengungen zu verbieten, und es ist legitim, einen Gelenkskranken Bewegungsrehabilitation zu verordnen, ohne ihm jedoch ein Bild völliger Gesundheit zu entwerfen.

Diese Realitätssicht fehlt der Psychiatrie. Vielleicht aus lauter Freude darüber, daß die Asylpsychiatrie überwunden ist, meinen die Psychiater, die Bevölkerung sei gesünder geworden. Die Patienten sind jedoch nicht geheilt, im Gegenteil, sie führen oft unbemerkt Randexistenzen, die bei einem schlechten allgemeinen Versorgungssystem wieder erschreckende Ausmaße erreichen in Form von Obdachlosen und ohne Schutz vegetierenden Alten und Geisteskranken.

## Was können Neuroleptika?

### Antipsychotisch wirkend

Die sogenannten positiven Symptome einer Psychose sind jene, die hinzukommen, also Halluzinationen, die zu normalen Wahrnehmungen dazukommen, Erinnerungsfälschungen, die zu normalen Erinnerungen dazukommen, Assoziationen, die normalerweise bedeutungslos sind und nun bedeutsam werden.

Die wichtigsten psychotischen Symptome seien hier nochmals aufgezählt: Halluzinationen (akustische, optische, taktile), illusionäre Verkennungen, Anmutungserlebnisse, Erinnerungsfälschungen, Interpretationen korrekter Erinnerungen oder Wahrnehmungen, Ich-Erlebnisstörungen (Derealisation, Depersonalisation) und Beeinflussungserlebnisse.

Das psychotische Erleben ist das emotional wichtige Erleben und verdrängt je nach Stärke und Aufdringlichkeit (z.B. laute, befehlende, Angst erzeugende Stimmen) das reale Erleben.

### Gegen formale Denkstörungen wirkend

Wenn die Ordnung im Denken durcheinandergerät, sei es durch abnorme Langsamkeit oder abnorme Geschwindigkeit, wie sie bei den manischen oder depressiven Kranken vorkommen, dann entsteht ein Assoziationssalat, der kaum von formalen Denkstörungen zu unterscheiden ist. Allerdings ist eben die Geschwindigkeit auffällig. Die rasante Geschwindigkeit kann durch die sedierende Eigenschaft (siehe dort) der Neuroleptika am besten beeinflußt werden oder/und durch Lithium; die abnorm langsame Geschwindigkeit durch Antidepressiva.

Die eigentlichen formalen Denkstörungen muß man bei normaler Denkgeschwindigkeit beurteilen und kann dann den positiven Effekt der Neuroleptika quantifizieren. Neuroleptika wirken gegen Entgleisungen, Sperrungen, Faseln und Neologismen.

### Gegen katatone Symptome wirkend

Nicht nur Gedanken können abreißen, auch Bewegungen; sie können wächsern erstarren, in der Bewegung hängenbleiben, oder sie können endlos immer gleich wiederholt werden. Langsam, bleiern oder sich in einem plötzlichen Bewegungssturm entladen. Neuroleptika wirken hier.

### Sedierend wirkend

Erregungszustände, die aus dem psychotischen Erleben heraus resultieren, durch Schlaflosigkeit verursacht sind, durch Intoxikationen (Drogen, Alkohol), durch Traumen oder Antriebssteigerungen jeglicher Genese, können durch Neuroleptika verbessert werden. Dies ist dann sinnvoll, wenn der Betroffene keine Kontrolle mehr über seinen Erregungszustand hat.

### Gegen Negativsymptome wirkend

Diese Eigenschaft ist bei einigen Substanzen zwar in Ansätzen vorhanden, jedoch noch immer nicht genug. Die größte Krux außer der hohen Nebenwirkungsrate der Neuroleptika ist die noch immer ungenügende und keinesfalls vollständige Wirksamkeit gegen Negativsymptome.

Gemeint ist unter diesem Begriff, was die Krankheit dem Kranken an Farbigkeit seiner Gefühle wegnimmt, an seiner seelischen Lebendigkeit, an seiner emotionalen Kraft, an seiner Beteiligungsfähigkeit, an Energie und Streßfähigkeit. Die Psychose, besonders die schizophrene Psychose, hinterläßt nach jeder Episode „Negativspuren" im seelischen Gleichgewicht des Patienten, die als Affektflachheit erkennbar werden: Interesselosigkeit, Dumpfheit, fehlende Beteiligung und Emotionalität und Streßunfähigkeit.

## 6.3.2 Indikationen der Neuroleptika

### Klinisches Erscheinungsbild der Schizophrenie

**Fallbeispiel.** Eine Patientin, die in einer Bank angestellt war, wurde während Geldtransporten auffällig, weil sie sich beobachtet fühlte und meinte, daß ein Komplott gegen sie im Gange sei. Sie konnte schließlich nichts mehr entscheiden, weil sie nicht mehr wußte, was richtig und falsch war. Sie verharrte ängstlich, regungslos und nur mehr für den Bruder ansprechbar in der Kundenabteilung der Bank. Der vom Vorgesetzten gerufene Bruder veranlaßte eine Aufnahme im psychiatrischen Krankenhaus; dort fanden sich außer den produktiven Symptomen formale Denkstörungen (Gedankengleiten, Faseln und Gedankenabreißen). Die akute Psychose verlief unter Haloperidolmedikation (bis 20 mg/Tag) günstig, allerdings konnte die Patientin nicht mehr an ihren Arbeitsplatz zurück, weil sie den Anforderungen, besonders dem Zeitdruck, nicht mehr gewachsen war. Sie richtete sich im Leben mit Frühpension (sie war zu diesem Zeitpunkt 36 Jahre alt) gut ein und stellte sich für freiwillige Aufgaben in der Kirchengemeinschaft zur Verfügung. Allerdings gefährdeten sie weiterhin Streßsituationen, z. B. ein Gasrohrbruch im eigenen Haus, für dessen Behebung die Patientin verantwortlich war. Mietverträge mit neuen Mietern im eigenen Haus oder Verkaufsverhandlungen strengten sie sehr an, und sie konnte sich des Lebens kaum erfreuen. Die Patientin strebte den Verkauf des Hauses an, weil ständige Verantwortung für Mieter, Mietverträge, Betriebskosten, Instandhaltung und Auseinandersetzung bedeutete. Sie nahm sich eine kleine Eigentumswohnung, die mehr Ruhe und eine bessere Lebensqualität für sie bedeutete. Mit einer fortgeführten Clozapintherapie (die beste Wirksamkeit liegt in diesem Fall bei 100 mg) und fallweiser Benzodiazepintherapie gegen Schlafstörungen und Ängste in Streßsituationen konnte mit regelmäßiger Kontrolle ein weiterer Krankenhausaufenthalt verhindert werden. Innerhalb der letzten zehn Jahre mußte sich die Patientin lediglich kurzfristig (für drei Wochen) in eine Tagesstätte begeben, nachdem sie von einer anstrengenden Pilgerreise zurückgekehrt war, die nicht genügend Zeit für Zurückgezogenheit und Alleinsein geboten hatte.

**Fallbeispiel.** Seit dem 18. Lebensjahr war eine Patientin in Behandlung. Sie war erstmals auffällig geworden, als sie alle Spiegel im Haus der Eltern zerbrach. Sie meinte, aus diesen seien Stimmen und Strahlen gekommen. Diese würden sie schädigen. Ängstlich hatte sie im Schlafzimmer auf Geräusche und Stimmen gehorcht. Nach drei stationären Aufenthalten im psychiatrischen Landeskrankenhaus innerhalb von zwei Jahren machte sich ein lethargischer Zustand und eine Unfähigkeit, den Alltag zu bewältigen, bemerkbar, weil die Patientin zu müde war und zu lustlos, um ihren Aufgaben nachzukommen.

Die Clozapinmedikation und Thioridazinmedikation wurden abgesetzt und gegen eine Sulpirid- und Penfluridolmedikation getauscht. Wenn das eine oder andere Neuroleptikum reduziert wurde, verschlimmerten sich Angst und Antriebslosigkeit, so daß eine Kombination dieser Medikation belassen wurde. Nun ist seit fünf Jahren keinerlei stationäre Aufnahme mehr nötig.

Die Entscheidung, was Schizophrenie ist, ist schwer, selbst für den Fachmann. Besonders schwer ist die Entscheidung bei Ersterkrankten. Allerdings kann der Fachmann einige Vorurteile ausräumen. Unter Ärzten bestehen diese weiter, als hätte es eine moderne Diagnostik nie gegeben.

- Schizophrenie hat nichts mit „gespaltener Persönlichkeit" zu tun. Was als schizophren im Volksmund bezeichnet wird, ist psychiatrisch gesprochen eher Ambivalenz: ich wünsche mir etwas und das Gegenteil zugleich. Beispiel: Ich liebe meine Frau sehr und möchte mit ihr glücklich sein; gleichzeitig sehne ich mich nach meiner Geliebten, weil eine aufregende und unbeschwerte Sexualität mit ihr mir als unverzichtbar erscheint. Dahinterliegend der mögliche Konflikt: Das „ich möchte in sicherer Geborgenheit leben und andererseits mich als unabhängiger Abenteurer bewegen" hat nichts mit Schizophrenie zu tun, sondern mit unterschiedlichen Strebungen, die in verschiedenen Bewußtseinsebenen verschieden beurteilt werden: das Triebleben („ES" nach Freud) antwortet anders als die Moral (das „Über-ich" nach Freud) und stürzt das ICH in einen schwierigen Konflikt, den es am liebsten gar nicht entscheiden möchte, weil eine Möglichkeit die andere ausschließt und ein leidvoller Verzicht verlangt wird.
- Schizophrene Konflikte sind nicht einerseits–andererseits, sondern völlig orientierungslos: ohne Orientierung, was wichtig und was unwichtig ist. Es ist also nicht einmal eine Orientierung in den Konflikten möglich. Eine Überflutung von Reizen setzt das Ich als Vermittlungsinstanz außer Kraft. Der Patient erlebt eine innere Auflösung, eine „Depersonalisation" und „Derealisation".
- Schizophrenie hat nichts mit „verrücktem Verhalten" zu tun. Ein besonders dramatischer, akuter Beginn von „verrückt werden" spricht eher dagegen als dafür.
- Schizophrenie und Wahn sind unterschiedliche Dinge. Das Bestehen eines Wahns sagt nichts über das Vorhandensein von Schizophrenie aus. Halluzinationen sind ebenfalls kein Hinweis auf Schizophrenie, es können alle erdenklichen psychischen Erkrankungen dahinterstehen.

Es ist leichter zu sagen, was Schizophrenie nicht ist, als zu charakterisieren, was Schizophrenie ist. Für die Praxis versuche ich, die häufigste und wichtigste Form der Schizophrenie zu charakterisieren unter Berücksichtigung der Interessen des Patienten. Es soll die Kerngruppe der schizophrenen Erkrankten erfaßt werden, die davon profitiert, daß sie rasch erkannt wird und die Behandlung rasch erfolgen kann. Diese Vorgangsweise führt zu einer wesentlichen Verbesserung der Behandlung und der Lebensqualität der Patienten.

Das Erstmanifestationsalter ist besonders niedrig. Die Patienten sind zwischen 16 und 26 Jahre alt. Besonders häufig ist ein schleichender Beginn. Eine leichte Veränderung der Persönlichkeit ist erkennbar. Der Beginn ähnelt „pubertärem Verhalten". Die Patienten werden empfindlich auf Stress. Sie ziehen sich zurück und versuchen durch Ruhe und Sammlung die Außenreize abzuschirmen. Kinder, die sich schon von Zuhause gelöst haben, kehren in ihre Ursprungsfamilie zurück. Die sozialen Kompetenzen sinken. Es ist den Patienten nicht möglich,

Kontakt aufzunehmen. Eine Vereinsamung beginnt. Mehr als drei Menschen in der Umgebung werden schlecht toleriert.

Eltern beobachten, daß ihre Kinder zunehmend „vor sich hin brüten". Besonders Prüfungen wie die Matura stellen eine Hürde dar, auch wenn bisher keine besonderen Lernprobleme bestanden. Die Lernunterlagen werden zwar angestarrt, aber selten weitergeblättert. Die Patienten ziehen sich immer mehr in ihre „Ecke" zurück und vernachlässigen die normalen Alltagsaufgaben. Sie essen immer das gleiche, ziehen dasselbe an, setzen sich stundenlang in sich gekehrt in ihre Ecke oder schreiben bzw. machen sich Gedanken über pseudophilosophische Fragen. Die Körperpflege hört fast gänzlich auf. Eine liebevolle Beziehung oder eine neugierige Auseinandersetzung mit dem Körper, wie in der Pubertät, scheint nicht zu bestehen.

Beim Versuch der Eltern, die Patienten zu animieren, doch etwas zu unternehmen, kann ein fulminanter Aggressionsausbruch erfolgen, der erstmals den Betroffenen klar macht, daß eine Krankheit im Spiel sein kann. Die geschilderten Beschwerden können unter dem Begriff der „Affektverflachung" charakterisiert und als „Negativsymptome" bezeichnet werden.

Dies bedeutet, daß Affekte, also Gefühle wie Trauer, Freude, Vitalität, Spontaneität verloren gehen. Die Patienten sind merkwürdig dumpf, unansprechbar und gefühlsmäßig unerreichbar. Die spontane mimische Verständigung, das unmittelbare Reagieren erfolgen unverständlich. Das Energieniveau erscheint nach außen erheblich reduziert.

Die zweite Seite der Erkrankung ist die „produktive Symptomatik", die durch Beobachtung und im Gespräch mit dem Patienten manifest wird. Die Patienten entwickeln Gedanken, die mitten in der Entwickung „abreißen". Sie versuchen, sich zu orientieren, und erscheinen angestrengt den Faden zu behalten. Oft geht dieser verloren, und sie sprechen an einer Stelle weiter, die sichtlich nicht zum vorher Gesagten paßt, auch emotional nicht. Sie wirken irritiert durch eine gedankliche Unordnung, die als wirre Gedanken oder als mißtrauische Befürchtung herauskommen.

Auf Grund der Unordnung des Denkens und der massiven Anstrengung, doch noch Ordnung in den „Hirnsalat" zu bringen, entstehen weitere produktive Symptome, die als „Selbstheilversuch" verstanden werden müssen und die Persönlichkeit des Patienten widerspiegeln. Dieser Versuch, die Überflutung des Denkens zu ordnen oder zumindest zu erklären, was dahintersteckt. Die Patienten erleben die Gedanken als von außen gemacht; jemand gibt ihnen Gedanken ein. Diese Gedanken werden laut im Kopf, verwandeln sich in Stimmen von außen. Diese Stimmen könne sich lautstark über den Patienten unterhalten und Befehle geben. Die Befehle werden laut und bedrohlich und verunmöglichen einen Kontakt mit der normalen Umgebung. Nicht nur Gedanken erscheinen als von außen erzeugt, auch körperliche Wahrnehmungen: jemand greift ins Hirn und drückt es. Schmerzhafte Sensationen im Bauch und im Rückenmark führen zu der Idee: ein Sender ist eingebaut worden, und jemand manipuliert den Körper.

Am Beginn der Erkrankung nehmen besonders intelligente Menschen die Veränderung des Denkens als „Verblödung" wahr, als eine Unfähigkeit, Wichtiges von Unwichtigem zu unterscheiden, und als eine Alarmsituation, die lediglich durch Abschirmung, Rückzug und starre äußere Strukturen zu mildern ist.

Diese Phase ist besonders gefährlich. Die Suizidgefahr ist enorm hoch. Schizophrene haben ein zwanzigmal höheres Suizidrisiko als gesunde Personen. Die Empfindlichkeit und Unfähigkeit zur normalen Kommunikation wird sehr schmerzlich wahrgenommen und je nach Temperament des Patienten mit Trauer, Aggressivität oder Mißtrauen und Beschuldigung zu verarbeiten versucht.

Im Verlauf der Erkrankung wechseln akute Phasen mit eher symptomarmen. Meist ist es den Patienten nicht möglich, eine Berufsausbildung abzuschließen. Besonders Männer sind von dieser Krankheit betroffen. Frauen sind manchmal später betroffen, nämlich erst nach dem Klimakterium mit einer Form der „Spätschizophrenie", diese ist aber als eher selten und für die Praxis von geringer Bedeutung zu betrachten. Die Patienten sind in der Regel nicht in der Lage, außerhalb ihrer Ursprungsfamilie zu leben, und bleiben zu 80% ledig. Meist leben sie sehr isoliert und haben kaum Freunde. Nach einem eher dramatischen Anfangsverlauf und schwierigen Perioden, besonders im Arbeits- und Sozialbereich, steigt bei entsprechender Betreuung und guter medikamentöser Einstellung die Lebensqualität wieder in einen Bereich, der als sehr gut zu bezeichnen ist. Diese Patienten sind subjektiv mit ihrem Leben sehr zufrieden und genießen ihr Leben auf einem zwar mit einem gesunden Leben nicht vergleichbaren Niveau, was aber für den einzelnen Patienten völlig unerheblich ist. Das Ziel, die höchste subjektive Lebensqualitätsstufe zu erreichen, rechtfertigt jede Anstrengung.

**Fallbeispiel.** Ein junges Mädchen, das unmittelbar vor der Matura steht, wird zunehmend unruhig und klagt über Gedanken, die sie ständig bedrängen. Sie hatte die Mutter verloren, unmittelbar nach einem heftigen Streit, die die beiden miteinander hatten. Die Mutter war an einem Gehirnschlag gestorben, und die Patientin fühlte sich schuldig. Der Tod der Mutter lag schon zwei Jahre zurück, die Schuldgefühle steigerten sich jedoch in den letzten Monaten. Zunehmend konnte die Patientin sich nicht mehr auf die Arbeit konzentrieren, und die Gedanken ließen sich immer weniger willentlich ordnen. Sie liefen ungeordnet durch den Kopf und stifteten immer mehr Verwirrung. Der Patientin fiel auf, daß sie an manchen Dingen eigenartig haften blieben und sich nicht mehr richtig steuern ließen. Dann passierte etwas, was die Patientin in heftige Aufregung versetzte und ihr gänzlich die Übersicht nahm. Sie konnte nicht mehr richtig reagieren und konnte erst zwei Monate nach ihrer Aufnahme in die Klinik rekonstruieren, was geschehen war; wirklich erinnern konnte sie sich nicht. Erst als der Vater Details erzählte, konnte sie ungefähr berichten, was damals in ihr vorgegangen war. Der Vater erzählte, daß ihm bei der Tochter aufgefallen war, daß sie kaum mehr sprach und nicht mehr mit ihren Freundinnen ausging. Sie war nach einer Tanzstunde völlig verändert und schien sich verliebt zu haben. Sie nahm Symbole wahr, die offensichtlich irgendetwas bedeuteten und in Zusammenhang mit einem männlichen Wesen standen. Allerdings schien sich das in der Phantasie des Mädchens abzuspielen, weil weder Anrufe noch Treffen mit einem realen Menschen erfolgten. Zunehmend wurde seine Tochter unruhig, interpretierte eigenartige Zeichen, redete unverständlich von Zeichen und bekam sichtlich immer mehr Angst. Die Angst schien sich zunächst auf außerhalb der Wohnung zu beschränken, dann jedoch schlug sie plötzlich um, weil sich die Tochter offensichtlich von einer Stunde auf die andere vor dem Vater zu fürchten begann. Der Vater versuchte seine Tochter zum Arzt zu bringen, als diese, von Panik erfaßt, vor ihm davonrannte und ein wahres Verfolgungsrennen begann. Das Mädchen flüchtete zur Polizei, konnte jedoch nicht sagen, worum es eigentlich ging. Sie wurde von dort in die Klinik gebracht. Später konnte sie lediglich berichten, daß sie sich verliebt hatte und immer auf das Erscheinen ihres „Freundes" wartete, der allerdings davon nichts wußte. Plötzlich hatte sich die Welt in ein Inferno verwandelt, schwarze Löcher tauchten auf, die ihr Todesängste bereiteten, und sie hatte nur noch einen Impuls davonzulaufen. Genauer konnte sie es auch nachher nicht beschreiben.

Etwa ein Jahr später und bald danach nochmals wiederholte sich eine ähnliche Geschichte. Daraufhin beschloß die Patientin, die Neuroleptika weiterzunehmen, weil sie derartige Todesängste nicht mehr erleben wollte und nicht mehr riskieren wollte, daß sie über Monate ihres Erlebens während einer solchen Krankheitsphase nichts mehr wußte und immer wieder in der Psychiatrie zu sich kam. Diese regelmäßige Neuroleptikaeinnahme führte dazu, daß sie diese Phase herannahen spürt und gemeinsam mit dem Arzt die Dosis justieren kann. Die „schwarzen Löcher" sind immer wieder da, aber die Patientin verliert nicht mehr die Übersicht und benötigt niemanden, der sie ins Krankenhaus bringt. Sie studiert jetzt. Allerdings bemerkt sie schmerzhaft, daß sie im Kontakt mit Menschen Schwierigkeiten hat, daß sie nicht mehr so gut und rasch lernen kann und irgendwie anders ist als andere Menschen. Zur Verbesserung dieser Symptome besucht sie jetzt eine Therapiegruppe und eine Selbsthilfegruppe. Eine regelmäßige Einzeltherapie wird ebenfalls fortgesetzt.

**Fallbeispiel.** Ein junger Mann wird auffällig, weil er sein Zimmer völlig zertrümmert hat und wüste Beschimpfungen gegen jedes einzelne Familienmitglied ausstößt. Er wird in die Klinik gebracht, fühlt sich jedoch nicht krank und meint, daß nur er selbst sich helfen kann. Er lernt in der Klinik sehr schnell, wie man sich auf der Station verhalten muß, um möglichst rasch entlassen zu werden. Von Ärzten hält er gar nichts und spielt den „symptomfreien Patienten".

Zu einer Behandlung ist er nicht zu bewegen. Aus der Anamnese ist bemerkenswert: Er war immer einzelgängerisch und sehr ruhig. Er schien sich selbst genug zu sein. Mit 16 Jahren teilte er seinen Tag genau ein. Alles war geregelt. Der Ablauf des Frühstücks erfolgte nach genauen „Aufbaudiätvorschriften". Dann begann der Morgensport. Eine Stunde Laufen stand auf dem Programm. Anschließend ging er zur Arbeit, er lernte Bürokaufmann. Pünktlich besuchte er das Fitness-Center, trainierte nach genauem Ablauf Kraft und Ausdauer und nahm das Abendessen pünktlich ein, um schließlich noch eine Stunde Rad zu fahren. Ausnahmen gab es keine. An Familienfesten konnte er daher nicht teilnehmen. Unterhaltungsprogramme konnte er nicht mitmachen, weil der „Rhythmus" gefährdet war. Sein wichtigstes Vergnügen war die Badezeit im Sommer, wenn er die anderen mit ihren nicht perfekten Körpern, ihren Fettpolstern und der mangelnden Kondition verachtete. Die bewundernden Blicke gaben Kraft. Dann allerdings passierte es, daß er sich in ein Mädchen verliebte. Dies brachte ihn aus dem inneren Gleichgewicht und störte den geordneten Ablauf. Er spürte zunehmende Aggressivität dem Mädchen gegenüber, und diese sagte ihm, daß sie nicht verstünde, warum er so eigenartig sei, und beendete schließlich die Beziehung, weil sie sich völlig verwirrt fühlte. Danach nahm der Patient sein gewohntes Leben wieder auf, jedoch fiel es ihm zunehmend schwer. Als die Lehre zu Ende war, mußte er zu einer Schulung, die wiederum die gewohnte Ordnung störte. Er brach danach gänzlich zusammen, verlor seine Ordnung, seine Kondition, seinen Körper, wie er ihn haben wollte, und getraute sich nicht mehr auf die Straße. Er lag reglos auf dem Bett, begann zu rauchen und aß ungesund. Zutiefst verachtete er sich und sah seinem „Verfall" zu. Aggressionsausbrüche begannen. Seine Gedanken schienen ihm zunehmend sinnlos. Wirklich durcheinander kamen sie eigentlich nicht, allerdings konnte er nichts mehr entdecken, was wichtig sein könnte. Er fühlte sich nicht krank. Er verstand nur nicht, wozu er sich aufraffen sollte, und beobachtete weiter seine Destruktion, die er ebenso minuziös zu betreiben schien. Medikamente kamen für ihn nicht in Frage. Die würden nur den Körper zerstören. Zur Zeit lebt er im Gartenhaus der Eltern und verbringt die Tage vor dem Videoapparat. Er ist seit zwei Jahren arbeitslos und verläßt das elterliche Anwesen nicht mehr. Der Klinikaufenthalt hat keine Veränderung gebracht. Die dort verabreichten Neuroleptika haben ein extrapyramidales Syndrom erzeugt. Daraufhin hat er sich geweigert, weitere Medikamente zu nehmen.

**Fallbeispiel.** Ein junges Mädchen hatte die Schule unmittelbar vor der Matura abgebrochen und sich immer mehr zurückgezogen. Sie war kaum mehr ansprechbar und reagierte aggressiv auf ihre Umgebung. Bei Fragen, ob man etwas für sie tun könne, wollte sie nur eins: in Ruhe gelassen werden. Sie wusch sich nicht, bürstete sich nicht die Haare und aß sehr wenig. Sie verließ das Haus nicht und wollte keine Freunde treffen. Nach etwa drei Monaten schien sie aus der Trance zu erwachen und wollte zur Oma fahren, die etwa dreihundert Kilometer weit weg wohnte. Sie brach überstürzt auf und nahm ihre Katze mit. Im Zug stieg sie an einer Zwischenstation aus und wollte die Katze auf die Wiese setzen. Als diese weglief, setzte sie sich hin und wartete. Nach einem halben Tag fiel den vorübergehenden Bediensteten auf, daß das Mädchen regungslos am gleichen Platz saß. Die Bemerkung, daß es wohl sinnlos sei, weiter auf die Katze zu warten, verursachte einen Wutanfall. Völlig außer sich geriet sie, als die Polizei gerufen wurde, und sie erklärte, sie werde hier weiter auf die Katze warten. Schließlich, als sie nicht zu bewegen war zu sagen, wer sie sei, wo sie herkomme, wo sie hinwolle, wurde sie ins nächste psychiatrische Krankenhaus gebracht. Dort dauerte es einige Tage, bis der „tranceartige" Zustand sich verbesserte und sie wieder in der Lage war, mit Menschen Kontakt aufzunehmen. Sie konnte wieder über ihre Sorgen sprechen, sich wiederum die Körperpflege kümmern und schmiedete Zukunftspläne, wie sie ihr weiteres Leben gestalten wollte. Über das Ereignis mit der Katze wollte sie jedoch nicht reden.

**Fallbeispiel.** Eine junge Frau wird immer mißtrauischer und meint, andere Menschen würden sie verfolgen und ihr übel wollen, nachdem sie sich verändert fühlte und nicht mehr verstand, was im eigenen Körper vorging. Sie meinte, der Körper sei anders, sie fühlte Stiche im Herzen und ein eigenartiges Gefühl im Kopf, als ob ein Gehirntumor sie befallen hätte. Neben ihr seien Gespräche über Krebs geführt worden, das bedeutete sicher, daß sie Krebs habe, und zunehmend hätten sie die Leute eigenartig angesehen. Sie hätten ihr auch gedroht, sie umzubringen, das habe sie durch die Wand gehört. Sie konnte sich von einer inneren Zerrissenheit und dem Gefühl, todkrank zu sein, nicht mehr befreien. Sie hatte sich zunehmend krank gefühlt, sei immer unruhiger und unfähiger geworde, irgendetwas zu beginnen oder eine Entscheidung zu treffen, weil ununterbrochen Einflüsse auf sie einströmten, die sie nicht mehr ordnen konnte, und sie sich zunehmend verfolgt gefühlt hatte. Sie fühlte sich erschöpft, verfolgt und krank, so daß sie schließlich ihren Psychiater um Hilfe bat, weil sie schon einmal einen solchen Zustand erlebt hatte. Allerdings wollte sie zunächst Untersuchungen durchführen lassen zur Lokalisierung der Krebserkrankung, weil sie zutiefst davon überzeugt war, an Krebs erkrankt zu sein.

## Behandlung schizophrener Zustände

Neuroleptika sind hier das Mittel erster Wahl. Besonders gut antipsychotisch wirkende Neuroleptika sind günstig. Die Sedierung ist bei Angstzuständen nötig. Es ist jedoch keineswegs immer eine Sedierung nötig, oftmals ist sie sogar kontraindiziert, wenn die Patienten ohnehin unter Energielosigkeit leiden. Besonders die Negativsymptomatik ist schwer behandelbar, allerdings sind einige Neurolaptika schon erfolgreich dagegen.

- Stark antipsychotisch mit deutlicher Sedierung:
  - Haloperidol: 10mg, p.o. oder langsam i.v. (Sedierung ist dann noch deutlich ausgeprägt)
  - Fluphenazin: 25mg bis 50mg, p.o., i.m. oder i.v.
  - Clopazin 100–300mg p.o.
- Stark antipsychotisch ohne Sedierung:
  - Pimozid: 4mg bis 12mg, p.o.
  - Risperidon: 3mg bis 12mg, p.o.
  - Trifluperidol: 3mg bis 6mg, p.o.

## Klinisches Erscheinungsbild der Manie

Manische Zustände beginnen in der Regel akut, und dramatische Änderungen greifen Platz. Die Patienten sind jung, die Erkrankung kann eine rein manische sein, was eher selten ist, oder im Rahmen einer bipolaren Erkrankung auftreten, nach einer depressiven Phase oder vor einer solchen. Es können auch „Mischbilder" oder „Mischzustände" sein, wobei der zeitlich unterschiedliche Verlauf oder die Vermengung manischer und depressiver Zustände hier den diagnostischen Unterschied ausmachen.

Das Leitsymptom ist bei der Manie die Geschwindigkeit. Ein Gesunder gerät manchmal auch in einen euphorischen, vitalen Zustand, wenn er Erfolg hat, sich verliebt und vor Energie überläuft. Die Übergänge zu einer Krankheit sind fließend. Allerdings sind einige Symptome zumindest für Außenstehende gut erkennbar. Das größte Problem bei der Behandlung der Manie ist die mangelnde Krankheitseinsicht, denn die Patienten fühlen sich kraftvoll, vital, möchten die Welt niederreißen und verstehen die langsamen Mitmenschen nicht mehr.

Das wichtigste Symptom ist, daß die manischen Menschen nicht mehr schlafen können. Es genügen drei bis vier Stunden, dann geht das unerhörte Tempo wieder weiter. Sie werden sprunghaft, reden immer schneller und verkürzen ihre Ausdrucksweise, weil die Gedanken schneller sind als die Sprache. Das kann zu unverständlichem Sprechsalat führen, der jedoch immer einen emotionalen Zusammenhang hat, und man fühlt sich wie im Theater. Maniker haben etwas Animierendes, Farbenfrohes. Allerdings sind sie sehr direkt und gar nicht diplomatisch. Ein manischer Juwelier hat in seinem Geschäft durch seine brillante Ausdrucksweise einer Kundin ein schwer diamantbesetztes Collier verkauft und die gute Laune, die er zunächst erzeugt hatte, mit einem Satz in jahrelangen Ärger verwandelt: Das Collier ist eine Verschwendung an ihren Truthahnhals.

Die gehobene Grundstimmung kann in eine gereizte und aggressive übergehen. Hunderte Assoziationen jagen den Patienten von einer Idee zur nächsten und viel Geld wird dabei ausgegeben für unausgereifte Pläne und riskante Geschäfte. Diese Patienten sind ansteckend, „Animateure" und die Energiebomben auf den psychiatrischen Stationen. Die unangenehme Seite ist ihre Gereiztheit, die ständige Unruhe, die Unfähigkeit sitzen bleiben zu können, und die nächtliche Schlaflosigkeit, die zu lauten Störungen der Umgebung führt.

**Fallbeispiel.** Ein junger Mann, der bisher im elterlichen Großbetrieb immer fleißig und zuverlässig gearbeitet hat, wird zunehmend aggressiv. Nach einem Autounfall, bei dem er gerade noch mit dem Leben davongekommen ist, fängt er an, ins Wirtshaus zu gehen und öfter betrunken nach Haus zu kommen. Er fährt zwischen dem elterlichen Betrieb und seinem Studienort ständig hin und her und wirft den Eltern vor, ihn zu bevormunden, und ihm nicht das zu geben, was ihm zustünde. Er nimmt einen Zusatzjob an, arbeitet auch noch nachts und beschimpft seine Freundin als langweilig. Eines Tages bucht er eine Reise nach Paris, lädt dort einige Animierdamen ein und verbringt ein Wochenende in Bordellen, wobei er ein kleines Vermögen ausgibt und Einladungen ausspricht für die nächsten Wochenenden. Schließlich nimmt er als Druckmittel eine wertvolle Statue aus dem Haus der Eltern mit, die nicht nur einen hohen materiellen Wert, sondern vor allem einen hohen ideellen Wert darstellt, um Forderungen bei den Eltern durchzusetzen. Völlig betrunken verursacht er einen Verkehrsunfall und beschimpft die Polizisten, als sie ihm den Führerschein abnehmen. Er fühlt sich auch in der Klinik nicht krank, stattdessen eingesperrt und falsch verstanden. Die Ärzte hätten sich von den wohlhabenden Eltern „kaufen" lassen und würden seine Unterdrückung fortsetzen. Er beteuert, immer geschlafen und niemals getrunken zu haben. Er sei immer energiegeladen und fröhlich, und nur seine Umgebung verstünde ihn nicht.

**Fallbeispiel.** Ein junges Mädchen fühlt sich zu dick. Sie beginnt eine Diät und trainiert fleißig, um möglichst ihre Idealfigur zu erreichen. Nach dem erwünschten Erfolg wirkt sie aufgedreht und glücklich. Sie geht tanzen, freut sich und ist wie ausgewechselt. Es fällt den Eltern auf, daß sie abnimmt, obwohl sie nun normal ißt. Sie spielt abends Klavier, auch wenn die anderen schlafen wollen, und wird zunehmend merkwürdig. In der Früh um fünf beginnt sie schon zu lernen und macht in der Schule Bemerkungen, die zwar bei den Mitschülerinnen Beifall finden, aber bei den Lehrern Befremden auslösen. Der Vater wird gerufen und gefragt, ob seine Tochter Drogen nähme. Er ist entsetzt und stellt sich hinter seine Tochter. Diese geht immer mehr aus, und Streitereien über Grenzen beginnen. Ein normaler Freiheitskampf? Im nachhinein meinen die Eltern: „Nein, das war mehr, das entsprach nicht dem Charakter der Tochter". Eines Nachts beginnen Angstzustände, das Mädchen fühlt sich bedroht. Sie meint zu spüren, daß etwas Schreckliches drohe, redet wirr und klammert sich an den Vater. Sie springt auf, rennt herum, ist kaum zu beruhigen und will alle fünf Minuten etwas anderes. Der Vater realisiert, daß mit seiner Tochter etwas nicht stimmt und sucht die Klinik auf. Dort werden die Ängste der Tochter noch massiver und ihre Gedanken sind nicht verständlich. Entsetzt sind die Eltern, als sich zur Verwirrung dann auch noch die Sedierungszeichen der Medikation dazugesellen und eine lallende Sprache und körperliche Erschöpfung mit Kreislaufkollapsen auftreten. Nur mit Mühe sind sie zu überreden, die Tochter in der Klinik zu belassen. Sie meinen, ein solches Bild sei der blanke Wahnsinn, und in der Klinik werde es nur schlimmer und niemand könne ihnen noch helfen. Nach drei Tagen treten völlig normale Phasen auf, die abwechseln mit Panikzuständen und Gedankenstürmen in atemberaubender und ängstigender Sequenz. Nach einer Woche ist die Patientin wieder völlig hergestellt. Erst jetzt glauben die Eltern der Prognose der Ärzte, die besagt, daß ein manischer Zustand wieder völlig ausheilt. Allerdings glauben sie nicht, daß diese Zustände wiederkommen. Nach der dritten Episode, die alle ähnlich ablaufen, stimmen sowohl Patientin als auch Eltern einer dauernden Lithiumtherapie zu. Seit Jahren ist die Patientin nun symptomfrei. Interessant ist, daß der eineiige Zwilling der Patientin ebenfalls ähnliche Symptome entwickelte, jeweils wenn die Patientin krank wurde; allerdings waren diese Symptome wesentlich leichter und ambulant ohne Probleme behandelbar. Eine Dauertherapie war bei ihr nicht erforderlich.

**Fallbeispiel.** Ein aus gutbürgerlicher Familie stammender junger Mann war bisher durch Fleiß und Ehrgeiz aufgefallen. Er hatte rasch studiert und strebte nach dem Vorbild des Vaters eine berufliche Karriere an. Er kannte die nötige Etikette gut und benahm sich zuvorkommend und höflich, sowohl den Eltern als auch den Vorgesetzten gegenüber. Bei Frauen war er gehemmt und hatte keine Freundin. An seinem Arbeitsplatz war es zu einer Besetzung gekommen, bei der sich der Patient übergangen fühlte. Er ärgerte sich sehr und konnte diese Kränkung schwer verkraften. Nachts schlief er schlecht und ging abends länger aus. Ganz gegen seine bisherigen Gewohnheiten besuchte er Nachtlokale und verliebte sich in eine Gunstgewerblerin. In den folgenden Tagen überstürzten sich die Ereignisse. Er gab viel Geld aus, wobei er nicht sagen konnte, wofür, kaufte eine große Limousine, die seinem Einkommen nicht entsprach, und schenkte diese seiner Herzensdame. Den Vorgesetzten beschimpfte er gröblich und begann ständig, wütend vor sich hin zu fluchen und die Nächststehenden ordinär zu beschimpfen. Der Vater brachte den Patienten an die psychiatrische Klinik, wobei er auch hier immer wieder Schimpforgien veranstaltete und die Mitpatienten ängstigte. Nach Abklingen der Manie mußte er einen Offenbarungseid leisten und noch jahrelang die Schulden zurückzahlen. Mit konsequenter Lithiumtherapie gelang es ihm, wieder beruflich Fuß zu fassen. Nach fünf Jahren setzte er das Lithium ab, weil er sich ganz gesund fühlte. Allerdings begann bald wieder ein gereizter Zustand, in dem er anläßlich eines banalen Verkehrsdelikts die Polizisten beschimpfte und auf seine gehobene politische Stellung verwies: Das Disziplinarverfahren wegen Amtsanmaßung konnte mit Mühe eingestellt werden. Seither nimmt er wieder regelmäßig Lithium und will dieses nie wieder absetzen. Er ist verheiratet und hat eine kleine Tochter. Die Schulden sind abbezahlt.

### Behandlung manischer Zustände

- Das Mittel erster Wahl ist Lithium (siehe dort).
- Als Zusatzmedikation ist eine rasche Sedierung nötig, weil der Patient auf eine Therapie keinen Wert legt. Oft schlucken manische Patienten jedoch die Medikamente, weil sie überzeugt sind, daß diese gar nichts bewirken und ihre Kraft nicht beeinträchtigen können. Eine durchschlafene Nacht kann einen manischen Zustand wesentlich verbessern, so daß ein rascher Wirkeintritt ei-

nes Neuroleptikums, das vor allem sedieren kann, gemeinsam mit einem Benzodiazepin notfallartig verordnet werden soll. Mit der Compliance der Patienten ist nur zu rechnen, wenn es dem Arzt gelingt, eine starke emotionale Bindung herzustellen.

- Die Angaben der Patienten, wie lange sie schlafen, sind meist nicht verwertbar, weil diese sich sehr gut fühlen und keinerlei nachteilige Veränderung wahrnehmen. Sie sind auch ohne weiteres in der Lage, beim Arzt einen völlig normalen Eindruck zu machen, so daß man bei Grenzfällen erst unter Belastung eines länger dauernden Gesprächs die manische Grundstimmung und die motorische Unruhe bemerkt.
- Zur hochdosierten Lithiummedikation sollten stark sedierende Neuroleptika verwendet werden und stark sedierende Benzodiazepine (wie Clonazepam, Diazepam, Flunitrazepam, Lorazepam, siehe dort).
- Zuclopenthixol: p.o., i.m., als akute Medikation oder als Kurzdepot mit 2–3 Tageswirkung, als Langdepot, 100 bis 400 mg, das stärkst sedierende Neuroleptikum.
- Levomepromazin (Methotrimeprazin): p.o., i.m., 100 bis 400 mg.
- Chlorprotixen: p.o., i.m., 100 bis 600 mg, die Wirkung erschöpft sich jedoch rasch innerhalb von 2–3 Tagen.

## Behandlung dysphorischer Zustandsbilder

Hier gelten die gleichen Behandlungsrichtlinien wie bei der Manie, allerdings ist besonders darauf zu achten, daß die Dysphorie rasch auf den Behandler überspringen kann und daher besonders auf ein gutes Behandlungsklima geachtet werden muß. Der Behandler sollte nicht vergessen, daß die Dysphorie eine Krankheit ist und nicht gegen ihn gerichtet ist.

**Fallbeispiel.** Eine ehemalige Bankangestellte ist im Alter von 55 Jahren erkrankt. Seither hat sie das Gefühl, blind zu sein. Sie sieht alles schwarz. So schwarz, daß sie sagt, es gäbe kein Licht. Sie liest dabei vom Zettel ab und wird wütend und gereizt, wenn man sie darauf hinweist. Sie sagt, sie könne nicht spazierengehen. Völlig außer sich gerät sie, wenn nach einer kilometerlangen Wanderschaft die Umgebung zu ihr sagt, daß sie doch jetzt weit gegangen sei. Sie schreit und beschimpft ihre Freunde, wenn diese sie darauf hinweisen, daß sie doch gerade etwas gemacht habe, was gut gelungen sei. Sie klagt über Gewichtsabnahme und berichtet, daß sie seit einem halben Jahr 70 kg wiege. Ihr Verhalten ist so lange ganz vernünftig, solange man sie nicht darauf hinweist, daß es vernünftig ist. Der Hinweis führt zu Schreiattacken und unsinnigen Dingen.

## Behandlung von Mischbildern und Mischzuständen

Hier gelten die gleichen Behandlungsrichtlinien wie bei der Manie, allerdings sollte mit der Dosierung sehr vorsichtig umgegangen werden, weil die Krankheitssymptome flüchtig sind und bei einer zu hohen Dosierung in die eine oder andere (manische oder depressive) Richtung schlimmer werden. Lithium ist die Hauptstütze der Therapie. Besonders häufig ist die Erkrankung nach einer Geburt und wird dann als „Laktationspsychose“ bezeichnet.

**Fallbeispiel.** Ein junger Mann, der bisher sehr kreativ und bunt gelebt hatte, einerseits als Fitnesstrainer, andererseits im Theater arbeitete, hatte das Gefühl, auf einer Hochschaubahn zu fahren. Seine Gefühle nahmen eine ängstliche Färbung an; in der einen Minute meinte er, daß die Welt einstürzen könne, in der nächsten glaubte er, er habe übernatürliche Kräfte. Der Schlaf war gestört, und eine seltsame Unruhe überfiel ihn, besonders um vier Uhr morgens, wenn er nicht schlafen konnte und eigenartige Erlebnisse hatte. Er hatte das Gefühl, er könne keinen Abstand mehr zu den Dingen haben; eigenartige Bedeutungen, wie magische Vorgänge, verwirrten ihn. Dies nahm zeitweise Formen an, daß er die Übersicht verlor und die Freundin ihn nur mühsam beruhigen konnte. Die Mutter brachte ihn zum Psychiater, die ähnliche Erlebnisse auch einmal hatte und später unter depressiven Phasen litt. Mit Lithium und einer geringen Thioridazinmedikation klang das Bild innerhalb einer Woche ab. Der Patient spürte, wie er sich auf seine Selbstkontrolle wieder verlassen konnte.

## Behandlung von Zustandsbildern im Rahmen der schizoaffektiven Psychose

Hier gelten ebenfalls die Behandlungsempfehlungen wie bei der Maniebehandlung, allerdings sollte das Neuroleptikum nicht so sehr sedieren als antipsychotisch wirken.

**Fallbeispiel:** Eine junge Patientin, 30 Jahre, hatte im Alter von 19 Jahren, zu Beginn ihres Studiums erstmals zu halluzinieren begonnen, hatte Lichter gesehen und dies als jüngstes Gericht interpretiert. Angst und Glücksgefühl waren gleichermaßen intensiv und beeindruckend. Die Stimmung war euphorisch, und die Patientin zog sich völlig in die irreale Welt zurück. Sie stand in Kontakt mit einem Yogi, sie hörte seine Kommentare und hielt sich an der Halluzination fest, daß er ihr ein Baby versprochen hatte. Sie sah keine Veranlassung, in der realen – noch dazu mit Arbeit und Überleben beschäftigten – Welt zu leben, weil sie nichts bot außer Schwierigkeiten. Der Vater beschimpfte die Patientin, weil sie nichts arbeitete, kein Studium absolvierte und nur zu Hause herumsaß. Der Vater selbst hatte ein massives Alkoholproblem, die Mutter konnte sich nur mit einem Freund trösten, und die Schwester hatte ebenfalls einen trinkenden Mann geheiratet. Die Patientin war eins der erfolgreichsten und gescheitesten Mädchen im Gymnasium gewesen, war künstlerisch begabt und konnte schwer verkraften, daß ihr nun gar nichts gelingen wollte. Nach dem Aufenthalt in der Tagesklinik (8 Wochen-Programm) war es ihr gelungen, mit Hilfe von Psychotherapie und Haloperidol, das sie je nach Stärke der Halluzination zwischen 2,5 mg und 10 mg dosiert einnahm, gleichzeitiger Lithiummedikation und fallweise Antidepressiva, in einem Teegeschäft zu arbeiten. Etwa ein Jahr später hatte sie begonnen, mit einem Freund zusammenzuleben und wollte nicht mehr arbeiten. Allerdings langweilte sie das Leben als „Hausfrau" so sehr, daß sie nicht vor Mittag aufstand und die täglichen Arbeiten nur auf das Notwendigste reduzierte. Ein erneutes Rehabilitationsprogramm soll nun erreichen, daß die Patientin eine Ausbildung abschließt und möglicherweise lieber in der Realität als in den euphorischen Halluzinationen lebt.

**Fallbeispiel:** Die Patientin ist Mutter von 2 erwachsenen Kindern, 40 Jahre alt und verheiratet. Sie hatte, ganz ungewöhnlich für sie, begonnen, die Bibel zu studieren, setzte sich mit dem Text auseinander, lebte danach und studierte v.a. nachts bei Kerzenlicht. Die Kleidung veränderte sich, sie ging nur noch in Weiß, fühlte sich mit Heilkräften begabt, aß kaum noch, denn, so die Patientin, um heilig zu werden, müßte man fasten und beten. Sie schlief kaum, kümmerte sich nicht mehr um den Haushalt, das Leben bestand aus rituellen Handlungen, die immer mehr den Wirklichkeitsbezug verloren. Sie begann, in einer Pfarrei zu arbeiten, konnte dort allerdings nicht erfolgreich sein, weil sie z.B., statt die Eintragungen ins Taufbuch zu machen, ihre rituellen Handlungen durchführte, die die eigentliche Arbeit behinderten. Der Pfarrer nahm die Religiosität der Patientin ernst, meinte auch durchaus, daß eine Erleuchtung so aussehen könne aus religiöser Sicht, daß sie sich aber dennoch behandeln lassen solle, weil sie Gewicht verlor, nicht schlief und zunehmend unkonzentriert und aggressiv wurde. Das sah die Patientin ein, und der Psychiater versuchte, selbst einerseits die Inhalte als religiös verständlich zu nehmen, andererseits jedoch sollte die Patientin das „Leibliche" ernst nehmen und für den eigenen Körper liebevoller als mit Abmagerungskuren bis 40 kg Körpergewicht sorgen. Eine Depotneuroleptikainjektion (alle 4 Wochen Fluphenazindecanoat) brachte insofern eine gute Wirkung, als die Patientin nachts wieder schlief, wieder aß und auch in der Pfarrgemeinde arbeitsfähig war, sich dabei wohlfühlte und schließlich auch Kinder und Mann wieder versorgte und dies auch mit ihrer Religiosität vereinbaren konnte. An der Überzeugung, berufen zu sein, für die Heiligkeit vorbereitet zu werden etc. änderte sich nichts. Allerdings litten weder Mann noch die Kinder noch die soziale Anerkennung mehr darunter.

## Umweltbedingte Störungen

### Bei sehr starken emotionalen Belastungen, auf die der Betroffene nicht vorbereitet ist, können Störungen auftreten: z. B. beim Post-traumatischen Stressyndrom.

**Fallbeispiel.** Eine junge Frau ist stolz auf ihre Familie, besonders auf die 6jährige Tochter, die besonders gescheit, höflich, wohlerzogen und gut gekleidet ist, wie sie beschreibt. Sie ist stolz darauf, eine perfekte Mutter zu sein, kümmert sich besonders genau um die Wohnung, alles ist peinlich sauber und wohlgeordnet, als sie zum 2. Mal geplant schwanger wird. Die Nachricht, daß das Neugeborene ein Turner-Syndrom hat, schlägt wie eine Bombe in das Leben der Patientin ein.

Sie beschäftigt die Kinderärzte der Stadt mit nichtendenden Fragen, wie das Kind aussehen wird, wieweit die intellektuelle Beeinträchtigung sein wird und ob es groß genug werden wird, damit die Behinderung nicht auffällt. Keine Antwort kann sie beruhigen, die Fragerunde beginnt von neuem. Die Patientin ist nicht in der Lage, den normalen Haushalt zu führen, will das Neugeborene nicht sehen, ist jedoch unfähig, weil sie dies mit ihrem Gewissen nicht vereinbaren kann, ihren Entschluß, das Kind zur Adoption freizugeben, auszuführen. Schlaflosigkeit, Unruhe, lautstarker Streit mit dem Ehegatten, Verzweiflung und gänzliche Handlungsunfähigkeit der Patientin sind die Folge.

Eine stationäre Aufnahme und eine hohe Thoridazinmedikation (200–600 mg) und eine spätere Therapie mit einem klassischen MAO-Inhibitor führen schließlich nach 1/2 Jahr intensiver psychotherapeutischer Betreuung und medikamentöser Therapie sowie mehrfachen stationären Aufenthalten zu einer Lösung. Die Patientin kann sich entschließen, das Kind manchmal in der eigenen Familie zu haben und es ansonsten bei ihren Eltern aufwachsen zu lassen. Rückfälle in das ständige unruhige Fragen, ohne Antworten zu akzeptieren, machen fallweise eine Neuroleptikamedikation neben der MAO-Inhibitorentherapie nötig.

### Bei mittelstarken emotionellen Belastungen, die sich bei Betroffenen aufgrund einer speziellen Persönlichkeit und der speziellen subjektiven Bedeutung stärker auswirken („Sensibilisierte").

**Fallbeispiel.** Eine 60jährige Frau, die Zeit ihres Lebens an vielen Beschwerden gelitten hatte, an Einschlafstörungen, ängstlichen Erwartungen, die immer wieder Schlimmes befürchtete, kaum soziale Kontakte hatte, weil sie leichtmüde wurde und sich in der Umgebung fremder Leute immer minderwertig und unruhig gefühlt hatte, dekompensierte, als ihr Mann verstarb. Etwa 2 Monate nach seinem Tod entwickelte sie Bauchschmerzen, Rückenschmerzen und urologische Beschwerden, die es ihr auch unmöglich machten, Medikamente zu nehmen, weil unter den Antidepressiva sofort eine Harnsperre und Obstipation einsetzten. Nahm sie Benzodiazepine, dann halfen diese 1–2 Wochen und ließen dann in der Wirkung nach, so daß die Patientin die Dosis hätte erhöhen müssen. Dies unterließ sie jedoch, weil sie aufgeklärt war, daß dann eine Suchtgefahr bestünde. Nach 1/2 Jahr mit vielfachen Arztbesuchen, stationären Durchuntersuchungen und urologischen Therapiemaßnahmen, wobei hier ein organisches Korrelat bestand, konnte sie sich mit einem selektiven MAO-Inhibitor und Sulpirid (100 mg tgl.) sehr gut stabilisieren und ein neues Leben beginnen, das weg von den vielen Arzt- und Krankenhausbesuchen und hin zu einem Wohlbefinden führte wie in den besten Zeiten der Patientin.

### Behandlung abnormer Belastungsreaktionen

Wenn sich diese Belastungsreaktion in Form von Erregungszuständen, Panik, Stupor, Pseudodelirien, flüchtigen Wahnpsychosen oder in Form eines Suizidversuchs manifestiert, muß wenigstens kurzfristig medikamentös eingegriffen werden. In erster Linie wird hier ein Benzodiazepin zum Einsatz gelangen.

Psychotherapeutisch ist es hier besonders wichtig, ein Klima zu schaffen, in dem es möglich ist, über Dinge zu sprechen, die zu dieser Reaktion geführt haben, und langsam aufzuarbeiten, was in der Geschwindigkeit nicht möglich war.

Stellt sich aber heraus, daß das aufgetretene Zustandsbild nicht sofort abklingt oder zum Wiederauftreten neigt, ist es sinnvoll, die diatanzierende und beruhigende Wirkung eines Neuroleptikums zu nutzen.

Es kann sinnvoll sein, eine leichte Tagessedierung zu erzeugen, den Schlaf zu vertiefen und eine gewisse Zäsur zu schaffen, damit dann psychotherapeutisch bearbeitet werden kann, was den Zusammenbruch verursacht hat.

### Leicht sedierende Neuroleptika mit geringer antipsychotischer Potenz

- Prothipendyl: 80 mg bis 160 mg
- Thioridazin: 50 mg bis 300 mg
- Sulpirid: 50 mg bis 400 mg

Psychiatrische Notfallsituationen und ihre Behandlungsmöglichkeit durch Neuroleptika

**Fallbeispiel.** Ein Patient, der von seinem Vater in eine Privatklinik gebracht wird (erstmals in seinem Leben, nach einer Wüstenexpedition, also nach entbehrungsreichen Wochen, mit vielen neuen Eindrücken, Abenteuern, gefährlichen Situationen, weil der Jeep mitten in der Wüste nicht mehr manövrierfähig war, durchwachten Nächten, intellektuellen Anstrengungen, wie diese Situationen zu bewältigen sind, Nahrungsentzug, Durst und körperlichen Ausnahme- und Anstrengungssituationen), hat die Idee entwickelt, der Vater könnte ihn wegen einer Unvernunft mit HIV-Viren infiziert haben, und zwar heimlich mit intravenösen Injektionen, und gerät in einen Ausnahmezustand, in dem er nicht mehr schlafen will, nichts zu sich nimmt und zunehmend erregt und mißtrauisch wirkt. Die wahnhaft übersteigerte Idee, der Vater könnte ihn mit Injektionen vergiften oder tödlich erkranken lassen, ist insofern realitätsbezogen, als der Vater ein bekannter Virologe ist und mit dem Sohn seit langem Probleme hat. Das Studium des Patienten läuft nur schleppend, er lebt sehr zurückgezogen, und die Freunde ziehen sich zunehmend zurück, der Kontakt zum Vater ist schlecht, zumal dieser eine Frau geheiratet hat, die den Sohn nicht mag und heimlich schlecht behandelt bis zur körperlichen Züchtigung; der Vater jedoch glaubt dem Patienten nicht und hält ihn für ablehnend und boshaft. Dieser Konflikt besteht seit Jahren, nachdem die Mutter des Patienten verstorben war, als dieser 6 Jahre alt war.

Der vom Vater zu Hilfe gerufene Psychiater kündigt dem aufgebrachten Sohn an, daß er eine Injektion zur Beruhigung bekommen werde, und wird noch im Gespräch von diesem tätlich angegriffen in einer Heftigkeit und Unvermitteltheit, daß er eine Rißquetschwunde im Gesicht davonträgt. Nach Überstellung in die psychiatrische Klinik ist der Patient bereit, mit einem vom Vater unabhängigen jungen Assistenzarzt zu vereinbaren, daß er ein beruhigendes Medikament nimmt, keinerlei Injektionen bekommt und am nächsten Arbeitstag einen Bluttest abnehmen läßt, damit klargestellt werden kann, ob eine Infektion vorliegt oder nicht.

## Behandlung von primären oder sekundären Wahnerkrankungen

Wenn ein Wahn vorliegt, also die Kriterien „subjektive Gewißheit", „Unmöglichkeit des Inhalts", „Unbeeinflußbarkeit und Unkorrigierbarkeit" erfüllt sind, dann ist es für die Behandlung und die Prognose wesentlich, ob dieser Wahn affektgetragen ist oder nicht. Ist er affektgetragen, also durch die depressive oder manische oder dysphorische Stimmung in seiner Entstehung begleitet worden, dann kann man von einem sekundären Wahn sprechen, und dann ist er behandelbar. Je nach Grundkrankheit wird man therapeutisch vorgehen. Die Wahnsymptomatik ist gut mit geringen Dosen von Neuroleptika auflösbar oder zumindest positiv beeinflußbar.

Wenn ein Wahn jedoch für sich allein besteht, je nach Aufbauelement als Paranoia oder Paraphrenie, dann ist der Einsatz von Neuroleptika zwar angezeigt, aber meist nicht sehr erfolgreich. Die wichtigste therapeutische Intervention ist dann, dem Kranken und seinen Angehörigen dadurch zu helfen, daß die Wahnsymptomatik nicht mehr so im Mittelpunkt des Interesses steht und der Kranke lernt, nicht jedermann von diesen Symptomen zu erzählen. Dies ist eine sehr schwere Aufgabe, sehr zeitraubend und mit dem bescheidenen Ziel, daß sich zwar an der Wahnsymptomatik nichts verändert, aber der Patient keine Handlungen setzt, die im Zusammenhang mit dem Wahn stehen und nur mit seinem Therapeuten über den Inhalt spricht. Selbst dieses bescheidene Ziel wird jedoch nur ausnahmsweise erreicht.

**Fallbeispiel.** Eine 35jährige Kellnerin, die in jeder Sommer- und Wintersaison den Arbeitsplatz wechselte, um genügend Geld zu verdienen, tat dies auch weiterhin sehr erfolgreich und war bei den Kolleginnen sehr beliebt. Es gab keinerlei Hinweis darauf, daß irgendetwas mit der Patientin nicht in Ordnung sei.

Wenn sie allerdings in der Zwischensaison mit ihrem Mann im neugebauten Haus lebte, dann verhielt sie sich recht merkwürdig. Sie legte sich unter das Bett des Mannes, kroch mitten in der Nacht hervor und behauptete, daß sie genau gehört habe, wie sich eine Frau am Fenster zu schaffen gemacht hätte; nur weil die Patientin im Zimmer war, wäre sie nicht hereingestiegen. Bei gemeinsamen Spaziergängen griff sie den Ehemann tätlich an, weil er rot geworden sei, als eine Frau vorbeigegangen wäre, die ihr zu verstehen gegeben hätte, daß sie die Freundin des Mannes gewesen wäre oder sei.

Viele Zeichen und „Gewißheiten" zeigten der Patientin immer wieder, daß sie richtig vermutete, der Ehemann sei untreu, und Streitereien waren die einzige Kommunikation zwischen den beiden.

Schließlich ließ sich der Mann scheiden, weil er beteuerte, er könne dieses Klima nicht mehr aushalten, und weil selbst mit Händen zu greifende Tatsachen die Frau nicht von ihren Beschuldigungen abbrachten. Die Scheidung interpretierte die Frau so, daß sie schon immer gewußt hätte, der Mann werde sich wegen einer Freundin von ihr trennen. Es folgten handgreifliche Szenen, allerdings wußte das Umfeld des Ehemannes bereits, daß die Frau wohl „nicht ganz in Ordnung" sei, so als Laieneinschätzung. Ein achtwöchiger Klinikaufenthalt änderte trotz hochdosierter verschiedener Neuroleptika nichts an den Inhalten des Eifersuchtswahns, ließen jedoch die Ehescheidungs- und Trennungsproblematik nicht mehr so wichtig erscheinen, so daß sie nichts mehr damit zu tun haben wollte und nur noch selten beschimpfende Anrufe tätigte. Die Arbeitssituation war weiter zufriedenstellend, die Wahnsymptomatik blieb bestehen.

Zur Behandlung eignen sich am ehesten leicht sedierende, antipsychotisch wirksame Neuroleptika, die möglichst als Depotform verabreichbar sind, weil die Compliance der Wahnpatienten in der Regel zu wünschen übrig läßt.

### Hirnorganische Störungen

Die häufigsten Krankheitsgruppen sind Alzheimer-Patienten, vaskuläre Erkrankungen und das ZNS betreffende Folgeerkrankungen bei Alkohl und/oder Medikamentenmißbrauch.

Diese drei häufigen Krankheitsgruppen werden in eigenen Kapiteln behandelt (Nootropika, Alkoholfolgeerkrankungen). Beispiele für akute exogene Reaktionstypen und chronische exogene Reaktionstypen werden dort aufgezeigt.

Die selteneren Erkrankungen seien hier nur kurz erwähnt. Diese sollen sehr zurückhaltend mit Psychopharmaka behandelt werden, und besonders die Neuroleptika stellen hier eine Gefahr dar. Die häufigste Schwierigkeit sind schon in geringen Dosen die orthostatische Dysregulation, die starke Sedierung nach Stunden bei anfänglicher Wirkungslosigkeit und die Dyskinesie.

Zur Anwendungssicherheit sollen daher drei Grundregeln beachtet werden:

1. Die Dosis ist besonders niedrig zu wählen. Etwa ein Drittel der Dosis eines organisch gesunden Patienten.
2. Die Dosis ist frühzeitig, in kleine Dosen verteilt, zu beachten. Der Wirkungseintritt ist verzögert und besonders in der Nacht schwer steuerbar. Soll eine Sedierung z.B. in der Nacht erreicht werden, dann sollte in drei Dosen ein Neuroleptikum verabreicht werden, beginnend um 16 Uhr, 19 Uhr und schließlich 22 Uhr. In der späten Nacht sind Benzodiazepine besser steuerbar als Neuroleptika.
3. Neuroleptika, die bei verwirrten Patienten eingesetzt werden, können ihrerseits zur weiteren Verwirrung beitragen. Denken Sie an diese Möglichkeit und setzen Sie diese Präparate ab, wenn eine Verschlechterung eintritt, und erhöhen Sie keinesfalls. Diese Möglichkeit ist vor allem dann wahrscheinlich, wenn eine psychomotorische Unruhe auftritt und/oder die Patienten optisch zu halluzinieren beginnen und/oder dyskinetische Bewegungen auftreten.

## 6.3.3 Nebenwirkungen der Neuroleptika

Bedauerlicherweise muß davon ausgegangen werden, daß praktisch jede Therapie mit Neuroleptika von unerwünschten Nebenwirkungen begleitet wird; diese sind nicht immer dosisabhängig, werden von der individuellen Verträglichkeit und von der gewählten Substanz beeinflußt, sind aber meist beherrschbar und reversibel.

Neben den von Fall zu Fall verschiedenen unerwünschten Wirkungsanteilen können im wesentlichen folgende Typen von Nebenwirkungen unterschieden werden:

### A) Extrapyramidalmotorische Nebenwirkungen

**Fallbeispiel.** Ein Patient gerät mit 40 Jahren in einen angetriebenen unruhigen Zustand, den er schon vor ca. 10 Jahren gehabt hatte, damals im Zusammenhang mit der Überschuldung des eigenen Betriebes und der reellen Gefahr, die Schulden nicht mehr bezahlen zu können. Jetzt lief der Betrieb gut, und es gab eigentlich keinen Anlaß und keine Erkärung für den angetriebenen, schlaflosen Zustand. Der Patient begann, unmäßig zu trinken, fiel im Heimatort zunehmend mit Größenideen auf, wollte reformieren und hielt sich für übermenschlich kräftig und zu Höherem berufen.

Die Neuroleptikamedikation brachte rasch eine Besserung (Haloperidol, 20 mg tgl., dann Reduktion auf 10 mg), Thioridazin (200 mg), allerdings war der Patient bei der ambulanten Kontrolle nicht in der Lage, still zu sitzen, mußte ständig auf und ab gehen und konnte im Sitzen die Knie nicht stillhalten. Schreiben war für ihn unmöglich und die Konzentration so gering, daß er die bei ihm angestellten Kellner nicht überwachen konnte; auch die Rechnungen, die er hätte kontrollieren müssen, konnte er nicht mehr überprüfen. Die Steifheit beim Gehen und das auffällige Verhalten lösten zunehmend Ängste unter den Angestellten aus, die fürchteten, den Arbeitsplatz zu verlieren, und schon begannen, sich nach anderen Arbeitsmöglichkeiten umzusehen.

Dieses ausgeprägte Parkinsonoid, das etwa 2 Wochen nach begonnener Neuroleptikatherapie aufgetreten war, wurde damit beherrscht, daß durch 3 Tage Biperiden (2 Amp., langsam i.v.) verabreicht wurde, der Patient nur noch 100 mg und später 50 mg Clozapin in Verbindung mit Lithium bekam und die übrigen Neuroleptika abgesetzt wurden. Der Zustand der extrapyramidalen Nebenwirkungen besserte sich rasch ohne psychopathologische Konsequenzen, subjektiv fühlte sich der Patient entscheidend besser, und die Umgebung bemerkte keine eigentümlichen Handlungen oder veränderten Reaktionen mehr.

Die extrapyramidalmotorischen Nebenwirkungen können eingeteilt werden in

- Früh auftretende (binnen Stunden bis Tage nach erstmaliger Neuroleptikaverabreichung)
  Nebenwirkungen: Dystonien und Dyskinesien (Rumpftorsion, Torticollis, Opisthotonus, Blepharospasmus, Trismus, okulogyrische Krisen, Zungen-Schlund-Krämpfe, periorale Dyskinesien).
  Diese Nebenwirkungen treten bei 5% der Patienten auf. Sie sprechen gut und sofort auf – vorzugsweise i.v. verabreichte – Anti-Parkinson-Mittel, wie z.B. Biperiden, an.
- Bald nach Einstellung auf Neuroleptika auftretende (binnen Tagen bis Wochen)
  Nebenwirkungen: pharmakogenes Parkinsonoid (Akinese, Hypomimie, Salbengesicht, Speichelfluß, Mikrographie, Rigidität, Zahnradphänomen, Ruhetremor, kleinschrittiges Gehen, Nichtmitschwingen der Arme), das bis zum akinetisch-abulischen Syndrom gehen kann.
  Diese bei 10–60% der Patienten auftretende und dosisabhängige Nebenwirkung spricht recht gut und bald auf Anti-Parkinson-Mittel oder – wenn möglich – auf eine Reduktin der Neuroleptikadosis an; außerdem Akathisie und Tasikinesie. Diese – für die betroffenen Patienten sehr quälenden – Nebenwirkungen treten bei 10–20% der Fälle auf. Sie sprechen seltener auf Anti-Parkinson-Mittel, jedoch gut auf Benzodiazepine an, wie etwa auf Lorazepam.
- Spätdyskinesien (Monate bis Jahre nach längerer und höherdosiert verabreichter Neuroleptikamedikation):
  Es handelt sich hierbei um dauernde, unwillkürliche, stereotype, oft choreiforme, ballistische, athetoide oder hyperkinetische Bewegungen, die den Patienten erstaunlich wenig stören, für den Außenstehenden jedoch höchst auffällig sind. Diese Bilder können jenen ähneln, die oben als Frühdyskinesien beschrieben wurden, häufig spielen sie sich perioral als Kauen, Schmatzen, Zungeherausstrecken, Mümmeln, Lippenvorstülpen ab oder als Zwinkertick.

Diese späte Nebenwirkung tritt bei 3–30% der Patienten auf. Sie spricht schlecht oder gar nicht auf Therapieversuche mit Anti-Parkinson-Mitteln an; Dosisreduktion der Neuroleptika hilft nicht, meist führt sie sogar zur Verschlimmerung der Störung. In vielen Fällen hilft allein die Steigerung der Neuroleptikadosierung.

**Fallbeispiel.** Eine Patientin, die seit Jahren in Behandlung war und diverse Neuroleptika wegen Unruhezuständen bekommen hatte, hatte begonnen, massive Schmatzbewegungen zu entwickeln, die Zähne ständig aufeinanderzureiben und die Zunge herauszustrecken und dabei Laute von sich zu geben, die die Mitpatienten soweit verschreckten, daß sie nicht mit ihr im gleichen Krankenzimmer liegen wollten.

Versuche mit β-Blockern und Tiaprid blieben erfolglos, eine akzeptable Verbesserung konnte mit Lisurid und Clonazepam erreicht werden. Außer dem (geringer gewordenen) Zähneknirschen verschwanden die übrigen Symptome. Die Neuroleptika wurden alle abgesetzt und die Patientin informiert, daß sie keinerlei Neuroleptikamedikation mehr erhalten solle, weil sonst die dyskinetischen Beschwerden wieder auftreten würden.

Eine weitere Spätdyskinesie ist das „rabbit syndrome“: es handelt sich um ein tickartiges, dauernd wiederholtes Stülpen der Oberlippe. Therapeutisch helfen hier Anti-Parkinson-Mittel.

## B) Vegetative Nebenwirkungen

- Durch cholinerge Blockade: Mundtrockenheit, Akkomodationsstörungen, Harnverhalten (Gegenmittel: Dihydroergotamin), Obstipation, Ejakulationsstörungen; u. U. Delirien.
- Durch α-adrenerge Blockade: Hypersalivation, Hypotonie mit Tachykardie (Gegenmittel: Dihydroergotamin), kardiale Arrhythmien, Schwitzen, Erektionsstörungen.
- Hormonelle Störungen: Amenorrhoe, Galaktorrhoe.
- Durch histaminerge Blockade: Appetitsteigerung und Gewichtszunahme. Diese lästige Nebenwirkung tritt mehr bei den sedierenden als bei den vorwiegend antipsychotisch wirksamen Neuroleptika auf, und eher in den höheren Dosisbereichen als in den niedrigen.
- EEG-Veränderungen: Es kommt zur Vermehrung der α-Wellen, zur Tendenz zum Hypersynchronismus und zur Erniedrigung der zerebralen Krampfschwellen.
- Temperaturschwankungen.

## C) Psychische Nebenwirkungen

Verlangsamung (bei manchen Substanzen auch das Gefühl der Getriebenheit und Angst), Sedation, Depression, Gleichgültigkeit, Schwächegefühl, Ängstlichkeit, Libidoverlust, Delirien und Verwirrtheitszustände bis hin zur „neuroleptischen Turbulenz“, epileptiforme Anfälle.

### D) Malignes Neuroleptikasyndrom

Diese seltene, aber durchaus nicht ungefährliche Nebenwirkung besteht einerseits aus extrapyramidalmotorsichen Symptomen (hier besonders Rigidität), vegetativen adrenergen) Symptomen und bisweilen massivem Temperaturanstieg bis hinzu einer lebensbedrohlichen malignen Hyperthermie.

**Fallbeispiel.** Ein akut psychotischer Patient (Halluzinationen, Unruhe, Erregung, Schlaflosigkeit, depressive Stimmungslage, diagnostisch am ehesten als schizoaffektive Psychose zu bezeichnen) entwickelte auf eine Kombination von 20 mg Haloperidol, 100 mg Clozapin und Lithium massive Muskelschmerzen, und er konnte die Nachtdecke an den Beinen nicht mehr tolerieren. Die Bluttests erwiesen sich als normal, allerdings begann ein massiver Temperaturanstieg (bis 40 °C), und ein zunehmendes Krankheitsgefühl bestand. Die intensivmedizinische Betreuung erreichte eine Normalisierung der Temperatur, Neuroleptika und Lithium wurden abgesetzt, und es wurde mit Benzodiazepinen weiterbehandelt. Das Blutbild blieb weiterhin normal, die Muskelschmerzen mündeten in Muskelschwäche, ohne daß ein organisches Korrelat gefunden wurde. Dies besserte sich nur langsam über Monate, und der Patient konnte in dieser Zeit nur mit 2 Stöcken gehen.

Diese Störung scheinen folgende Faktoren zu begünstigen:

- i.m.-Verabreichung von Neuroleptika,
- tägliche Dosissteigerung,
- plötzliches Absetzen jeglicher Medikation.

Als therapeutische Maßnahmen empfehlen sich das sofortige Absetzen der Neuroleptika, die Sedierung mittels Benzodiazepinen und die Verabreichung von β-Blockern wie Metoprolol (Inoue 1991). Als wirksam haben sich Dopaminagonisten wie Bromocriptin und Lisurid erwiesen.

### E) Nebenwirkungen auf das Blutbild

Es kann durch Behinderung von Reifungsprozessen im Knochenmark sowohl zur Verminderung als auch zum Anstieg der Leukozytenzahl kommen.

Nach Absetzen oder Reduktion der Neuroleptikamedikation normalisiert sich das Blutbild wieder. Bei neuroleptischer Behandlung mit Clozapin allerdings ist besondere Vorsicht geboten (s. unten).

### F) Nebenwirkungen auf die Netzhaut

Selten können bei längerfristiger Behandlung mit Neuroleptika – hier v.a. mit Thioridazin – Pigmentretinopathien auftreten.

### G) Wirkungen auf die Körpertemperatur

Etwa 1–2 Wochen nach Beginn der Behandlung mit Neuroleptika kann es zum Auftreten einer benignen Hyperthermie von etwa 37,5–39,5 °C kommen, die ohne besondere Gegenmaßnahme von selbst wieder abklingt.

### H) Todesfälle

Es sind - extrem selten - Fälle bekannt geworden, in welchen mit hohen Dosen von Neuroleptika behandelte Patienten plötzlich verstarben. Die Ursachen konnten bislang nicht geklärt werden, die Obduktion hat in solchen Fällen keinen besonderen Befund erbracht. Es wird empfohlen, insbesondere auf Dyskinesien zu achten, die unter Anti-Parkinson-Medikation nicht abklingen, da einiges dafür spricht, daß diese als Warnzeichen anzusehen sind.

### I) Neuroleptika in der Schwangerschaft und in der Stillzeit

Grundsätzlich sollten in der Schwangerschaft - insbesondere im ersten Trimenon - keine Neuroleptika verabreicht werden; der Sedierungsbedarf muß dann mittels „minor tranquilizer" abgedeckt werden; u. U. ist an eine Hospitalisierung bis zum Geburtstermin zu denken. Danach wird ein Abstillen wohl sinnvoller sein, als auf die in der Stillzeit kontraindizierten Neuroleptika zu verzichten.

## 6.3.4 Notfallbehandlung bei akuten extrapyramidalen Komplikationen

Diese Notfälle sollten erst gar nicht auftreten, und bei neuroleptischen Substanzen, die extrapyramidale Nebenwirkungen verursachen können, muß immer eine anticholinerge Begleitmedikation verordnet werden. Der Patient muß aufgeklärt werden, was im Notfall zu tun ist, und das Antidot für eine solche Krisensituation kennen:

- Es kann zu Blickkrämpfen kommen, die zunächst damit beginnen, daß die Augen unwillkürlich immer wieder nach oben wandern. Der Patient empfindet dies als schmerzhaft und muß die Pupillen immer wieder willentlich nach unten holen. Diese unwillkürliche Augenbewegung wird immer heftiger und schmerzhafter. **Sofort bei Einsetzen dieser Problematik muß er die anticholinerge Begleitmedikation erhöhen und seinen Arzt verständigen: Sollte innerhalb einer halben Stunde die perorale Medikation nicht erfolgreich sein, muß intravenös Biperiden (1 Ampulle, langsam i.v.) verabreicht werden. Dies bringt ein sofortiges Sistieren der Beschwerden.**
- Gleichzeitig mit diesen Blickkrämpfen kann ein noch unangenehmeres Phänomen auftreten, das besonders geeignet ist, die Patienten zu Tode zu erschrecken, und diese Patienten nehmen dann nie wieder ein Neuroleptikum: Es können Schluckstörungen auftreten, und der Patient hat nach einiger Zeit das Gefühl, keine Luft mehr zu bekommen und ersticken zu müssen. **Beim ersten Anzeichen von Schluckstörungen muß genauso vorgegangen werden wie bei Blickkrämpfen, und der Arzt muß verständigt werden.**

### 6.3.5 Begleit- und Vorsichtsmaßnahmen zur sicheren Anwendung von Neuroleptika

Die Patienten müssen über Wirkung und Nebenwirkung der Neuroleptika aufgeklärt werden, und die individuelle Verträglichkeit muß mit ihnen besprochen werden. Diese ist äußerst unterschiedlich und reicht von keinen bis extremen Nebenwirkungen. Die Patienten sollten die Substanzen genauestens kennen, und besonders in der Langzeitbehandlung werden sie nur solche Substanzen akzeptieren, die für sie einen optimalen Nutzen bei geringsten Nebenwirkungen bringen. Dabei sind individuelle Wünsche besonders wichtig. Für den einen Patienten mag eine Potenzstörung von untergeordneter Bedeutung sein, für den anderen ist sie nicht tolerierbar und eine so entscheidende Beeinträchtigung der Lebensqualität, daß eine Langzeittherapie mit einer solchen Substanz nicht durchführbar ist. Ähnlich verhält es sich mit Gewichtsproblemen.

Die begleitende Psychotherapie sowie Selbsthilfegruppen und ähnliche unbedingt erforderliche Maßnahmen dienen dem Austausch von Erfahrungen mit den Substanzen, mit Prognoseaussichten, mit sozialen Implikationen, so daß sie als der wichtigste Stützpfeiler der Therapie neben den Medikamenten zu werten ist.

Bei entsprechender Information und genügend Zeit zur Auseinandersetzung mit der angestrebten Therapie sollte die völlig im argen liegende Compliance der Patienten steigerbar sein. Hier gibt es viel zu tun.

Bei chronischen Erkrankungen soll nicht der schnelle Erfolg einem die Sicht verstellen, daß nur eine jahrelange konsequente Einnahme der Medikamente eine sinnvolle Intervention für den Patienten ist. Nur mit Geduld und Information kann hier behandelt werden. Patienten auf psychiatrischen Stationen unterhalten sich über ihre Medikamente, die Langzeitpatienten sind „Experten" und teilen ihren Mitpatienten mit, was diese nehmen sollen und was nicht. Wenn Ärzte blauäugig genug sind zu glauben, daß die Medikamente, die sie verordnen und die die Schwestern in die Verteiler geben, auch genommen werden, dann müssen sie sich über die weiterhin niedere Compliance ihrer Patienten nicht wundern. Die Patienten nehmen nur jene Medikamente, die ihnen sinnvoll erscheinen. Wenn Medikamente Nebenwirkungen haben, dann muß den Patienten der Sinn besonders evident sein.

#### Wirkung der Neuroleptika auf die Stimmung

Die Neuroleptika sind oft dafür verantwortlich, daß pharmakogene Depressionen auftreten. Sie sind verantwortlich für einen Teil der postpsychotischen Minussymptome.

Sie lindern die quälende Erlebnisqualität durch ihre antipsychotische Wirkung. Sie beruhigen und distanzieren von dem psychotisch Erlebten. Sie verstärken Energielosigkeit, Antriebslosigkeit und Lustlosigkeit. Daher ist es sehr wesentlich, das richtige Neuroleptikum herauszusuchen, weil nicht alle Neuroleptika diesen Nachteil haben. Besonders bei Krankheitsbildern mit einer erheblichen Minussymptomatik oder mit depressiven Zuständen darf dieses Risiko nicht verstärkt werden. Es gibt eine Reihe von Neuroleptika, die selbst antidepressiv wirken. Dies sind z.B. Sulpirid, Amisulprid, Risperidon, Thioridazin und Pimozid.

**Fallbeispiel.** Ein junger Mann wird immer mißtrauischer, kann keinen Gedanken mehr zu Ende denken, fühlt sich überwacht und läuft schließlich von zu Hause weg, als der Vater beginnt, ihm zu verdeutlichen, er müsse einen Nervenarzt kontaktieren. Warum das alles passiert sei und wie dies weitergegangen sei, kann der Patient heute, sechs Jahre später, nicht mehr beschreiben. Er weiß heute nur noch zu berichten, daß er schließlich auf die Drohung des Vaters, er müsse mit der Polizei zum Amtsarzt, reagiert habe, und daher war er freiwillig-unfreiwillig in die psychiatrische Klinik gegangen. Dort habe er einen vertrauenswürdigen Psychiater kennengelernt, habe realisiert, daß eine Art „Verfolgungswahn" ihn genarrt habe, und sei in Behandlung geblieben. Als Medikation habe er Clozapin erhalten. Er hatte sein Studium weitergeführt und inzwischen auch fast zum Abschluß gebracht. Jetzt hatte er das Vertrauen zu dem behandelnden Psychiater jedoch verloren, und zwar v.a., weil er immer wieder versucht hatte, Clozapin abzusezten, da er sich sehr müde und antriebslos fühlte. Jedoch war er jeweils an der Schlafstörung gescheitert. Der Psychiater schien sich kaum mehr für ihn zu interessieren, und die Erkenntnis, daß sein Großvater, dies wußte der Patient seit drei Wochen, in einer Psychose in demselben Krankenhaus gestorben war, in das er vor sechs Jahren stationär aufgenommen worden war, verunsicherte ihn gänzlich.

In einer Besprechung, in der der Patient traurig, irritiert, mißtrauisch und verlangsamt, erschöpft und verzweifelt wirkte, stellte sich heraus, daß er niemals Antidepressiva erhalten hatte. Innerhalb der letzten sechs Jahre hatte er wenig Probleme, außer daß er ein zurückgezogenes, isoliertes Leben ohne eine Freundin führen mußte, weil er schlecht Kontakte knüpfen konnte. Die wenigen Versuche waren schief gegangen. Im Studium war er erfolgreich, die Dissertation stand bevor, allerdings fühlte er sich sei drei Wochen nicht arbeitsfähig, grüblerisch und unfähig, sich einem Mädchen, das er gern hatte, verständlich zu machen.

Der Wunsch des Patienten, Clozapin abzusetzen, führte zur Vereinbarung, er solle zunächst für einige Tage ein kurzwirksames Hypnotikum (kurzwirksames Benzodiazepin) und tagsüber Sulpirid nehmen. Dies bewirkte eine rasche Besserung des Leistungsdefizits und der Unfähigkeit, die Arbeit an der Universität fortzusetzen. Allerdings reagierte er mißtrauisch und völlig geschockt auf die Idee, daß ein Elektroenzephalogramm (EEG) gemacht werden sollte, weil er fürchtete, dies könne zeigen, daß er schizophren sei. Er könne dann keinerlei berufliche Karriere machen. Die objektiven Möglichkeiten eines EEGs wurden mit dem Patienten besprochen und die mißtrauische Reaktion als Krankheitszeichen bearbeitet. Trotz einer eventuellen Verschärfung der mißtrauischen Symptomatik aufgrund einer antidepressiven Medikation wurde eine kooperative Haltung des Patienten erreicht. Eine Korrigierbarkeit der paranoiden Ideen mit Hilfe einer psychotherapeutischen Intervention konnte erreicht werden, eine Verbesserung der Stimmung mit einem anwendungssicheren Antidepressivum. Eine regelmäßige Observanz des Zustandsbildes in monatlichen Intervallen wurde vereinbart. Die Möglichkeit einer nosologischen Zuordnung kann in diesem Fall für den Patienten von Nachteil sein und sollte daher auch aus therapeutischen Gründen unterlassen werden, zumal der Verlauf der Erkrankung entscheidend von der Compliance und vom Vertrauen zum behandelnden Arzt abhängt.

## 6.3.6 Einzelsubstanzen

### ➤ Amisulprid

Chemisch und pharmakologisch ist es dem Sulpirid ähnlich. Es ist ebenfalls niedrigdosiert entängstigend und leicht stimulierend, höherdosiert antipsychotisch wirksam. Die unangenehmste Nebenwirkung ist die Vergrößerung der Brustdrüse, bis zur Galaktorrhoe; das Hormon Prolaktin steigt um ein Vielfaches, und die Patienten müssen aufgeklärt werden, daß bei einer Messung des Hormonspiegels ein vielfach höherer Wert als der Normalwert zu finden ist. Die Menstruation kann sistieren. Es kommt häufig zu Gewichtszunahmen, weil das Hungergefühl zunimmt und Heißhungerattacken vorkommen. Libidostörungen kommen vor. Häufig treten Potenzstörungen auf.

Extrapyramidale Nebenwirkungen sind jedoch gering. Die Stimmung wird eher positiv beeinflußt, eine depressivogene Wirkung besteht nicht.
Applikation: derzeit nur p.o.

### ➤ Benperidol

Die Substanz hat eine geringe Verbreitung; gegenüber der Referenzsubstanz Haloperidol bestehen keine Vorteile. Benperidol ist eventuell als höher potent antipsychotisch beschreibbar.
Applikation: p.o. Tbl. oder Trfp.; i.m.

### ➤ Bromperidol

Die Substanz ist ebenfalls dem Haloperidol vergleichbar, hat jedoch eine etwas höhere Sedierung. Es kann in einer einzelnen Tagesdosis verabreicht werden.
Applikation: p.o. als Tbl. oder Trpf.; akut i.m., i.m. als Depotmedikation (Wirkung 2–3 Wochen).

### ➤ Chlorpromazin

Dieses Medikament ist historisch interessant, weil es das erste erfolgreiche antipsychotisch wirksame Medikament war, das weltweite Verbreitung fand. Für die heutige Anwendung ist es zu nebenwirkungsreich. Es kann als obsolet bezeichnet werden.

### ➤ Chlorprothixen

Dieses Medikament ist weitverbreitet, weil es eine gute sedierende Wirkung hat und in kleinen Dosen leicht, in hohen Dosen stark sediert und die Wirkung linear zur Dosis zunimmt. Die ausgeprägteste Nebenwirkung ist eine Blutdrucksenkung. In höheren Dosen, etwa ab 100 mg, kommt es zu ausgeprägter orthostatischer Dysregulation. Eine ausgeprägte Mundtrockenheit nimmt ebenfalls dosislinear zu. Es verursachte geringe Ödeme, insbesondere rund um die Augen und in den Händen. Die angstlösende Wirkung ist ausgeprägt, die antipsychotische Potenz ist kaum vorhanden. Psychomotorische Unruhezustände sprechen gut an. Das Medikament ist gut schlafanstoßend und schlaferhaltend. Ein Hangover ist zu erwarten. Auffallend ist, daß nach zwei bis drei Tagen wesentlich höhere Dosen benötigt werden, wenn eine gleichbleibende Wirksamkeit erforderlich ist. Dies dürfte durch eine rasche Metabolisierung in der Leber zustande kommen.

Extrapyramidale Erscheinungen sind minimal, und die Stimmung wird eher positiv beeinflußt. Eine depressivogene Komponente hat das Medikament nicht. Libidostörungen und Potenzstörungen sind häufig. Menstruationsstörungen sind ebenfalls häufig.
Applikation: p.o. als Tbl., Drg. oder Saft; i.m. oder – hochverdünnt – als Infusion.
Tbl./Drg.: 5 mg, 15 mg, 50 mg; Amp. 50 mg (i.m.); Saft 20 mg/ml; Gtt. 20 mg/ml.
Maximale Tagesdosis: bei schweren psychomotorischen Unruhezustände 600 mg, darüber hinaus ist eher ein Wechsel des Präparats oder eine Zusatzmedi-

kation zu empfehlen. Die Dosis ist sehr individuell, und bei Erstanwendung ist eine starke Wirksamkeit zu erwarten.

### ➤ Clotiapin

Diese Substanz ist ein stark sedierendes und nebenwirkungsintensives Neuroleptikum. Es ist als Ultima-Ratio-Therapie bei therapierefraktären schweren Schlafstörungen, besonders bei Entzugsbehandlungen (Opiatentzüge), verwendbar. Am ehesten ist es im stationären Bereich anwendbar.
Applikation: p.o. als Tbl. (40 mg); i.m. (Amp. 40 mg).
Maximale Tagesdosis: 120 mg.

### ➤ Clozapin

Diese Substanz ist gut antipsychotisch wirksam und stark sedierend. Sein Einsatz erfordert eine genaue Überwachung. Besonders in den ersten Wochen muß wöchentlich eine Blutbildkontrolle durchgeführt werden, und vor dem Ersteinsatz muß ein normales Blutbild vorliegen. In der Anwendung sind Agranulozytosen und Ganulozytopenien vorgekommen. In Kombination mit Analgetika sind Todesfälle vorgekommen. Daher ist von einer Kobination mit Analgetika dringend abzuraten; lediglich Acetylsalicylsäure kann verwendet werden. Am Beginn der Behandlung kann es zu Fieber kommen. Sollte das Fieber rasch ansteigen und eine Hyperthermie länger als 24 Stunden anhalten, soll das Präparat abgesetzt werden. Bei Absetzen des Präparates ist sowohl die Hyperthermie als auch die Blutbildveränderung reversibel. Im Lauf der Anwendung des Präparates muß mindestens einmal monatlich das Blutbild weiter kontrolliert werden.

Das ansonsten günstige Nebenwirkungsspektrum rechtfertigt dennoch den Aufwand der Kontrollen. Die extrapyramidalen Nebenwirkungen sind selten. Am unangenehmsten ist als Nebenwirkung Speichelfluß, besonders in der Nacht und/oder Mundtrockenheit, besonders tagsüber zu nennen. Die Substanz ist eher antidepressiv und keinesfalls depressivogen. Gewichtszunahmen sind häufig, weil das Hungergefühl gesteigert wird und Heißhungerattacken vorkommen. Potenzstörungen sind häufig. Die Libido wird deutlich beeinträchtigt, besonders im höheren Dosisbereich. Akkomodationsstörungen, Obstipation und Hypotonie kommen vor. Extrem selten kann auch ein cholinerges Delir vorkommen. Genauso selten können epileptoforme Anfälle vorkommen.
Applikation: p.o. als Tbl.; i.m., Tbl. 25 mg, 100 mg; Amp. 50 mg.
Maximale Tagesdosis: 600 mg.

### ➤ Dixyrazin

Die Substanz ist schwach antipsychotisch, mittelgradig sedierend und recht nebenwirkungsarm. Sie wird besonders im gerontopsychiatrischen Bereich angewendet. Allerdings sollte mit ganz geringen Dosen begonnen werden, weil die Wirkung verzögert einsetzen kann und zu Hang-over-Effekten führen kann. Eine hypotonisierende Wirkung ist ebenfalls zu erwarten, so daß bei artheriosklerotischen Patienten Vorsicht geboten ist. Sowohl extrapyramidale Nebenwirkungen als auch delirogene Wirkungen kommen vor, sind jedoch sehr selten. Um eine sichere Anwendung zu garantieren, sollte die Dosis eher niedrig (50 mg) gehalten

werden bei den alten Patienten. Es ist kein rascher Wirkungseintritt zu erwarten, so daß es als Akutmedikation bei nächtlichen Unruhezuständen nicht geeignet ist. Die Hauptdosis sollte bei dieser Indikation in den Nachmittags- beziehungsweise frühen Abendstunden gegeben werden.
Applikation: p.o. als Drg. oder Tbl., aber auch als Trinkampulle, i.m., i.v. und per Infusion. Tbl. 10 mg, 25 mg, Amp. 20 mg.
Maximale Tagesdosis: 200 mg.

### ➤ Droperidol

Diese Substanz ist im Wirkungseintritt sehr rasch, jedoch auch im Wirkende. Die Plasmahalbwertszeit beträgt 2,5 Sekunden. Daher ist diese Substanz für psychiatrische Indikationen ungeeignet und wird nur für die Neuroleptanalgesie und Kurzsedierung im operativen Bereich verwendet.
Applikation: p.o. als Tbl. oder Saft; Infusion.
Maximale Tagesdosis: 20 mg.

### ➤ Fluanison

Diese Substanz ist ebenfalls nicht psychiatrisch, sondern in der Neuroleptanalgesie einsetzbar.
Applikation: p.o. als Saft oder Trpf.
Tagesdosis: 10–80 mg.

### ➤ Flupentixol

Diese Substanz ist in kleinen Dosen leicht aktivierend. In höheren Dosen ist sie sedierend und gut antipsychotisch. Die Substanz ist etwas besser verträglich als andere hochpotente Neuroleptika mit ausgeprägten extrapyramidalen Wirkungen, jedoch auch extrapyramidal wirksam. Die Sedierung ist gering ausgeprägt. Orthostatische Wirkungen sind gering ausgeprägt. Als Depotinjektionn ist diese Substanz als die bestverträgliche zu bezeichnen im Vergleich zu anderen Depotpräparaten. Bei empfindlichen Personen ist jedoch dennoch mit extrapyramidalen Beschwerden zu rechnen.
Applikation: p.o. als Drg.; i.m. als Depotmedikation (Wirkung 1–3 Wochen). Drg. 0,5 mg, 1 mg; Gtt. (10 %), 100 mg/ml; Depotspritze (2 %) 20 mg, 40 mg.
Maximale Tagesdosis: 10 mg.

### ➤ Fluphenazin

Diese Substanz ist in kleinen Dosen leicht aktivierend, in mittleren Dosen sedierend und gut antipsychotisch wirksam. Sie ist als klassisches Neuroleptikum mit den klassischen extrapyramidalen Nebenwirkungen zu bezeichnen. Eine Gewichtszunahme ist häufig. Es treten häufig, ja erwartungsgemäß extrapyramidale Nebenwirkungen auf. Eine anticholinerge Begleittherapie ist unbedingt erforderlich. Der Patient muß über diese Nebenwirkung unbedingt aufgeklärt sein und bei eventuellen Zwischenfällen über das Antidot (rasch Biperioden i.v.) Bescheid wissen. Besonders am Anfang der Behandlung können Nebenwirkungen auftreten. Eine geringe depressivogene Komponente ist vorhanden. Regelstörungen und Potenzstörungen sind häufig. Die Libido wird herabgesetzt.

Applikation: p.o. als Tbl.; akut i.m. oder i.v., i.m. als Depotmedikation (Wirkung 1–4 Wochen), Tbl. 0,25 mg, 1 mg, 2,5 mg, 3 mg, 5 mg, 6 mg, 100 mg; Gtt. 0,625 mg/ml, 2,5 mg/ml, 4 mg/ml; Amp. 10 mg (i.m.; i.v.), Amp. 25 mg (i.m.).
Maximale Tagesdosis: 50 mg.

### ➤ Fluspirilen

Diese Substanz ist ein gut antipsychotisch wirksames und in der Rückfallprophylaxe einsetzbares nebenwirkungsarmes Neuroleptikum. Allerdings kommen extrapyramidale Nebenwirkungen häufig vor. Daher müssen die Patienten unbedingt aufgeklärt werden, und die Möglichkeit einer anticholinergen Begleitmedikation muß mit ihnen erörtert werden. Die Anwendungspraxis, die Patienten mit Angstzuständen einfach ohne Aufklärung mit Depotinjektionen zu versehen, halte ich für eine fahrlässige Körperverletzung. Besonders bei Alterspatienten kommen extrapyramidale Nebenwirkungen vor. Aus Angst vor Benzodiazepinen wird die Indikation für dieses Neuroleptikum zu unkritisch gestellt und der Patient nicht um seine Entscheidung und seine Verantwortung gefragt. Der Patient muß über die Notfallsituation aufgeklärt werden und das Antidot kennen.
Applikation: i.m., Depotinjektion (Wirkung 1–3 Wochen), Amp. 2 mg.

### ➤ Haloperidol

Diese Substanz gilt noch immer als Referenzsubstanz. Es ist das Mittel der Wahl bei der Erstapplikation von Neuroleptika in der Psychosebehandlung. Die große Hoffnung für die Zukunft ist, dieses Medikament abzulösen, damit die selbstverständlich in Kauf genommenen extrapyramidalen Nebenwirkungen in Zukunft nicht mehr selbstverständlich sein werden. Dennoch, nach heutigem Wissensstand, an der Schwelle zu neuem Wissen, ist es das Neuroleptikum der ersten Wahl.

Die Substanz ist sedierend, oral weniger, intravenös, besonders bei langsamer Applikation, stärker. Ab einer Dosis von 3–5 mg ist mit einer antipsychotischen Wirksamkeit zu rechnen, die sich bis zu 20 mg linear steigern läßt. Dosen darüber hinaus zu erhöhen, erhöht lediglich die extrapyramidale Komplikationsrate. Ab 5 mg ist unbedingt eine Begleitmedikation mit Anticholinergika erforderlich, weil in einem hohen Prozentsatz extrapyramidale Komplikationen zu erwarten sind. Im kleinen Dosisbereich, zwischen 1–3 mg wirkt die Substanz gut bei psychomotorischen Unruhezuständen in der Gerontopsychiatrie. In diesem niederen Dosisbereich ist sie sehr gut wirksam bei Wahnbildungen während einer schweren Depression. In kleinster Dosierung ist sie gut antidepressiv wirksam bei arteriosklerotischen Zuständen und Multiinfarktdemenz; zwischen 0,5 und 1,5 mg ist hier günstig. Bei längerfristiger Anwendung ist die Substanz depressiogen. Die Libido wird herabgesetzt. Potenzstörungen treten auf. Leichte Gewichtszunahmen sind möglich. Menstruationsstörungen sind häufig.
Applikation: p.o. als Tbl. oder Trpf.; akut i.m. oder i.v., als Infusion, als i.m. Depot (Wirkung 1–4 Wochen), Tbl. 1 mg, 5 mg, 10 mg, 20 mg; Amp. 5 mg (i.m.; i.v.); Gtt (10 gtt = 1 mg); Depot Amp. 50 mg, 150 mg.
Maximale Tagesdosis: 20 mg.

### ➤ Melperon

Diese Substanz wirkt überwiegend sedierend und nur schwach antipsychotisch. Sie wird gern in der Gerontopsychiatrie eingesetzt, besonders bei Schlafstörungen und nächtlichen Unruhezuständen. Die Hauptdosis sollte am frühen Abend gegeben werden. Nachts ist nicht mit einem raschen Wirkungseintritt zu rechnen, sondern es besteht eher ein Hang-over, daher sollte von Dosen in der Nacht Abstand genommen werden. Eine geringe blutdrucksenkende Wirkung ist die häufigste Nebenwirkung. Bei alten Menschen ist eine Testdosis günstig, besonders um Hang-over-Effekte zu vermeiden.
Applikation: p.o. als Drg., Saft oder Tbl.: i.m., Drg. 25 mg, 100 mg; Amp. 50 mg; Sirup 5 mg/ml.
Maximale Tagesdosis: 300 mg.

### ➤ Levomepromazin (Methiotrimeprazin)

Die Substanz ist überwiegend sedierend und nur gering antipsychotisch. Sie ist leicht antidepressiv wirksam und als Schlafmittel während Opiatentzügen geeignet. Wenn eine starke Sedierung erforderlich ist, dann ist die Substanz gut einsetzbar. Bei manischen Zuständen oder sonstigen psychotischen Unruhezuständen ist sie hilfreich. Orthostatische Effekte und eine blutdrucksenkende Wirkung sind zu erwarten. Eine leichte Ödembildung ist möglich. Extrapyramidale Nebenwirkungen sind eher selten und gering ausgeprägt. Mundtrockenheit und Akkomodationsstörungen sind häufig.
Applikation: p.o.als Tbl. oder Trpf.; i.m., Tbl. 25 mg, 100 mg; Gtt. (4%), 1 mg/gtt.; Amp. 25 mg.
Maximale Tagesdosis: 600 mg.

### ➤ Methylperidol

Diese Substanz bietet keinen wesentlichen Unterschied zur Referenzsubstanz Haloperidol; am ehesten ist sie als stärker antipsychotisch und sedierender zu bezeichnen, das Nebenwirkungsprofil ist identisch.
Applikation: p.o. als Tbl.

### ➤ Penfluridol

Diese Substanz ist dem Fluspirilen vergleichbar, wobei ein Vorteil sein mag, daß dieses Medikament als Depottablette einsetzbar ist, d.h. der Patient braucht sie nur einmal wöchentlich zu nehmen.
Applikation: p.o. als Tbl.

### ➤ Perazin

Sedierendes und leicht antipsychotisches Neuroleptikum mit nur geringen Nebenwirkungen.

### ➤ Periziazin

Die Substanz ist ein schwach antipsychotisch und sedierend wirksames Neuroleptikum und mittelgradig nebenwirkungsreich. Geeignet zur Anwendung in der Gerontopsychiatrie, am ehesten dem Melperon vergleichbar.

### ➤ Perphenazin

Es handelt sich um ein schwach antipsychotisch und sedierend wirksames Neuroleptikum; mittelgradig nebenwirkungsreich. Geeignet zur ambulanten Therapie chronischer Psychosen, am ehesten dem Chlorprothixen vergleichbar.
Applikation: p.o. als Tbl. und Trpf.; i.m. Tbl. bzw. Drg. 4 mg, 8 mg; Gtt. (10 Gtt = 2 mg); Amp. 5 mg.
Maximale Tagesdosis: ca. 20 mg.

### ➤ Pimozid

Diese Substanz wirkt sowohl antipsychotisch als auch gegen Negativsymptome; dabei hat die Substanz den Vorteil, nicht zu sedieren. Die extrapyramidalen Nebenwirkungen sind relativ gering, und auch andere Symptome wie Gewichtszunahme sind kaum vorhanden. Daher eignet sich diese Substanz gut für eine Langzeitbehandlung und wird vom Patienten unter den zur Auswahl stehenden Neuroleptika gut akzeptiert. Eine depressiogene Komponente fehlt ebenso.
Applikation: p.o. als Tbl.; Tbl. 1 mg, 4 mg.
Maximale Tagesdosis: 12 mg.

### ➤ Pipamperon

Diese Substanz hat ein gutes Wirkprofil für Negativsymptome. Sie eignet sich daher zur Langzeitbehandllung von Defektzuständen und Restsymptomen. Ein wichtiger Vorteil ist das praktische Fehlen extrapyramidal motorischer Nebenwirkungen.
Applikatin: p.o. als Tbgl, Trpf.; Tbl. 40 mg.
Maximale Tagesdosis: 500 mg.

### ➤ Prothipendyl

Diese Substanz ist kaum antipsychotisch. Sie ist am ehesten als Sedierungsmittel und Schlafmittel einsetzbar. Extrapyramidal-motorische Nebenwirkungen sind gering und selten. Besonders bei Entzügen von Benzodiazepinen ist es als Alternative ohne Suchtpotenz einsetzbar. Allerdings ist die Einschlafzeit länger, und ein Hang-over ist zu erwarten. Von motivierten Patienten wird es jedoch als ungefährliche Alternative akzeptiert.
Applikation: p.o. als Tbl. und als Saft; i.m. Tbl. 30 mg; «mp. 40 mg.
Maximale Tagesdosis: 400 mg.

### ➤ Sulpirid

Diese Substanz ist in der niedrigen Dosis, bis zu 200 mg, eher leicht sedierend oder aktivierend, sicher entängstigend und entspannend. Auch gegen Negativsymptome ist es wirksam. In höherer Dosis, ab 600 mg bis 1200 mg, ist es antipsychotisch wirksam ohne extrapyramidale Nebenwirkungen auch bei empfindlichen Patienten. Die unangenehmste Nebenwirkung ist die deutliche Appetitsteigerung mit Heißhunterattacken und entsprechend ausgeprägter Gewichtszunahme. Die Menstruation sistiert oder ist verzögert. Die Libido wird beeinträchtigt, die Potenz gestört. Eine Vergrößerung der Brustdrüse ist häufig, es kommt

häufig zu einer Galaktorrhoe, unter Umständen auch bei Männern. Der Prolaktinspiegel steigt um ein Vielfaches über den normalen Wert.
Applikation: p.o. als Kaps. oder Tbl.; Kaps. bzw. Tbl. 50 mg, 200 mg Tbl.
Maximale Tagesdosis: 1200 mg.

### ➤ Tiaprid

Diese Substanz ist eigentlich kein Neuroleptikum. Chemisch ist es ein substituiertes Benzamid. Es ist weder antipsychotisch noch sedierend. Allerdings leistet es bei Unruhezuständen der unterschiedlichen Genese gute Dienste. Im Entzug von Alkohol ist es gut wirksam gegen unwillkürliche Bewegungen und Tremor, ebenfalls nach Drogenentzug oder Benzodiazepinentzug. Auch Unruhezustände, durch Antidepressiva hervorgerufen, die bis zum Wirkungseintritt recht unangenehm sein können, sprechen gut an. Es ist ein Sammelsurium von unklaren Indikationen, die am ehesten zusammenfassend als leichte psychomotorische Unruhe beschreibbar sind, wenn Psychopharmaka im Spiel sind und Benzodiazepine aus den verschiedensten Überlegungen (Sedierung, Suchtpotenz, Muskelrelaxation etc.) nicht in Frage kommen.
Applikation: p.o. als Tbl.; i.m., Tbl.: 111,2 mg; Amp. 111,2 mg.
Maximale Tagesdosis: 1000 mg.

### ➤ Thioridazin

Diese Substanz ist in geringer Dosis entängstigend, entspannend und leicht antidepressiv sowie leicht sedierend. In mittlerer Dosis ist sie antidysphorisch und zur Rückfallprophylaxe geeignet. In hoher Dosis ist die Sedierung ausgeprägt. Wirklich antipsychotisch ist die Substanz nicht. Sie wird von Patienten mit Persönlichkeitsstörungen gut vertragen. Selten sind extrapyramidal-motorische Nebenwirkungen, eher treten anticholinerge Nebenwirkungen auf, und die Krampfschwelle kann herabgesetzt werden. Die häufigste Nebenwirkung sind Libidoherabsetzung, Potenzstörung, Appetitsteigerung und Gewichtszunahme. Menstruationsverzögerungen können auftreten.
Applikation: p.o. als Drg., Saft, Trpf. und als Tbl.; Tbl. mit Retardwirkung (24h). Drg. 10 mg, 25 mg, 50 mg, 100 mg; Tbl. 200 mg; Gtt. (3%) 1 mg/ 1 Gtt; Suspension (0,2%) 2 mg/ml; Suspension (1%) 10 mg/ml.
Maximale Tagesdosis: 600 mg.

### ➤ Trifluperidol

Diese Substanz dürfte die stärkste antipsychotische Wirkung haben und hat daher ihre Indikation bei Psychosen, die chronisch produktiv bleiben. Allerdings ist das extrapyramidale Nebenwirkungsprofil ausgeprägt und häufig. Eine gleichzeitige Therapie mit Anticholinergika ist unbedingt angezeigt, und die Patienten müssen darüber aufgeklärt werden, daß eine extrapyramidale Notsituation auftreten kann; das Antidot muß ihnen bekannt sein. Die Substanz ist kaum sedierend, eher aktivierend. Manche Patienten sprechen auf diese Substanz an, obwohl andere Neuroleptika keinen Erfolg haben, und daher ist sie als Ultima Ratio immer in Erwägung zu ziehen.
Applikation: p.o. als Trpf. und Tbl. Gtt.: 1 mg = 1 ml = 20 Gtt.
Maximale Tagesdosis: 6 mg.

### ➤ Trifluperazin

Diese Substanz ist in Kombinationspräparaten vorhanden. In diesen soll die schwach ausgeprägte sedierende Komponente verwendet werden (kombiniert mit einem MAO-Hemmer, oder in einem Anticholinergikum, das in der Gastroenterologie eingesetzt wird). Eine zusätzliche Indikation darüber hinaus besteht nicht.
Applikation: Kps. 2 mg.
Maximale Tagesdosis: 4 mg.

### ➤ Triflupromazin

Dieses schwach potente Neuroleptikum ist in der Psychiatrie praktisch nicht im Einsatz und hat seinen Anwendungsplatz in der Chirurgie zur Operationsvorbereitung.
Applikation: Drg. 10 mg, 25 mg, 50 mg; Supp. 70 mg; i.m. Amp. 10 mg, 20 mg.
Maximale Tagesdosis: 200 mg.

### ➤ Zuclopenthixol

Dies ist wohl das am stärksten sedierende Neuroleptikum unter den erhältlichen Substanzen. Es sollte daher stärksten Unruhezuständen, wie sie bei manischen Patienten vorkommen, vorbehalten bleiben. Es ist wenig antipsychotisch. Es hat starke vegetative Nebenwirkung: es führt zur orthostatischen Dysregulation, hat eine hypotone Wirkung, führt zu Speichelfluß und/oder Mundtrockenheit und Obstipation. Starke extrapyramidal-motorische Nebenwirkungen treten auf, und daher muß immer eine anticholinerge Begleitmedikation appliziert werden. Der Patient muß über eine eventuell auftretende extrapyramidale Notsituation aufgeklärt sein und das Antidot kennen. Beim Akutdepot scheint die extrapyramidale Nebenwirkungsrate eher geringer zu sein als bei der peroralen Anwendung. In der Langzeitanwendung ist es besonders depressogen, zumal es ja in der gefährdeten Patientengruppe der Manisch-Depressiven angewandt wird. Daher ist diese Indikation sehr sorgfältig zu stellen und eher als ultima-ratio-Therapie zu betrachten. Akut gegeben ist es jedoch bei schweren Manien unverzichtbar.
Applikation: p.o. als Drg., Trpf. und als Saft; i.m. als Akutmedikation und als Kurzdepot (2–3 Tage wirksam) sowie als Langdepot (2–4 Wochen). Tbl.: 2 mg, 10 mg, Saft 2 mg/ml, Gtt. 20 mg/ml; Amp. 10 mg, Depot-Amp. 200 mg; Acutard-Amp. 50 mg, 100 mg.
Maximale Tagesdosis: 400 mg; Depot: 400 mg/Woche; Acutard: 500 mg/3 Tag

## Literatur zu Kapitel 6.3

Ackenheil M, Hippius H, Matussek N (1978) Ergebnisse der biochemischen Forschung auf dem Schizophrenie-Gebiet. Nervenarzt 49:634–649
Amsler HA, Teerenhovi I, Barth E et al. (1977) Agranulocytosis in patients treated with Clozapine. A study of the Finnish epidemic. Acta Psychiat Scand 56:241–248
Andreasen NC (1987) The concept of negative symptoms: definition, specificity and significance. Psychiat Psychobiol II, 4:240–251

Angst J, Bente D, Berner P et al. (1971) Das klinische Wirkungsbild von Clozapin (Untersuchungen mit dem AMP-System). Pharmakopsychiat Neuropsychopharmakol 4:201–211

Ayd FJ Jr (1978) Haloperidol: twenty years' clinical experience. J Clin Psychol 39b:807–814

Ban TA, Ceskova E (1980) Long-acting antipsychotic drugs. Psychopharmacol Bull 16:6–13

Bauer D, Gärtner HJ (1983) Wirkungen der Neuroleptika auf die Leberfunktion, das blutbildende System, den Blutdruck und die Temperaturregulation. Pharmakopsychiatrie 16:23–29

Berzewski H (1983) Der psychiatrische Notfall. Perimed, Erlangen

Bobon J, Pinchard A, Collard J (1972) Clinical classification of neuroleptic with special reference to their antimanic, antiautistic and ataraxic properties. Compr Psychiat 13:123–131

Borenstein P, Boyer P, Braconnier A et al. (1989) Amisulpride. Expansion Scientifique Francaise, Paris

Brown GW, Birley JTL, Wing JK (1972) Influence of family life on the course of schizophrenic disorders: a replication. Br J Psychiat 121:241–258

Bürki HR (1983) Neurobiochemische Wirkungen der Neuroleptika. In: Langer G, Heimann H (Hrsg) Psychopharmaka: Grundlagen und Therapie. Springer, Berlin Heidelberg New York S 207–223

Carlsson A (1978) Antipsychotic drugs, neurotransmitters, and schizophrenia. Am J Psychiat 135(2):164–173

Carlsson A (1990) In: Acad Prof Inf Serv NY (ed) Psychiatric topics vol 2, no 1

Costentin J (1987): Neuroleptiques et récepteurs dopaminergiques. Psychol Med 19, 13:2413–2416

Crow TJ (1985) The two syndrom concept: origins and current status. Schizophr Bull II, 3:471–486

Davis JM (1976) Recent developments in the drug treatment of schizophrenia. Am J Psychiat 133:208–214

Davis JM, Andriukaitis S (1986) The natural course of schizophrenia and effective maintenace drug treatment. J Clin Psychopharmacol 6:2S–10S

Davy JP (1987) Les neuroleptiques à action prolongée. Psychol Med 19, 13:2407–2410

Delay J, Deniker P (1952) Trente-huit cas de psychoses traitées par la cure prolongée et continue de 4560 RP. In: 50 Congr Aliénistes et neurologues de la longue francaise, Luxembourg, 1952. Masson, Paris

Delay J, Deniker P (1961) Méthodes chimothérapeutiques en psychiatrie. Masson, Paris p 496

Deniker P, Ginestet D (1973) Neuroleptiques. Encycl Med Chir Psychiat 37860b 20/2, 1–16 (Paris)

Falloon IRH (1982) Family management in the prevention of exacerbations of schizophrenia. A controlled study. N Engl J Med 306:1437–1440

Faurbye A, Rasch PJ, Petersen PB et al. (1964) Neurological symptoms in pharmacotherapy of psychosis. Acta Psychiat Scand 40:10–27

Ferrari HA, Stephen CR (1966) Neuroleptanalgesia: pharmacology and clinical experiences with droperidol and fentanyl. S Afr Med J 59:815–820

Gicklhorn R (1960) Ein Beitrag zur Geschichte der Rauwolfia. Med Welt 11:1788–1792

Goldstein MJ (1978) Drug and family therapy in the aftercare of acute schizophrenics. Arch Gen Psychiat 35:1169–1177

Haase HJ (1961) Das therapeutische Achsensyndrom neuroleptischer Medikamente und seine Beziehungen zur extrapyramidalen Symptomatik. Fortschr Neurol Psychiat 29:245–268

Haase HJ (1976) Therapie mit Psychopharmaka und anderen seelischen Befinden beeinflussenden Medikamenten, 4. Aufl. Schattauer, Stuttgart

Haase HJ (1982) Dosierung der Neuroleptica. Schwerpunktmedizin 5, 2 (Sonderh)

Hirsch SR, Gaind R, Rohde PD et al. (1973) Outpatient maintenance of chronic schizophrenic patients with long-acting fluphenazine: double-blind placebo trial. Br Med J I:633–637

Hogarty GE (1984) Depot neuroleptics: the relevance of psychosocial factors – a United States perspective. J Clin Psychiat 45 (5, Sec 2):36–42

Hyman SE (ed) (1984) The suicidal patient. In: Manual of psychiatric emergencies. Little, Brown, Boston Toronto

Inoue Y (1991) Mitteilung an den 17. Kongress des International College of Neuropsychopharmacology Acad Prof Inf Serv NY (ed) In: Psychiatric topics, vol 3, no 1.

Janssen PAJ, Van Bever WFM (1975) Advances in the search for improved neuroleptic drugs. Curr Dev Psychopharmacol 2:167

Janssen PAJ, Tollenaere JP (1982) Pimozide. In: Bindra JS, Lednicer D (eds) Chronicles of drug discovery, vol 2. John Wiley & Sons, New York, pp 33–47

Janssen PAJ, Niemegeers CJE, Awouters F et al. (1988) Pharmacology of risperidone (R 64766) a new antipsychotic with serotonin-S2 and Dopamine-D2 antagonistic properties. J Pharmacol Exp Ther 244:685–693

Kähler HJ (1970) Rauwolfia Alkaloide. Boehringer, Mannheim

Kane JM, Rifkin A, Woerner M et al. (1985) High-dose versus low-dose strategies in the treatment of schizophrenia. Psychopharmacol Bull 21, 3:533–537

Kapsmabelis V, Gekiere CI, Ginestet (1990a) Classifications cliniques des neuroleptiques – étude citique et perspectives actuelles. Encephale 14:63–70

Kapsmabelis V, Serra P, Ginestet D (1990b) Le syndrome déficitaire: historique, séneiologie et quelques réflexions. Nerv Psychiat 3 (Spec No Jan 1990)

Kline NS (1954) Use of rauwolfia in neuropsychiatric conditions. Ann NY Acad Sci 59:107

Laborit H (1951) L'anesthésie facilitée par les synergies médicamenteuses. Masson, Paris

Lambert PA, Revol L (1960) Classification psychopharmacologique et linique des différents neuroleptiques. Indications thérapeutiques générales dans les psychoses. Presse Med 41:1509–1511

Lecrubier Y (1987) Doit-on envisager une classification des neuroleptiques tenant mieux compte des mécanismes d'action et des différents syndromes-cibles? Psychiat Psychobiol 2:232–238

Leff JP, Knipers L, Berkowitz R (1982) A controlled trial of social intervention in the families of schizophrenic patients. Br J Psychiat 141:121–134

Lindström L, Wieselgren IM, Akselson S et al. (1990) Mitteilung an das Osloer Regionalsymposium der WPA. Psychiatric topica, vol 3, no 1. In: Acad Prof Inf Serv NY (ed)

May PRA, Tuma AH, Dixon WJ (1976a) Schizophrenia – a follow-up study of results of treatment. I. Design and other problems. Arch Gen Psychiat 33:474–478

May PRA, Tuma AH, Yale C et al. (1976b) Schizophrenia – a follow-up study of results of treatment. II. Hospital stay over two to five years. Arch Gen Psychiat 33:481–486

Müller P, Kind J, Lohrengel S et al. (1977) Die neuroleptische Rezidivprophylaxe schizophrener Psychosen. Vorläufige Mitteilung. Nervenarzt 48:560–561

Niemeggers CJE, Awouters F, Janssen PAJ (1990) Antagonisme de la sérotonine impliqué dans l'éffet antipsychotique – confirmations par la ritansérine et le rispéridone. Encephale 16:147–151

Oegren SO, Hall H, Koehler C et al. (1983) Remoxipride, a new potential antipsychotic compound with selective antidopaminergic actions in the rat brain. Eur J Pharmacol 102:459–474

Petit M, Colonna L (1978) Critères de choix d'un neuroleptique. Entretiens de Bichat. Thérapeutique expansion scientifique francaise. Paris, Paris pp 306–308

Rondot P, Bathien N (1979) Mouvements anormaux induits par les médicaments psychotropes. Encephale 5:41–48

Rouillon F (1988) Effects extrapyramidaux des neuroleptiques et leurs traitements. Synapse 43:81–88

Schneider W (1955) Die Erforschung der Rauwolfia-Alkaloide von ihren Anfängen bis zur Gegenwart. Arzneimittelforschung (Drug Res) 5:666–672

Simon P, Lecrubier Y, Puech AJ (1984) Clasification des neuroleptiques. Rev Pract 34, 13:589–594

Stevens BC (1973) Role of fluphenazine decanoate in lessening the burden of chronic schizophrenics on the community. Psychol Med 3:141–158

Task Force on late Neurological Effects of Antipsychotic Drugs (ed) (1980) Tardive dyskinesia: summary of a task force report of the American Psychatric Association. Am J Psychiat 137:1163–1172

Tölle R (1986) Malignes neuroleptisches Syndrom. Dtsch Ärztebl 83:3102–3103

Vaughn CE, Leff J (1976) The influence of family and social factors on the course of psychiatric illness. A comparison of schizophrenic and depressed neurotic patients. Br J Psychiat 129:125–137

Vaughn CE, Sorensen Snyder K, Jones S (1984) Family factors in schizophrenic relapse. Arch Gen Psychiat 41:1169–1177

Wadworth AN, Heel RC (1990) Remoxipride – a review of its pharmacodynamic and pharmacokinetic properties, and therapeutic potential in schizophrenia. Drugs 40(6):863–879

Weitbrecht HJ (1972) Depressive und manisch-depressive Psychosen. In: Kisker KP, Meyer JE, Müller M, Strögren E (Hrsg) Psychiatrie der Gegenwart, 2. Aufl Bd. II 1. Springer, Berlin Heidelberg New York

WHO (ed) (1973) The international pilot study of schizophrenia, vol 1. WHO, Geneva

Woggon B (1979) Neuroleptikaabsetzversuche bei chronisch schizophrenen Patienten. I. Literaturzusammenfassung. Int Pharmacopsychiat 14:34

# 7 Nootrop wirkende Substanzen

M. SCHMITZ

## 7.1 Geriatrische Erkrankungen – Demenz

Die Alzheimer-Krankheit ist die häufigste geriatrische Krankheit. 5% der über 65jährigen leiden daran. Diese Zahl steigt rapide mit dem Lebensalter an, und bei den über 80jährigen sind es schon über 10 bis 20%. Allerdings kann die Krankheit schon bei 35jährigen beginnen.

Die ersten Symptome sind Verluste des Kurzzeitgedächtnisses. Sehr rasch wird das gesamte Gedächtnis in Mitleidenschaft gezogen, werden Vorstellungsvermögen, Assoziationsfähigkeit und Sprachvermögen beeinträchtigt. Zunehmend gehen psychische und physische Fähigkeiten verloren. Die Orientierung fehlt, die Alltagsroutine gerät durcheinander, Geldangelegenheiten können nicht mehr überblickt werden, die tägliche Versorgung wird unmöglich, die Körperpflege mißlingt. Außenkontakte sind unmöglich. Emotionen sind lediglich ein kurzer Aufruhr, weil keinerlei Verarbeitung von Erlebnissen mehr möglich ist. Selbst enge Angehörige werden nicht mehr erkannt, sobald sie einige Zeit, z.B. durch einen Spitalaufenthalt, nicht mehr täglich anwesend sind. Meist kommen nach etwa zehn Jahren Verlauf opportunistische Infektionen dazu, die oft zum Tod führen. Die meisten Jahre müssen diese Patienten in Dauerbetreuung im Heim verbringen. Die Alzheimer-Krankheit ist das größte gesundheitliche Problem der alternden Bevölkerung.

Neuropathologisch sind bei Alzheimer-Kranken besonders im temporalen Gehirnanteil extrazellulär neuritische Plaques und intrazellulär ein Neurofibrillengewirr zu finden. Die Plaques bestehen aus Eiweißablagerungen, besonders aus β-A4, das aus einem Aminosäurefragment, einer β-Amyloidprotein-Vorstufe, besteht. Diese Proteinanteile sind auch bei normalen Alterungsprozessen in Plaques zu finden, allerdings bei weitem seltener. Es gibt eine genetische Disposition. Bei einigen Alzheimer-Familien konnte ein klarer Erbgang nachgewiesen werden. Allerdings sind die meisten Alzheimer-Kranken nicht eindeutig genetisch erklärlich. Andere Faktoren scheinen oft eine viel wichtigere Rolle zu spielen, z.B. Gehirntraumen, Schilddrüsenerkrankungen oder Aluminiumaufnahme aus der Umwelt. Ein Drittel der Erkrankten scheint eine genetische Disposition zu haben, während zwei Drittel eher umweltbedingte Krankheitsursachen aufweisen und bei diesen Kranken auch eine Kombination von mehreren Faktoren eine Rolle spielen dürfte.

Das Chromosom 21 dürfte im Erbgang beteiligt sein, weil das Protein der Plaques, das β-A4, aus diesem Chromosom stammt, allerdings widersprechen sich hier die genetischen Studien. Es ist keineswegs gesichert, daß das Chromosom 21 mit Alzheimer-Erkrankung in Verbindung zu bringen ist, eher scheinen die Erbgänge heterogen zu sein. Auch Mutationen im Chromosom 14, 17 und 19 werden als mögliche Faktoren diskutiert.

Die Konsequenz der Plaquesbildung und der Neurofibrillengewirre sind jedenfalls eine Leitungsunterbrechung zum Neocortex und zum Hippocampus.

Die zweite häufige geriatrische Erkrankung ist die vaskuläre Demenz. Diese Erkrankung tritt auf, wenn die Durchblutungsstörung einen solchen Grad erreicht hat, daß einzelne Hirnareale nicht mehr ausreichend versorgt werden und Infarkte in allen Hirnarealen auftreten. Man spricht dann von Multiinfarktdemenz. Oft ist diese Form mit der Alzheimer-Form verquickt. Ein Drittel der Demenzen dürfte vaskulär bedingt sein, zwei Drittel dürften Alzheimerformen oder gemischte Formen sein.

Eine kleine Gruppe von Demenzen wird durch andere Ursachen ausgelöst: Infektionen, Hormonstörungen, Tumoren und Entzündungen. Diese Gruppe ist jedoch selten.

### 7.1.1 Neuropsychologische Differentialdiagnostik der Demenz

#### Kognitive Symptome

Die Alzheimer-Krankheit ist durch einen progressiven Verlust der kognitiven Funktionen gekennzeichnet: Gedächtnis, Sprache, Werkzeugleistungen, Kritikfähigkeit und Orientierung gehen verloren. Daraus resultiren Funktionsverluste in Beruf und Alltag.

Vergleicht man die Symptome der Alzheimer-Patienten mit denen der vaskulär Dementen, finden sich bei Alzheimer Patienten 95,5% Gedächtnisverlust, 36% Desorientierung, 31,1% Persönlichkeitsveränderung, 28% Sprachschwierigkeiten, 23,5% Rechenschwäche, 14,8% Depression, 17% psychotische Symptome, 12,1% Agnosie, 6,8% Apraxie, 6,1% Inkontinenz, 2,3% Gangunsicherheit, 1,1% neurologische Symptome.

Bei vaskulär Dementen sind es 83,3% Gedächtnisverlust, 22,2% Desorientierung, 38,9% Persönlichkeitsveränderung, 11,1% Sprachschwierigkeiten, 27,8% Rechenschwäche, 22,2% Depression, 11,1% psychotische Symptome, 0% Agnosie, 0% Apraxie, 22,2% Inkontinenz, 44,4% Gangunsicherheit, 27,8% neurologische Symptome.

Die Unterscheidung fällt trotz der statistischen Unterschiede schwer, und es ist nicht leicht, von Medikamenten zu sprechen, die als Antidemenz-Medikamente zu bezeichnen sind. In der Behandlung wird daher genau auf die Zielsymptome geachtet, damit wenigstens in einzelnen Bereichen, wie z.B. bei psychotischen Symptomen, Orientierungsstörungen und Unruhezuständen, eine Besserung erzielt wird.

Die wichtigste diagnostische Aufgabe ist die Schätzung, wie progredient der Funktionsverlust verläuft und ab wann die Autonomie des Patienten gefährdet ist, er Alltagsaufgaben nicht mehr bewältigen und rund um die Uhr versorgt werden muß.

Stichproben in einer gefährdeten Bevölkerungsgruppe ergaben, daß bei einem schlechten Ergebnis auf einer Standardskala für kognitive Leistungsfähigkeit die Wahrscheinlichkeit, daß in der nächsten Zukunft ein Demenzprozeß beginnt, sehr hoch war. Besonders sensitiv sind Messungen des Erinnerns nach einiger Zeit, Messungen von sprachlichen Fähigkeiten und psychomotorische Messungen unter Zeitdruck. Allerdings müssen Intelligenz, Bildung, Alter, kultureller Hintergrund und andere Erkrankungen (außer einer geriatrischen) beachtet und ins Kalkül gezogen werden.

Die gebräuchlichsten und gut geeigneten Tests sind: Die „Mini-Mental-Scale" (MMSE), die „BIMC" (Blessed Test of Information, Memory, and Concentration), die „Alzheimer Assessment Scale" (ADSAS) und die „SKT" (Syndrome Kurztest). Diese Tests unterscheiden auch im Frühstadium einen dementen Patienten von einem nichtdementen. Viel schwieriger ist es jedoch, einen Verlauf zu beschreiben, und noch schwieriger, die Wirkung eines Medikaments zu charakterisieren, weil eigentlich noch keines existiert, das wirklich eine Antidemenzwirkung hat, sondern eher auf das eine oder andere Symptom vorteilhaft wirkt.

Einige Skalen messen Alltagsaktivitäten und tägliche Verrichtungen und beurteilen Basisfähigkeiten wie Essen, die Toilette finden, Anziehen, Baden, Unruhe, physische Fähigkeiten, Zugewandtheit und psychiatrische Symtpome wie Depressivität und psychotische Symptome. Hier können deutliche Effekte mit einzelnen Substanzen erzielt werden, allerdings muß klar sein, daß es sich um positive Effekte bei akzessorischen Alzheimer-Symptomen handelt. Klinisch sind diese zwar relevant, aber eher aus einer klinischen Bescheidenheit heraus.

**Fallbeispiel.** In einer Familie, in der schon mehrere Brüder lange gelebt haben, aber alle, die älter als 80 geworden sind, in Pflegeheimen untergebracht waren, wurde auch der jüngste von neun Brüdern mit 70 Jahren zunehmend vergeßlich; nur die wichtigsten Ereignisse konnte er noch behalten. Immer weniger konnte er sich erinnern, wann welche Dinge geschehen waren. Er war aber immer gut gelaunt und genoß das Leben. Er aß gern, ging gern in die Oper, besuchte Konzerte und Veranstaltungen aller Art. Er beschäftigte sich mit seinem Lieblingshobby, den Autos, die beruflich auch eine wichtige Rolle gespielt hatten. Die Details aus der Jugend waren alle noch präsent, er konnte sich genau an Pläne erinnern, schrieb ein Buch über die Anfänge des Automobilbaus und war lebhaft an entsprechenden Diskussionen interessiert. Insgesamt wurde er langsamer, schlief mehr und die Erholungspausen mußten länger sein als noch vor einigen Jahren. Diese Tendenz verstärkte sich. Er konnte aber immer noch ausgehen. Erst mit den Jahren war dies nicht mehr möglich, weil er in der Oper und im Konzert einschlief und laut schnarchte. Er merkte sich auch nicht mehr, wann welche Aufführungen stattfanden. Zuhause fühlte er sich am wohlsten. Seine Frau versorgte ihn, und die Zeiten, in denen er sich mit eigenen Interessen beschäftigte, wurden allmählich weniger und hörten schließlich ganz auf. Immer noch imponierte er als höflicher, gebildeter, charmanter alter Herr, der es verstand, den Damen Komplimente zu machen, doch verlor er auch bei einfachen Gedanken den Faden und konnte sich nicht lange konzentrieren. Er wollte dann allein sein und schlief wieder ein bißchen. Die engsten Angehörigen waren ihm nach wie vor wichtig, er konnte die weitverzweigte Verwandtschaft jedoch nicht mehr auseinanderhalten und wußte nicht mehr, wer am Leben war und wer nicht. Die Zeit schien in die Vergangenheit zu rücken. Er fühlte sich zunehmend in einem jüngeren Alter, sprach von der Arbeit, seinen Aufgaben und bevorstehenden Reisen, die er vor 30 Jahren gemacht hatte. Wo er gerade war, konnte er nicht mehr einordnen, und er blieb immer öfter einfach im Bett liegen oder saß in seinem Lehnsessel. Freude bereiteten ihm das Essen und ein Gespräch mit seiner Frau. Allerdings beunruhigten ihn zunehmend Besucher, die von irgendeiner Gegenwart sprachen, von der er nichts verstand. Dann waren stundenlage Unruhezustände mit Bluthochdruck, Verwirrung und Aggressivität die Regel. Solche Besuche wurden vermieden, was auch diese Unruhezustände milderte. Bisweilen beschäftigten ihn Probleme aus der Vergangenheit, dabei konnte man ihn jedoch ablenken. Mit nunmehr 86 lebt er in einem Pflegeheim, hat kein Problem, dies als seine Wohnung zu identifizieren, erkennt seine Frau und noch zwei enge Freunde, ist fröhlich, höflich und schläft meistens. Am Vormittag ist er etwa zwei Stunden wach, die verbringt er im Lehnsessel, läßt sich aus der Zeitung vorlesen, und den Rest des Tages döst er vor sich hin. In der Nacht schläft er. Die Verdauung muß unterstützt werden, der Patient ist inkontinent, hat Betreuung rund um die Uhr und zeigt keinerlei Eigenantrieb. Er freut sich sichtlich seines Lebens und scheint alles, was an ihn herangetragen wird, sofern es nichts Ungewöhnliches ist, zu genießen. Seinen Arzt, den er seit 20 Jahren kennt, erkennt er immer noch. Wenn man ihn fragt, wie es ihm geht, strahlt er und sagt: „Danke der Nachfrage, es geht mir sehr gut."

Diagnostisch scheint dieser Fall am ehesten eine gemischte Demenzform zu sein, zumal vaskuläre Zeichen im Computertomogramm festzustellen sind, die allerdings über die Jahre stabil sind.

### 7.1.2 Instrumentelle Befundung geriatrischer Erkrankungen

Die Diagnostik ist bei beginnenden Demenzprozessen noch immer klinisch zu stellen, weil bei milden Formen die Funktionseinbußen im Vordergrund stehen und lediglich metabolische Meßmethoden erfolgreich in der Unterscheidung sind. SPECT-Untersuchungen, also die „single-photon-emission-computed-tomography", zeigen eine metabolische Reduktionsrate, die mit dem Schweregrad der Demenz korreliert.

Bei fortgeschrittener Demenz sieht man im Computertomogramm und in der Magnetresonanzdarstellung auch anatomische Veränderungen, nämlich ausgedehnte Schäden mit zunehmender Erweiterung der lateralen Ventrikel, Atrophie des Neocortex und der basalen Ganglien sowie des Thalamus. Im PET sieht man, daß es sich wirklich um eine Erkrankung des Telencephalons handelt und subcorticale Regionen eigentlich nicht betroffen sind.

Metabolisch gibt es viele Unterschiede und kein homogenes Bild. Es scheinen viele Wege zur Demenz zu führen, wie bereits aus genetischen Studien vermutet.

Die vaskuläre Demenz ist an den Multiinfarkten zu diagnostizieren, und damit ist im frühen Stadium der Alzheimerkrankheit per Ausschluß dieser instrumentellen Befunde zu differenzieren.

### 7.1.3 Experimentelle kognitive Therapieansätze

Verschiedenste pharmakologische Strategien wurden verwendet, um die kognitiven Defizite der Alzheimer-Krankheit zu behandeln. Studien mit Nootropika sind unspezifische, empirische Behandlungen, die hauptsächlich Symptome des Alterns und der zerebralen Insuffizienz beeinflussen.

Bei der Alzheimer-Krankheit sollen vor allem die Neurotransmitter eine Rolle spielen. Viele Strategien, um spezifischen Ersatz zu ermöglichen, wurden getestet.

Vor allem das cholinerge System rückte in den Mittelpunkt des Interesses, als immer wieder berichtet wurde, daß cholinerge Neurotransmitter fehlen. Lernen und Gedächtnis scheint mit cholinerger Transmission zusammenzuhängen, also konzentrierte man sich in der Alzheimerforschung auf dieses Neurotransmittersystem. Das erste Medikament für Alzheimerbehandlung stammt aus dieser Forschung. Allerdings sind die Resultate noch nicht stichhaltig genug, um über Erfolg oder Mißerfolg zu urteilen. Die cholinerge Transmission scheint beeinträchtigt zu sein, doch ebenso andere Neurotransmitter.

Neurotransmitter zu beeinflussen, gehört zu den palliativen Maßnahmen in der Alzheimerbehandlung. Die Entwicklung von Medikamenten, die neurodegenerative Prozesse der Erkrankung beeinflussen, ist das Ziel. Auf Versuche in diesem Gebiet soll hier eingegangen werden sowie auf palliative Methoden im Neurotransmitterbereich.

## Cholinerge Wirkstoffe

Es ist gesichert, daß anticholinerge Wirkstoffe Aufmerksamkeits- und Gedächtnisfunktionen stören. Cholinerge Neurotransmitter modulieren Gedächtnis und Lernfähigkeit. Alzheimer-Patienten haben cholinerge Abnormitäten, die mit dem Grad der kognitiven Beeinträchtigung einhergehen. Dies ist aus post-mortem Studien bekannt. Sowohl muskarinische als auch Nikotin-Rezeptoren sind betroffen.

### Arecolin

Arecolin ist ein natürliches Alkaloid mit agonistischen Fähigkeiten am Nikotin- und muskarinischen Rezeptor. Bei Alzheimer-Patienten wurde ein positiver Effekt auf das verbale Gedächtnis, das Bild-Gedächtnis und auf räumliche Konstruktionen gemessen.

### Nicotin

Intravenös verabreicht wurden positive Effekte auf Leistung und Gedächtnis gefunden, allerdings begleitet von Angst und depressiven Symptomen.

### Physiostigmin

Intravenös verabreicht sieht man flüchtige kognitive Verbesserungen.

### Galanthamin

Einige Studien sprechen von positiven Effekten.

### THA (siehe Tacrin) und Lecithin

(THA: ein synthetischer Acetylcholinesterase-Hemmer) Eine doppelblinde Studie ergab einen erstaulich guten Effekt, eine andere einen leichten positiven Effekt. Allerdings gibt es Nebenwirkungen im gastrointestinalen Bereich, wie Übelkeit, Lebertoxizität und Tachykardie.

### Tacrin

Diese Substanz ist ein Acetylcholinesterase-Hemmer, der als erster Wirkstoff für Alzheimer-Krankheit in den Vereinigten Staaten zugelassen ist. Auch in europäischen Ländern ist die Substanz beziehbar. Für leichte und mittelschwere Fälle werden Verzögerungen der Erkrankung und Besserungen berichtet. Voraussetzung für eine erfolgreiche Anwendung ist ein sorgfältiges Monitoring der Patienten. Mit 10 mg wird begonnen, wöchentlich steigt die Dosis um 10 mg bis zur Dosis von 40 mg. Durch sechs Wochen wird wöchentlich eine Blutkontrolle durchgeführt. Am Ende dieser Periode ist zu beurteilen, ob die Leberenzyme angestiegen sind und in welcher Höhe. Ist die Lebertoleranz gegeben, wird auf 80 mg, nach weiteren sechs Wochen auf 120 mg und nach weiteren sechs Wochen auf 160 mg gesteigert. Dies geschieht nach klinischen Gesichtspunkten. Wenn Nebenwirkungen auftreten, beendet man den Titrationsvorgang. Übelkeit, Durchfall, Verdauungsstörungen, Appetitverlust, Ataxie, Myalgie sind Nebenwirkungen. Vorsicht ist geboten bei gastrointestinalen Beschwerden, weil das Ulcerarisiko erhöht wird. Bradykardien können auf Grund des vagotonen Effekts des Medikaments auftreten. Die Patienten, die das Medikament tolerieren, zeigen Verbesserungen. Es ist daher im Einzelfall abzuwägen, ob das Medikament hilfreich ist. Besonders die Betreuungspersonen müssen einbezogen werden, damit sowohl Risiken als auch Vorteile und Besserungen beurteilt und zum Nutzen der Familien eingesetzt werden können.

## Kombinierte Therapiestrategien

Diese zielen auf mehrere Neurotransmittersysteme.

### Clonidin und Physostigmin

Eine kleine Studie, die diese beiden Substanzen in Kombination verwendete, zeigt bei Alzheimer-Patienten einen positiven Effekt.

### Cholinesterase-Inhibitoren und Deprenyl

In einer doppelblind durchgeführten Studie konnten einige Testergebnisse in der Verumgruppe bei Alzheimer-Patienten gezeigt werden: bei Aufmerksamkeitstests, Leistungstests und Gedächtnistests. Besonders von den Cholinesterase-Inhibitoren wird angenommen, daß diese imstande sind, den Verlaufsprozeß der Alzheimer-Krankheit zu verlangsamen.

### Glutamate

Glutamat ist der hauptsächliche exzitatorische Neurotransmitter der Pyramidalneuronen. Einzelne Studien zeigen, daß einzelne Rezeptorsubtypen, die die Glutamatwirkung vermitteln, zugrunde gehen, z.B. ein Subtypus: NMDA (N-methyl-D-aspartat): Glutamat und Rezeptorsubtyp werden wiederum mit Lern- und Gedächtnisprozessen in Zusammenhang gebracht, vor allem die NMDA-Rezeptor-Blockade soll für Störungen im Lernvorgang verantwortlich sein.

Wird Glutamat therapeutisch verwendet, kann einerseits der Lernvorgang positiv beeinflußt werden, andererseits können neurotoxische Wirkungen produziert werden.

Klinisch wirksame partielle Glutamatagonisten sind denkbar, jedoch in ihrer Entwicklung noch nicht beurteilbar.

**Antioxidantien**

Viele Studien zeigen, daß im Alterungsprozeß bzw. bei der Alzheimer-Krankheit die Produktion von freien Radikalen, die wiederum Zellschäden verursachen, eine Rolle spielen.

Vitamin E und Ibedenon sind potentielle Kandidaten, um diese freien Radikale einzufangen und unschädlich zu machen. Bei Deprenyl und Vitamin E wird zur Zeit multizentrisch überprüft, ob eine Verlangsamung der Progression von Alzheimer erzielbar ist.

### Immunologische Ansätze

Verschiedene Forscher sprechen von Entzündungsvorgängen und immunologischen Vorgängen. In den senilen Plaques treten Komponenten einer Immunantwort auf, die auf die Pathophysiologie in der Alzheimer-Erkrankung hinweisen. Erhöhte Konzentration von zytokinen Substanzen, die Zellproliferation und Entzündungsvorgänge anzeigen, existieren bei Alzheimer-Kranken. Andererseits ist die Alzheimer-Erkrankung bei über 64jährigen Patienten, die chronisch entzündungshemmende Substanzen erhielten, wie z.B. Arthritis-Patienten, signifikant geringer.

**Indomethazin**

Diese Substanz wurde doppelblind getestet gegen Placebo und zeigte ein geringeres Fortschreiten der Erkrankung nach sechs Monaten.

**Steroide**

10 mg Prednisolon pro Tag scheinen z.B. eine gute Ergänzung der nicht-steroidalen Entzündungshemmer zu sein, weil dann die systemischen Nebenwirkungen gering und die Effektivität gut ist.

**Colchizin**

Diese Substanz ist ebenfalls ein möglicher Kandidat in der Alzheimer-Behandlung, weil es beim familiär bedingten Mittelmeer-Fieber sehr effektiv gegen die Nieren-Amyloidose und die wiederkehrenden Entzündungen wirkt.

**Hydroxychloroquin**

Dieses Antimalariamittel, das als Mittel zweiter Wahl auch bei der rheumatischen Arthritis und beim Lupus Erythematodes eingesetzt wird, hat ein sicheres klinisches Profil und ist ebenfalls ein möglicher Kandidat in der Alzheimerbehandlung. Weitere Studien werden nötig sein, um diese Kandidaten einschätzen zu können.

#### Anti-Amyloid-Wirkstoffe

Das Amyloid-Beta-Protein ist ein typischer Bestandteil der extrazellulären Ablagerungen bei Alzheimer-Patienten. Die pharmazeutische Industrie sucht nun spezifische Protease Inhibitoren, die die Amyloidgenese verhindern könnten. Ein Apolipoprotein Typ 4 Allel scheint ein Risiko-Faktor zu sein und ist ebenfalls in den senilen Plaques lokalisiert, so daß Versuche dahin gehen, dieses Protein zu eliminieren.

#### Neurotrophe Faktoren

Der Nervenwachstumsfaktor (NGF = Nerve-growth-factor), ein wichtiges Protein, das imstande ist, die neuronale Überlebensrate zu beeinflussen, findet sich in Frontalhirn und Hippokampus und wirkt auf cholinerge Neurone. NGF kann in cholinergen Neuronen die degenerativen Veränderungen verzögern. Präklinische Studien lassen vermuten, daß NGF bei Alzheimer-Patienten hilfreich sein könnte. Ob allerdings die zur Zeit nötige intraventrale (= in die Gehirnventrikel) Anwendung umgangen werden kann, um klinisch relevant zu werden, ist unsicher.

#### Kalziumkanal-Blocker

Um den extensiven Einfluß von Kalzium in die Nervenzellen im Alterungsprozeß zu vermindern und damit die neurodegenerativen Prozesse zu verzögen, besonders bei Hypoglykämie, Insulten und Toxinen, sind Kalziumkanal-Blocker aussichtsreiche Kandidaten, um von vorbeugendem Nutzen zu sein. Nimodipin: in der Dosis von 30 mg pro Tag zeigte diese Substanz eine prophylaktische Wirkung im Frühstadium des Alzheimer. Höhere Dosen waren nicht so erfolgreich.

### 7.1.4 Behandlung von Verhaltensabnormitäten geriatrischer Erkrankungen

#### Depressionsbehandlung geriatischer Patienten

Die Depressionsbehandlung sollte bei diesen Patienten einen besonderen Stellenwert haben, weil nur ein depressionsfreier Patient seine gesamte geistige Kapazität zur Verfügung hat und sein maximales Leistungspotential ausschöpfen kann. Alzheimer-Symptome und Depressionssymptome überlappen sich erheblich und können gerade bei dementen Patienten irrtümlich der Demenz zugeschrieben werden. Beide Erkrankungen verursachen Apathie, Interessensverlust, vermindern die Denkfähigkeit, Konzentration und beeinträchtigen die Psychomotorik. Schlafstörungen, Unruhe und innere Erregung treten häufig auf. Die Häufigkeitsangaben, wie oft Alzheimer-Patienten von depressiven Symptomen betroffen sind, schwanken zwischen 20 und 80%. Sie sind es auf jeden Fall häufiger als die vergleichbare normale Altersgruppe. Über Medikamente, die in dieser Patientengruppe sinnvoll sind, gibt es keinerlei verwertbare Angaben. Kontrollierte Studien fehlen. Es scheint sinnvoll, möglichst nebenwirkungsarme Antidepressiva zu verwenden, die Dosis zu minimieren und nach Schweregrad der Depression vorzugehen.

**Fallbeispiel.** Eine Alzheimer-Patientin, die lang aktiv war und sich lange Jahre gut gefühlt hat, benimmt sich zunehmend ängstlich und irritiert. Sie ist 84 Jahre alt, ihr 90jähriger Freund macht sich Sorgen, weil sie ihn in der Nacht anruft, wissen will, ob alles in Ordnung ist und ob ihm nichts passiert sei. Er berichtet, man könne mit ihr über nichts mehr reden, was sie bisher interessiert hatte; ständig meinte sie, kein Geld in der Tasche zu haben, nichts mehr bezahlen und sich nicht einmal das Essen leisten zu können. Schlafstörungenn und nächtliches Herumgeistern machen die Betreuung in dem bisherigen Heim unmöglich. Mit Hilfe eines Antidepressivums, in diesem Fall Mianserin (zunächst 15 mg, dann 30 mg), kombiniert mit 1,0 mg Clonazepam zum Schlafen, beruhigt sie sich rasch und kann nach 14 Tagen Spitalsaufenthalt wieder in ihre gewohnte Umgebung zurückkehren.

## Psychotische Symtpome geriatrischer Patienten

Etwa 30 bis 40% leiden an Halluzinationen und/oder Sinnestäuschungen. Diese werden auch interpretiert, und wahnartige Gebilde entstehen. Die daraus resultierende Betriebsamkeit, Ruhelosigkeit, Nervosität, Aggressivität und Ablehnung sind für die Betreuer besonders belastend. Lärmigkeit, Reizbarkeit, Beschuldigungen und offene Ablehnung sind Hindernisse in der Betreuung.

Antipsychotische Medikamente, wie Haloperidol in kleinen Dosen (2–5 mg) oder Pimozid in kleinen Dosen (1–3 mg), sind sehr hilfreich. Meistens werden diese Medikamente längerfristig benötigt. Sehr geduldig muß man sei bei der Beurteilung des Ansprechens. Frühestens nach sechs Wochen sollte das Ansprechen beurteilt und solange eine Minimaldosis verwendet werden, weil erst dann ein konstanter Spiegel im Blut vorhanden ist und Wirkung und Nebenwirkung beurteilt werden können. Kleine Dosen von Benzodiazepinen sind bei diesen Patienten ebenfalls sehr hilfreich. Paradoxe Effekte sind bei diesen Patiente nichts Ungewöhnliches. Die Dosen sollten bei 2–4 mg Diazepam, 0,5 mg Clonazepam oder 1–2 mg Nitrazepam liegen. Die Buspiron-Gabe ist ebenfalls eine Möglichkeit. Auch Carbamazepin und Valproat können hilfreich sein.

**Fallbeispiel.** Eine alte Dame, die seit Jahren an fortschreitenden Symptomen der Alzheimer-Krankheit leidet, wird zunehmend unruhiger. Zunächst hört sie merkwürdige Geräusche auf der Straße. Diese Geräusche werden jedoch immer bedrohlicher, besonders wenn sie das Wasser aufdreht. Sie kann nicht mehr die Wasserspülung der Toilette betätigen, weil sich in das Geräusch Stimmen mischen, die sie bedrohen und ihr vorwerfen, sie sei eine unordentliche und unangenehme Person. Auch das Telefon zeigt das gleiche Phänomen. Telefonate sind deshalb unmöglich. Schließlich fühlt sie sich von den Nachbarn attackiert; sie trommelten in der Nacht an die Wände, und sie fürchtet sich, das Mauerwerk könne durchstoßen werden.

Geringe Dosen von Haloperidol reduzieren die Geräusche wieder auf ein erträgliches Maß, und die Dame nimmt sie nicht mehr als bedrohlich wahr.

**Fallbeispiel.** Die langjährige Ehefrau und Betreuerin ihres alzheimerkranken Manes kommt um Hilfe, weil sie das Verhalten ihres Mannes nicht mehr ertragen kann. In der Konsultation weint sie und schildert den unerträglichen Zustand: Er möchte ständig betreut sein, weil er sich vor anderen Menschen fürchtet und selbst Kinder und Nachbarn beschimpft. Er geht nur einmal in der Woche außer Haus, ins gegenüberliegende Wirtshaus, um dort, wie seit Jahrzehnten, am Sonntag zu Mittag zu essen. Er fordert herrisch sein Frühstück, das Mittagessen, den Kaffee mit Kuchen am Nachmittag und das Abendessen am Abend und beschimpft die Ehefrau, wenn sie lediglich zum Einkaufen oder zu einem dringenden Arztbesuch außer Haus muß. Er kann nicht verstehen, daß dies zermürbend für seine Frau ist und akzeptiert keine andere Person als Betreuung. Die Ehefrau fühlt sich erschöpft und ausgelaugt und hat keinerlei Abwechslung, wie einen Bummel, einen Besuch bei der Tochter oder ein Treffen mit Freunden, weil die Tobsuchtsanfälle bei ihrer Rückkehr so schrecklich sind, daß sie auf „Extras" verzichtet. Der Patient erhält zunächst 1 mg, in Folge 2 mg Haloperidol in Tropfenform, und ganz allmählich dehnt die Frau ihre Abwesenheit von einer halben Stunde auf drei Stunden aus, um schließlich, zu ihrem Erstaunen, einen ganzen Nachmittag wegbleiben zu können. Der Ehemann akzeptiert, mit Murren, den vorbereiteten Kaffee in der Thermoskanne und schenkt selbst Kaffee ein. Sogar die Nachbarfamilie kann jetzt bei Abwesenheit der Frau öfters nach ihm sehen, was zur weiteren Beruhigung der Lage beiträgt. Die betreuende Ehefrau erzählt strahlend und sichtlich gestärkt von der neuen Freiheit: „Erst hab' ich mich kaum getraut, den Nachmittag wegzubleiben, aber der Wunsch, meine Tochter zu besuchen, war stärker. Beim ersten Mal hat mein Mann die Thermoskanne mit dem Kaffee und seinen Lieblingskuchen nicht angerührt, beim zweiten Mal auch nicht, aber beim dritten Mal hat er sich genommen, und jetzt kann ich schon sicher sein, daß ich nicht mit Aggressivität und Wut empfangen werde. Ich betreute ihn wieder viel lieber und kann mir auch vorstellen, daß diese Situation noch länger bestehen kann."

### 7.1.5 Nootropika im klinischen Gebrauch (auch nicht geriatrisch)

Diese Medikamente sind als Vorbeugung und bei leichten Gedächtnisstörungen und natürlichen Alterungsprozessen hilfreich, um möglichst lang ein gutes Funktionieren von Gedächtnis und Konzentration zu gewährleisten.

Bei Alzheimer-Patienten sind diese Medikamente eher als Palliativum einzustufen.

#### Dihydroergotoxin (Codergocrinmesilat)

Dieses Medikament ist ein Mutterkornalkaloid und als gemischt wirksam an mehreren Neurotransmittern einzustufen. Es ist besonders bei vaskulären Problemen, z.B. bei Hypertonie mit peripheren Durchblutungsstörungen, hilfreich. Neben der peripheren Wirkung sind auch zentrale Wirkungen nachweisbar. Kognitive Leistungen verbessern sich, und auch Symptome wie Reizbarkeit und Affektlabilität werden besser.

#### Piracetam

Bei gesunden Probanden ist eine Verbesserung des Lernvermögens und des Gedächtnisses nachgewiesen. Bei Hirnleistungstörungen, nach Hirntraumen und Apoplexien sind positive Wirkungen nachgewiesen. Es scheinen eine allgemeine Aktivierung und eine Vigilanzsteigerung einzutreten. Auch die Fließeigenschaften des Blutes scheinen sich durch eine Verbesserung der Verformbarkeit roter Blutkörperchen zu verbessern.

**Ginkgobiloba Extrakt**

Dieses Phytopharmakon ist wahrscheinlich dadurch effektiv, daß es freie Radikale einfängt und die Blutfließeigenschaften verbessert. Wirklich Genaues ist, wie bei den meisten Phytopharmaka, wo Hunderte von Wirkstoffen in Frage kommen, nicht bekannt.

Periphere Durchblutungsstörungen, die klinisch Schwindel, Ohrensausen, Hörstörungen und Gedächtniseinbußen verursachen, sollen positiv beeinflußt werden.

**Rheomacrodex (Plasmaexpander)**

Diese Substanz führt nachgewiesenermaßen zu einer Verbesserung der Hirndurchblutung und kann daher bei vaskulären Demenzformen möglicherweise einen verbessernden Effekt haben.

**Azetylsalizylsäure**

Die gute prophylaktische Wirkung bei der Herzinfarktprophylaxe dürfte auch für Infarzierungen im Gehirn gelten. Außerdem dürfte der antiinflammatorische Effekt (siehe dort) einen positiven Verlauf begünstigen.

## Literatur

American Psychiatric Association (1995) 148th Annual Meeting. Topic 8: Organic Mental Disorders

Bloom FE, Kupfer DJ (Hrsg.) (1995) Psychopharmacology. The Fourth Generation in Progress; Geriatric Disorders: 1361–1479; Raven, NY

Pierpaoli W, Regelson W, Fabris N (Hrsg.) (1994) The Aging Clock; Ann NY Acad Sci 719

Clark R, Goate A (1993) Molecular genetics of Alzheimer's disease. Arch Neurol 50: 1164–1172

Cohen RM, Weingartner HW, Smallberg A, Pickar D, Murphy DL (1982) Effort and cognition in depression. Arch Gen Psychiatry 39: 593–597

Davis KL, Thal LJ, Gamzu E et al. (1992) Tacrine in patients with Alzheimer's disease: a double blind placebo controlled multicenter study. N Engl J Med 327: 1374–1379

Mohs RC (1991) Assessment of cognitive symptoms in clinical studies of antidementia drugs (Homma A. trans): Jpn J Geriatr Psychiatry 2: 1195–1201

Rapoport SI, Grady CL (1993) Parametric in vivo brain imaging during activation to examine pathological mechanisms of functional failure in Alzheimer disease. J Neurosci 70: 39–56

Sisodia SS, Koo EH, Beyreuther K, Unterbeck A, Price DL (1990) Evidence that β-amyloid protein in Alzheimer's disease is not derived by normal processing. Science 248: 492–495

# Glossar

**Achsensyndrome** Drei grundlegende Krankheitsannahmen, die noch nicht nach Ursachen definiert werden können, jedoch für das Behandlungssystem nützlich und daher in der Diagnostik grundlegend sind

**Affekte** Wut, Angst, Trauer etc. Basis für Emotionalität

**Affektflachheit** Begriff für die Affektivität schizophrener Patienten: „Farblosigkeit", beschreibt geringe Tiefe der Affekte

**Akathisie** Sonderform der Dyskinesie, die speziell die unruhigen Beine und das ständige Gefühl nicht sitzen, nicht liegen, nicht stehen zu können, bezeichnet

**Anticholinerger Nebenwirkungskomplex** Durch Beeinflussung des Neurotransmitters Azetylcholin hervorgerufen, z.B. unter Trizyklika: trockener Mund, trockene Haut, Schwitzen, Akkomodationsstörungen, kardiale Nebenwirkungen etc.

**Anxiolytika** Angstlösende Mittel

**Biorhythmen** Vegetative Phänomene wie Schlafstörungen, Appetitstörungen etc., die als körperliche Zeichen psychischer Erkrankungen eine große diagnostische Rolle spielen

**Blutspiegelbestimmung** Messung der Medikamentenkonzentration im venösen Blut, die geeignet ist, die Wirksamkeit des Medikaments zu kontrollieren und Nebenwirkungen durch eine zu hohe Konzentration zu vermeiden. Wenn ein Medikament im therapeutischen Bereich im Blut konzentriert ist, dann ist die Wahrscheinlichkeit sehr hoch, daß wirklich Nutzen und Risko optimal ausgewogen sind. In der Psychiatrie werden Lithium und Carbamazepin so am besten überwacht, bei anderen Psychopharmaka hat sich eine solche Blutspiegelbestimmung nicht bewährt

**Butyrophenone** Sehr potente Neuroleptika, die gut antipsychotisch wirken, jedoch eine hohe Nebenwirkungsrate haben und daher keine optimale Lösung sind

**Chlorpromazin** Erstes Neuroleptikum im klinischen Einsatz

**Compliance** 1. Zuverlässigkeit der Medikamenteneinnahme. Häufiges Problem der Psychopharmakatherapie, weil Sinnhaftigkeit bei langer Wirklatenz nur mittels Aufklärung und Kontrolle erreichbar ist. 2. Zuverlässigkeit, Kooperation des Patienten in der Arzt-Patient-Beziehung

**D2-Rezeptoren** Dopaminrezeptoren, an die viele antipsychotisch wirkende Neuroleptika binden (Butyrophenone), extrapyramidale Nebenwirkungen werden $D_2$-Rezeptoren im nigrostriatalen System zugeordnet

**D3-, D4-Rezeptoren** Atypische, antipsychotische Medikamente wie Clozapin binden an diese Rezeptoren. Sie besitzen geringe extrapyramidale Nebenwirkungen

**Denkstörung** Diagnostisch wichtiger Begriff, Kriterium für Schizophrenie sind formale Denkstörungen

**Depotpräparate** Neuroleptika werden z.T. in einer Form verabreicht, daß nur alle 2–4 Wochen eine „Depotinjektion" verabreicht wird, um eine bessere Compliance zu erreichen

**Dyskinesie** Bewegungsstörung, die die autonome Motorik betrifft und eine Störung des natürlichen Bewegungsablaufes bezeichnet, vor allem werden oft überflüssige kleine Bewegungen (Zungenrollen, Kauen, Schmatzen, Körperverdrehungen, Zittern der Knie, unruhige Beine etc.) damit charakterisiert

**Dysphorie** Gereiztheit

**Endogene Erkrankungen** Erkrankungen, bei denen man annimmt, daß eine spezifische „substratbedingte" Ursache vorliegt, z.B. eine Neurotransmitterimbalance, die im Gegensatz zu umweltbedingten Störungen steht

**Endogenomorph** logischer Auswegsbegriff für Erkrankungen, die scheinbar substratbedingt sind, allerdings kennt man ein Substrat ja nicht wirklich

**Formale Denkstörungen** Gedankengleiten, Gedankenabreißen, Faseln, Sperrungen, Inkohärenz des Denkens

**„gap"-Junctions** Vermitteln den direkten Stromfluß bei elektrischer Transmission

**G-Proteine** Guanosin-5-Triphosphat-bindende Proteine

**GAS (generalisiertes Angstsyndrom)** Angsterkrankung, die viele, oft wechselnde Dinge des täglichen Lebens betrifft und damit Handlungsfähigkeit und Alltagsleben beeinträchtigt

**Hypnotika** Schlaferzeugende Mittel

**Ionenkanäle** Leitungen, die elektrische Ladungen in den Membranen transportieren

**irreversible MAO-Inhibitoren** Erste Generation der MAO-Inhibitoren, die sehr wirksam sind, allerdings durch den „Käseeffekt" nicht anwendungssicher, Todesfälle in den 50er Jahren haben diese Medikamentengruppe in Verruf gebracht

**Käseeffekt** Nebenwirkungen „irreversibler MAO-Inhibitoren"; wird Schimmelkäse gegessen, insbesondere in Kombination mit Chianti (beide Nahrungsmittel enthalten Tyramin) kann eine lebensbedrohliche Hochdruckkrise ausgelöst werden

**Liganden** Spezielle Substanzen, die an Rezeptoren binden und damit die Signalübertragung oder deren Blockade vermitteln

**„Losigkeit"** Ausdruck, der die existenzielle Bedrohung einer depressiven Erkrankung verdeutlichen soll und damit meint, daß aller Inhalt einer Inhaltslosigkeit in allen erdenklichen Gebieten weicht (Hoffnungslosigkeit, Lustlosigkeit, Interessenlosigkeit etc.)

**„Low dose dependency"** Physische und psychische Abhängigkeit in einem therapeutischen Dosisbereich, am ehesten zu verhindern durch Intervalltherapie, am besten schon nach 5 Tagen 2 Tage Anwendungspause

**Malignes Neuroleptikasyndrom** Lebensbedrohliche Erkrankung, die durch Neuroleptika ausgelöst ist und meist mit dyskinetischen Bewegungen beginnt, Fieber, Blutbildveränderungen und Schmerzen. Am ehesten mit Lisurid (Dopaminagonist), evtl. mit Elektroheilkrampf und absoluter Neuroleptikakarenz verbesserbar

**Mesokortikales Dopaminsystem** Beeinflußt Aufmerksamkeit, soziales Verhalten, Motivation

**Mesolimbisches System** Scheint für Gedächtnis und Emotionen verantwortlich zu sein

**Minussymptomatik** Begriff, der sich mit dem Begriff der Negativsymptome und dem Begriff des „Defizienzsyndroms" weitgehend deckt

**Mischbild** Begriff für zeitlich sehr rasch wechselnde Seelenzustände, deren Affektivität sich vor allem rasch wandelt

**Negativsymptome** Diese Symptome persistieren nach schweren Psychosen, insbesondere des schizophrenen Formenkreises, wobei vor allem die Affektflachheit und die geringe Streßtoleranz verbleiben und eine gänzliche Heilung vereiteln

**Neuroleptika** Medikamentengruppe, die produktive Symptome verbessert, z.B. Halluzinationen, Wahnideen, Denkstörungen etc.; starke Nebenwirkungen als limitierender Faktor

**Neurone** Grundbausteine des Zentralnervensystems, dienen der Signalübertragung

**Neurotransmission** Chemische oder elektrische Übertragung von Informationen zwischen den Nervenzellen

**Neurotransmitter** Kleine Moleküle, die die Signalübertragung an den Synapsen der Nervenzellen übermitteln

**Nigrostriatales Dopaminsystem** Hirnstruktur, deren Zerstörung die Hauptursache für Morbus Parkinson ist

**Nootropika** Medikamentengruppe, die Gedächtnis, Konzentration und Merkfähigkeit verbessern soll

**Nosologie** Ursachenorientierte Diagnostik in der Psychiatrie; schwer verständlich, weil Ursachen noch unbekannt sind

**Panikerkrankung** Angsterkrankung, die anfallsartig auftritt und durch Panikattacken gekennzeichnet ist. Ein organisches Korrelat fehlt. Meist bestehen im Anfall massive Herzbeschwerden, die infarktähnlich erlebt werden

**Paradoxer Effekt** Umkehr der Medikamentenwirkung bei Benzodiazepinen, z.B. Unruhe, Schlaflosigkeit, Verwirrtheit, mnestische Störungen

**Phasenprophylaxe** Vorbeugende Intervalltherapie (z.B. Lithium) bei manisch-depressiven Patienten

**Phobien** Angsterkrankungen. Dabei heftet sich die Angst auf bestimmte Dinge wie Menschenansammlungen, enge Räume, Höhe, technische Geräte etc.

**Psychomotorik** Motorischer Ausdruck psychischer Verfaßtheit

**Psychotherapie** Therapieform, die vor allem aus Gesprächen besteht, wobei verschiedene Schulen verschiedene Wege anbieten

**Reserpin** Ein Rauwolfiaalkaloid, das schon in der traditionellen indischen Medizin als Neuroleptikum eingesetzt wurde

**Rezeptoren** Besondere Membranstrukturen, die Liganden oder Transmitter erkennen

**Spätdyskinesie** Bewegungstörung, die nach einiger Zeit der Neuroleptikaeinnahme auftritt und gegen die es keine Therapie gibt. In schweren Fällen besonders tragische und unheilbare Bewegungserkrankung

**Suizidalität** Begriff, der versucht, die Selbstmordgefahr einzugrenzen. Von akuter Gefährdung muß gesprochen werden, wenn das Wertesystem völlig einbricht und keinerlei Vertragsfähigkeit zum Therapeuten (zu Freunden) vorhanden ist

**Syndrome** Symptome, die zusammengefaßt eine Grundlage für als Krankheitseinheiten angenommene psychopathologische Zustände beschreiben (Achsenyndrom)

**Tagesschwankung** Sämtliche Krankheitssymptome hängen von der Tageszeit ab, meistens Symptome am Morgen sehr ausgeprägt, Remission am Abend

**Thymoleptika** Medikamente, die bei Stimmungserkrankungen wirken, z.B. Antidepressiva

**Tranquilizer** Medikamente, die beruhigend, angstlösend und schlaferzeugend wirken. „Minor tranquilizer" sind Medikamente wie die Benzodiazepine. „Major tranquilizer" werden als Neuroleptika bezeichnet

**Transmission** elektrische: direkter Stromfluß; chemisch synaptische: neurotransmittervermittelt; indirekt chemische: mit „second messengers" vermittelte Neurotransmittersignalübertragung

**Transmitter** Überträgersubstanzen der Nervenzellen und Dendriten

**Trizyklika** Gruppe von chemisch verwandten Antidepressiva, die durch deutliche Nebenwirkungen (kardial, cholinerg) gekennzeichnet sind; gute Wirksamkeit bei schweren, therapiefraktären Fällen

**Vigilanz** Wachheit, die eine Adaptionsfähigkeit zur aktuellen Situation (Ruhe, Aktivität, Alarmbereitschaft, Angst etc.) garantiert

**Zwangserkrankung** Angsterkrankung, die vor allem durch fortgesetzte sinnlose Handlungen charakterisiert ist, die in ihrer Sinnlosigkeit erkannt werden, jedoch dennoch durchgeführt werden, um die Ängste erträglich zu halten: Kontrollzwang, Wiederholungszwang, Waschzwang etc.

# Anhang A: Verzeichnis der Arzneistoffe und Präparate

Die Auswahl der Handelsnamen wurde folgenden Handbüchern entnommen: Austria Codex 1992/1993, Arzneimittel-Kompendium der Schweiz 1992, Rote Liste 1992

| Internationale Freinamen (INN-Namen, Generic names) | Handelsnamen Österreich (A)® | Schweiz (CH)® | Deutschland (D)® |
|---|---|---|---|
| Alprazolam | Xanor | Xanax | Tafil |
| Amisulprid | Deniban | – | – |
| Amitriptylin | Saroten | Saroten | Saroten |
| | Tryptizol | Tryptizol | Laroxyl |
| Benperidol | – | – | Glianimon |
| Biperiden | Akineton | Akineton | Akineton |
| Bromazepam | Lexotanil | Lexotanil | Lexotanil |
| Bromperidol | – | – | Impromen |
| | – | – | Tesoprel |
| Brotizolam | Lendorm | Lendormin | Lendormin |
| Buspiron | Buspar | Buspar | Bespar |
| Carbamazepin | Tegretol | Tegretol | Tegretal |
| | Neurotop | Timonil | Timonil |
| Chloralhydrat | Chloraldurat | Chloraldurat | Chloraldurat |
| Chlordiazepoxid | – | Librium | Librium |
| | – | – | Multum |
| Chlorpromazin | Largactil | Largactil | – |
| | | Chlorazin | |
| Chlorprothixen | Truxal | Truxal | Truxal |
| | Truxaletten | Truxaletten | Truxaletten |
| | – | – | Taractan |
| Citalopram | Seropram | Seropram | – |
| Clobazepam | Frisium | Urbanyl | Frisium |
| Clomipramin | Anafranil | Anafranil | Anafranil |
| Clonazepam | Rivotril | Rivotril | Rivotril |
| Clonidin | Catapresan | Catapresan | Catapresan |
| Clotiapin | – | Entumin | – |
| Clozapin | Leponex | Leponex | Leponex |
| Desipramin | Pertofran | Pertofran | Pertofran |
| Diazepam | Valium | Valium | Valium |
| | Gewacalm | Psychopax | Stesolid |
| | Psychopax | Stesolid | Faustan |
| Dibenzepin | Noveril | Noveril | Noveril |

| Internationale Freinamen (INN-Namen, Generic names) | Handelsnamen Österreich (A) | Schweiz (CH) | Deutschland (D) |
|---|---|---|---|
| Dihydroxyergotoxin (Codergocrinmesilat) | Hydergin | Hydergin | Hydergin |
| Disulfiram | Antabus | Antabus | Antabus |
| Dixyrazin | Esucos | – | Esucos |
| Dosulepin | – | Protiaden | Idom |
| Doxepin | Sinequan | Sinquan | Sinequan |
| | – | – | Aponal |
| Droperidol | Dehydrobenzperidol | Dehydrobenzperidol | Dehydrobenzperidol |
| Fluanison | – | Sedalande | – |
| Flumazenil | Anexate | Anexate | Anexate |
| Flunitrazepam | Rohypnol | Rohypnol | Rohypnol |
| | Somnubene | – | – |
| Fluoxetin | Fluctine | Fluctine | Fluctin |
| Flupentixol | Fluanxol | Fluanxol | Fluanxol |
| Fluphenazin | Dapotum | Dapotum | Dapotum |
| | – | Lyogen | Lyogen |
| Flurazepam | – | Dalmadorm | Dalmadorm |
| | | | Staurodorm |
| Fluspirilen | – | Imap | Imap |
| Fluvoxamin | Floxyfral | Floxyfral | Fevarin |
| Haloperidol | Haldol | Haldol | Haldol |
| | | Sigaperidol | Buteridol |
| | | | Duraperidol |
| Imipramin | Tofranil | Tofranil | Tofranil |
| Indometazin | Indometacin | Indocin | Amuno |
| Levomepromazin (Methiotrimeprazin) | Nozinan | Nozinan | Neurocil |
| | | Minozinan | Tisercin |
| Lithium-azetat | Quilonorm | Quilonorm | Quilonum |
| Lithium-citrat | – | Litarex | – |
| Lihium-carbonat | Quilinorm retard | Quilinorm retard | Hypnorex retard |
| | Neurolespin | Priadel | – |
| Lithium-gluconat | – | Neurolithium | – |
| Lithium-sulfat | – | Lithiofor | Lithium Duriles |
| Lorazepam | Temesta | Temesta | Tavor |
| | Merlit | Sedazin | – |
| Lormetazepam | Noctamid | Noctamid | Noctamid |
| | – | Loramet | Loretam |
| Maprotilin | Ludiomil | Ludiomil | Ludiomil |
| Melitracen | Dixeran | Dixeran | – |
| Melperon | Buronil | – | Eunerpan |
| | Neuril | – | – |
| Meprobamat | Meprobamat | Meprodil | Visano |
| Methylperidol (Moperon) | – | Luvatren | – |
| Mianserin | Tolvon | Tolvon | Tolvin |
| | | Lantanon | Prisma |
| Midazolam | Dormicum | Dormicum | Dormicum |
| Moclobemid | Aurorix | Aurorix | Aurorix |
| Moperon (Methylperidol) | – | Luvatren | – |

| Internationale Freinamen (INN-Namen, Generic names | Handelsnamen Österreich (A) | Schweiz (CH) | Deutschland (D) |
|---|---|---|---|
| Nimodipen | Nimitop | Nimotop | Nimotop |
| Nitrazepam | Mogadon | Mogadon | Mogadon |
| | – | Imeson | Imeson |
| Nortiptylin | Nortrilen | Nortrilen | Nortrilen |
| Opipramol | Insidon | Insidon | Insidon |
| Oxazepam | Adumbran | Seresta | Adumbran |
| | Anxiolit | Anxiolit | Praxiten |
| | Praxiten | Uskan | Uskan |
| Paroxetin | Seroxat | Deroxat | Seroxat |
| Penfluridol | Semap | Semap | – |
| Perazin | – | – | Taxilan |
| Periziazin | Neuleptil | Neuleptil | – |
| Perphenazin | Decentan | Trilafon | Decentan |
| Phenytoin | Epilan-D-Gerot | Epilantin | Zentopril |
| | Phenhydan | Phenhydan | Phenhydan |
| | Epanutin | Epanutin | Epanutin |
| Pimozid | Orap | Orap | Orap |
| Pipamperon | – | Dipiperon | Dipiperon |
| Pirazepam | Pirabene | Nootropil | Nootrop |
| Prazepam | Demetrin | Demetrin | Demetrin |
| | | | Mono Demetrin |
| Prednisolon | Prednisolon | Prednisolone | Prednisolon |
| Promazin | – | Prazine | Protactyl |
| Promethazin | Phenergan | Phenergan | Atosil |
| | – | Lysedil | Prothazin |
| Prothipendyl | Dominal | – | Dominal |
| Remoxiprid | Roxiam | – | – |
| Risperidon | Risperidal | Risperidal | Risperdal |
| | Belivon | – | – |
| Sertralin | – | Gladem | – |
| | – | Zoloft | – |
| Sulpirid | Dogmatil | Dogmatil | Dogmatil |
| | Meresa | | Meresa |
| Temazepam | Levanxol | Planum | Planum |
| | Remestan | Normison | Remestan |
| Thioridazin | Melleril | Melleril | Melleril |
| | Melleretten | Melleretten | Melleretten |
| Tiaprid | Delpral | Tiapridal | Tiapridex |
| Tranylcypromin | – | – | Parnate |
| | – | – | Jatrosom N |
| Trazodon | Trittico | Trittico | Thromban |
| Triazolam | Halcion | Halcion | Halcion |
| Trifluoperazin | Jatroneural | – | Jatroneural |
| Trifluperidol | – | – | Triperidol |
| Triflupromazin | Psyquil | Psyquil | Psyquil |
| Trimipramin | Stangyl | Surmontil | Stangyl |
| Valproat (Valproinsäure) | Convulex | Convulex | Convulex |

| Internationale Freinamen (INN-Namen, Generic names | Handelsnamen Österreich (A) | Schweiz (CH) | Deutschland (D) |
|---|---|---|---|
| Zolpidem | Stilnox Ivadal | Stilnox | Stilnox |
| Zopiclon | Imovane | Imovane | Ximovan |
| Zotepin | Nipolept | – | Nipolept |
| Zuclopenthixol | Cisordinol | Clopixol | Ciatyl |

# Anhang B: Kombinationspräparate (Auswahl)

| | Land |
|---|---|
| **Mit Oxazepam** | |
| *Anxiolit Plus*<br>Oxazepam 10 mg + Benactyzin-Methobromid 7,5 mg | A |
| *Anxiocard*<br>Oxazepam 10 mg + Dipyridamol 25 mg | A |
| **Mit Lorazepam** | |
| *Somnium*<br>Lorazepam 1 mg + Diphenhydramin HCl 25 mg | CH |
| **Mit Amitriptylin** | |
| *Limbitrol „Roche"*<br>Amitriptylin 12,5 mg + Chlordiazepoxid 5 mg | A |
| *Pantrop retard*<br>Amitriptylin 20 mg + Chlordiazepoxid 7 mg | A |
| *Limbitrol*<br>Amitriptylin 12,5 mg + Chlordiazepoxid 5 mg | CH |
| *Limbitrol F*<br>Amitriptylin 25 mg + Chlordiazepoxid 10 mg | CH |
| *Limbatril*<br>Amitriptylin 12,5 mg + Chlordiazepoxid 5 mg | D |
| **Mit Dosulepin** | |
| *Harmomed*<br>Dosulepin 12,5 mg + Diazepam 2,5 mg | A |
| *Harmomed forte*<br>Dosulepin 28 mg + Diazepam 5 mg | A |

| | Land |
|---|---|
| **Mit Melitracen** | |
| ***Deanxit*** | CH, A |
| Melitracen 10 mg + Flupentixol 0,5 mg | |
| ***Deanxit forte*** | A |
| Melitracen 20 mg + Flupentixol 1 mg | |
| **Mit Tranylcypromin** | |
| ***Jatrosom*** | A |
| Tranylcypromin 13,7 mg + Trifluoperazin 1,18 mg | |
| **Mit Trifluoperazin** | |
| ***Stelabid mite*** | A |
| Trifluoperazin 1,18 mg + Isopropamidjodid 6,79 mg | |
| ***Stelabid*** | A |
| Trifluoperazin 2,36 mg + Isopropamidjodid 6,79 mg | |
| **Mit Chlordiazepoxid** | |
| ***Librax*** | CH, A |
| Chlordiazepoxid 5 mg + Clinidinum-bromid 2,5 mg | |
| **Mit Haloperidol** | |
| ***Vesalium*** | CH, A |
| Haloperidol 0,3 mg + Isopropamidjodid 2 mg | |
| **Mit Droperidol** | |
| ***Thalamonal*** | CH, D, A |
| Droperidol 2,5 mg + Fentanyl 0,05 mg | |
| Droperidol 5 mg + Fentanyl 0,2 mg | |
| **Mit Reserpin** | |
| *Adelphan-Esidrex* | CH, D, A |
| Reserpin 0,1 mg + Dihydralazinsulfat 10 mg + Hydrochlorothiazid 10 mg | |

**Andere Kombinationspräparate wurden nicht berücksichtigt.**

# Sachverzeichnis

Druck: Mercedesdruck, Berlin
Verarbeitung: Buchbinderei Lüderitz & Bauer, Berlin